Gestische Kommunikation als Vorläufer von Sprache

D1673240

Sprachentwicklung
Verlauf, Störung, Intervention

Herausgegeben von Christiane Kiese-Himmel

Begründet von Werner Deutsch

Band 8

*Zur Qualitätssicherung und Peer Review
der vorliegenden Publikation*

Die Qualität der in dieser Reihe
erscheinenden Arbeiten wird
vor der Publikation durch die
Herausgeberin der Reihe geprüft.

*Notes on the quality assurance
and peer review of this publication*

Prior to publication, the
quality of the work published
in this series is reviewed
by the editor of the series.

Carina Lüke

Gestische Kommunikation als Vorläufer von Sprache

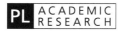

2016

PL ACADEMIC RESEARCH

Bibliografische Information der Deutschen Nationalbibliothek
Die Deutsche Nationalbibliothek verzeichnet diese Publikation
in der Deutschen Nationalbibliografie; detaillierte bibliografische
Daten sind im Internet über http://dnb.d-nb.de abrufbar.

Zugl.: Dortmund, Techn. Univ., Diss., 2015
Fakultät Rehabilitationswissenschaften
Titel: Experimentelle und längsschnittliche Untersuchungen zum
Zusammenhang von Gesten- und Lautsprachentwicklung

Umschlaggestaltung:
Robert Schiwy

Gedruckt auf alterungsbeständigem,
säurefreiem Papier.

D 290
ISSN 1439-0159
ISBN 978-3-631-66530-5 (Print)
E-ISBN 978-3-653-05863-5 (E-Book)
DOI 10.3726/978-3-653-05863-5

© Peter Lang GmbH
Internationaler Verlag der Wissenschaften
Frankfurt am Main 2015
Alle Rechte vorbehalten.
PL Academic Research ist ein Imprint der Peter Lang GmbH.

Peter Lang – Frankfurt am Main · Bern · Bruxelles · New York ·
Oxford · Warszawa · Wien

Diese Publikation wurde begutachtet.

www.peterlang.com

Danksagung

Mein größter Dank gilt Ute Ritterfeld, die mir als Erstbetreuerin dieser Arbeit und insbesondere als Mentorin zu jeder Zeit zur Seite gestanden und mich in meiner Weiterentwicklung in jeder Hinsicht gefördert hat. Sie hat stets an mich geglaubt und mich motiviert.

Besonders danken möchte ich auch Katharina J. Rohlfing, die mir als meine zweite Betreuerin ebenfalls eine große Unterstützung war und durch viele anregende Diskussionen zu einer Erweiterung meines fachlichen Blickes geführt hat.

Ulf Liszkowski möchte ich herzlich für die so hilfreichen und kompetenten Ratschläge zur Durchführung der Datenerhebungen und für die für mich sehr bereichernde Zusammenarbeit danken.

Ute Ritterfeld, Katharina J. Rohlfing, Ulf Liszkowski sowie der Deutschen Forschungsgemeinschaft bin ich dankbar für die idealen Rahmenbedingungen zur Durchführung dieser Arbeit.

Besonders dankbar bin ich auch meinen Freundinnen Angela Grimminger und Anja Starke, welche sich zur gleichen Zeit in ihrer Promotionsphase befanden und mir durch all die gegenseitigen Hilfen das Gefühl gegeben haben, gemeinsam alle Aufgaben bewältigen zu können. Auch Timo Lüke und Juliane Mühlhaus haben hierzu entschieden beigetragen, wofür ich ihnen herzlich danken möchte. Ebenso danke ich ihnen für das Korrekturlesen der vorliegenden Arbeit und ihren sehr wertvollen Rückmeldungen dazu.

Vielen Studierenden möchte ich für ihre Arbeit im Rahmen von Projektseminaren und in ihrer Funktion als studentische Hilfskräfte danken. Mein besonderer Dank gilt hierbei Kathrin Gremplewski, Inga Hackbarth, Bianca Henze, Janina Jurjahn, Miriam Krimer, Marie-Christin Maibaum, Anika Queißer, Suzan Ryschka und Annika Schnöring, welche in hunderten Stunden von Datenerhebungen und -kodierungen großes Engagement bewiesen haben.

Weiterhin danke ich allen meinen lieben Kollegen/innen der Teams S&K und SpA für all die unterstützenden Worte und Hilfen in den letzten Jahren. Auch meiner Familie und meinen Freunden/innen gebührt ein großes Dankeschön, da sie mich sowohl emotional als auch zuweilen sehr praktisch in der Durchführung des Projektes unterstützt und immer an mich geglaubt haben.

An letzter, aber vielleicht bedeutendster Stelle danke ich allen teilnehmenden Familien und Kindern, die stets mit einem Lächeln zu den Datenerhebungen erschienen sind und mich an dieser spannenden Zeit haben teilhaben lassen.

Vorwort der Herausgeberin

Evolutionstheoretisch ist nicht geklärt, ob sich die Sprache des Menschen aus non-verbalen vokalen Äußerungen oder aus einer auf Gesten basierenden Kommunikation entwickelt hat. Sprache und Gesten treten aber auch gemeinsam auf, wirken zusammen. Unter anderem helfen Gesten die Worte eines Sprechers verständlich zu machen, z. B. in ihrer bedeutungsgebenden Funktion oder als Hinweis. Unterschieden wird daher zwischen sprachbegleitenden Gesten und sprachersetzenden Gesten – in Anlehnung an Paul Ekman & Wallace V. Friesen (1969) wird von *Illustratoren* gesprochen, die das Gesagte visualisieren.

Soll ein Geschehen nur mittels sprachersetzender Gesten kommuniziert werden, so wird dessen Darstellung nicht durch die Muttersprache der Person beeinflusst. Es wird die Abfolge „actor – patient – act" verwendet, was dem in den meisten Sprachen gebräuchlichen grammatischen Muster von Subjekt, Objekt, Prädikat entspricht (Goldin-Meadow et al., 2008). Offensichtlich scheint es für verbale wie auch für gestische Kommunikation eine natürliche Abfolge im Sinne einer Urgrammatik zu geben.

In der gestischen Untermalung beim Sprechen, also sprachbegleitend, wird ein Überbleibsel einer ursprünglich gestischen Kommunikation gesehen. Dabei sind Hände bzw. Arme die aktivsten Körperteile. Frank R. Wilson (1998) bezeichnete die Hand im Titel seines Buchs als „Geniestreich der Evolution". Nicht zuletzt hat der Zeigefinger als eine Spezialentwicklung beim Menschen hieran großen Anteil. Nur der Mensch hat den Musculus extensor indicis longus zum Zeigen, Deuten, Drohen. Im Übrigen wird die Zeigegeste, die die Blickrichtung eines Kommunikationspartners führt, auch zum Erwerb von Gebärdensprachen benötigt, einer auf Gesten basierenden Zeichensprache für Gehörlose. Mittels ikonischer Gesten – es besteht eine Ähnlichkeit zwischen Geste und Referent – werden durch Hand bzw. Hände ein konkretes Objekt oder eine Handlung bildhaft dargestellt. Mittels rhythmisierter Gesten setzt ein Sprecher Akzente auf Wörter.

Zwischen Sprache und Gestik existieren enge Verbindungen im Gehirn. Es ist bekannt, dass Gestikulieren die Sprechproduktion erleichtert. Werden Menschen beispielsweise daran gehindert, ihre Hände beim Reden zu bewegen, sprechen sie weniger differenziert, weniger flüssig und haben Formulierungsprobleme. Die Sprache der Hände begleitet aber nicht nur das gesprochene Wort, erst Gesten verhelfen der gesprochenen Sprache zu ihrem Ausdruck, d. h., sie ermöglichen einen Zugang zum Gedächtnis und zur Sprache, wie z. B. Elena Nicoladis (2002) in ihrer Studie an acht bilingual (Französisch-Englisch) aufwachsenden Kindern in

Kanada festgestellt hat. Die Kinder gestikulierten mehr, wenn sie eine Geschichte in der Sprache erzählten, die ihre dominante war und nicht – wie man annehmen könnte - zur Kompensation ihrer schwächeren Sprachfertigkeit. Tendenziell gebrauchten ältere Kinder häufiger ikonische Gesten bei Wortfindungsschwierigkeiten.

In der Ontogenese werden Gesten vor der Lautsprache erworben, vor allem konventionelle Gesten und Zeigegesten (mit ausgestrecktem Zeigefinger), die auf einen Referenten in einem Kontext verweisen. Kinder, die früh auf etwas zeigen, sind häufig frühe Sprecher. So bilden Gesten in der individuellen Entwicklung eine Brücke zwischen dem präverbalen Stadium und dem expressiven Wortschatz; doch noch bis zu einem Alter von ca. 18 Monaten sind sie quantitativ den Wörtern überlegen. Die kontextunabhängigen symbolischen Gesten entstehen erst mit der Sprache des Kindes und nehmen mit dessen Sprachtüchtigkeit zu.

Dass Gesten ein Wegbereiter für die Sprachentwicklung sind sowie prädiktive Funktion für die Lautsprachentwicklung haben, hat die Klinische Linguistin (M.Sc.) und Rehabilitationspädagogin (B.A.) Carina Lüke in einer vergleichenden Studie eindrucksvoll aufgezeigt. Ihr Anliegen war nicht nur eine entwicklungspsychologische Perspektive zum Zusammenspiel von Gestik und Sprache, sie wollte auch einen Marker in der Entwicklung von Gesten finden, der es erlaubt, möglichst früh ein sprachentwicklungsverzögertes Kind zu erkennen – noch vor dem Auftreten der Lautsprache. Daher freue ich mich gerade als Klinische Psychologin, die besonders an Früherkennung (und Frühtherapie) interessiert ist, ihre Dissertationsschrift in dieser Reihe präsentieren zu dürfen.

Göttingen, im Juni 2015   Prof. Dr. Christiane Kiese-Himmel

Geleitwort von Ute Ritterfeld

Lange bevor Kinder ihr erstes Wort sprechen können, haben sie wesentliche Meilensteine erreicht, die eine Voraussetzung für den Spracherwerb bilden. Nicht nur können Kinder bereits pränatal hören und bereits direkt nach der Geburt die Stimme ihrer Mutter von anderen Stimmen oder die von der Mutter während der Schwangerschaft gesprochene Sprache von anderen Sprachen unterscheiden. Auch Interaktion, also dialogische Kommunikation, bildet sich bereits in den ersten Lebenswochen heraus. Die Interpretation solcher frühkindlichen Äußerungen durch eine Bezugsperson ist ein wesentlicher Motor für den erfolgreichen Spracherwerb. Gleichzeitig entwickelt sich im Kind eine Motivation zur Kommunikation, die nicht unmittelbar an Funktionalität gebunden ist: Das Kind kommuniziert nicht nur, wenn es etwas haben möchte, es will auch Informationen mit anderen teilen. Diese einzigartige Voraussetzung spiegelt sich bereits in der präverbalen Phase wider, wenn ein Kind auf Dinge zeigt und so beispielsweise ausdrückt: Schau, mein Spielzeug! Sieh, meine neue Hose! Besonders beeindruckend ist, dass Kinder bereits im zweiten Lebensjahr sogar auf Dinge zeigen, die eine andere Person sucht. Damit drücken sie eine kooperative kommunikative Kompetenz aus, die sie von allen anderen Lebewesen unterscheidet.

Seit langem wissen wir, dass die gestische Kommunikation ein aussagekräftiger Vorläufer für den Spracherwerb ist. In manchen diagnostischen Verfahren wird darauf Bezug genommen, wenn etwa die Eltern gebeten werden, Angaben zum gestischen Verhalten ihrer Kinder zu machen. Dennoch können diese noch recht unspezifischen Angaben bislang nicht als Indikator für Barrieren in der Sprachentwicklung genutzt werden, da ihre Voraussagekraft zu unspezifisch ist. An dieser Stelle setzt die Arbeit von Carina Lüke an: Sie zeigt im längsschnittlichen Vergleich, welche Aspekte der Gestenverwendung wirklich indikativ für den Spracherwerb sind und in welcher Weise sich diese Information auch diagnostisch nutzen lassen könnten. Die von ihr beschriebenen Untersuchungen liefern vielversprechende Erkenntnisse, die zur Entwicklung eines Screening-Instrumentes genutzt werden könnten, um sprachlich auffällige Kinder bereits präverbal zu identifizieren. Damit würde es erstmals gelingen, Kinder mit einem besonders hohen Risiko für eine Sprachentwicklungsverzögerung frühzeitig und unabhängig von der Sprache, die sie erwerben, zu identifizieren Auf diese Weise könnten sowohl ein- als auch mehrsprachig aufwachsende Kinder und ihre Familien profitieren.

Die Arbeit von Carina Lüke fand im Kontext eines von der Deutschen Forschungsgemeinschaft geförderten Drittmittelprojektes in Kooperation der Universitäten Bielefeld, Dortmund und Hamburg statt. Die in diesem Band berichteten klinisch relevanten Ergebnisse liefern einen hochrelevanten Beitrag für die Früherkennung von Sprachentwicklungsverzögerungen. Carina Lüke bettet diese Befunde in den Stand der Forschung zu Sprachentwicklungsverzögerungen, zur Bedeutung der gestischen Entwicklung und zur Diagnostik von sprachlichen Auffälligkeiten ein und gibt damit einen aktuellen und sehr gut strukturierten Überblick, der auch für Leserinnen und Leser wertvoll ist, die mit dem Thema noch nicht vertraut sind.

Dortmund, im Juni 2015   Prof. Dr. Ute Ritterfeld

Zusammenfassung

Gestenproduktionen sind eine wichtige Vorläuferfähigkeit lautsprachlicher Kompetenzen. Deiktische Gesten, insbesondere Pointing-Gesten, ermöglichen es Kindern, auf Objekte, Personen oder Handlungen zu referieren und sich somit, noch bevor sie erste Worte sprechen, aktiv an Kommunikation zu beteiligen. Bisherige Forschungsergebnisse zeigen, dass Kinder, die früh in ihrer Entwicklung Pointing-Gesten zur Kommunikation verwenden, zu einem späteren Zeitpunkt weiter entwickelte sprachliche Fähigkeiten haben, als Kinder, die in ihrer frühen Entwicklung weniger Pointing-Gesten nutzen. Bislang ist jedoch unklar, welche Eigenschaften deiktischer Gesten (Handformen, Motive) verantwortlich sind für die prädiktive Kraft und wie sie sich entwickeln. In einer Längsschnittstudie über eineinhalb Jahre wurde die gestische und lautsprachliche Entwicklung von 45 Kindern zwischen 12 und 30 Monaten differenziert analysiert. In experimentellen und semi-natürlichen Versuchsanordnungen wurden das Verständnis und die Produktion von unterschiedlich motivierten Gesten im Alter von 12, 14, 16, 18 und 21 Monaten erfasst und mit den sprachlichen Fähigkeiten der Kinder im Alter von 2;0 und 2;6 Jahren in Beziehung gesetzt. Es wurde überprüft, ob sich die gestische Entwicklung von Kindern, welche mit 2;0 Jahren eine Sprachentwicklungsverzögerung haben, von sprachlich typisch entwickelten Kindern unterscheidet. Weiterhin wurde untersucht, welche Eigenschaften von deiktischen Gesten im Alter von 12 Monaten prädiktiv für sprachliche Fähigkeiten mit 2;0 und 2;6 Jahren sind, und ob gestische Kompetenzen mit 12 Monaten zur Identifikation von Risikokindern für eine Sprachentwicklungsverzögerung im Alter von 2;0 und 2;6 Jahren genutzt werden können. Darüber hinaus wurde die Bedeutung des gestischen und sprachlichen Inputs durch die primäre Bezugsperson analysiert.

Die Ergebnisse belegen, dass sich Kinder, die mit 2;0 Jahren eine SEV haben bereits in ihrer gestischen Entwicklung im zweiten Lebensjahr von sprachlich typisch entwickelten Kindern unterscheiden. Mit 12 Monaten benutzen deutlich weniger Kinder mit SEV bereits Indexfingerpoints, um sich an Kommunikation zu beteiligen. Die mindestens einmalige Produktion eines Indexfingerpoints im Alter von 12 Monaten ist ein bedeutsamer Prädiktor für sprachliche Fähigkeiten der Kinder im Alter von 2;0 und 2;6 Jahren und dient bei der vorliegenden Stichprobe als valider Indikator für eine Sprachentwicklungsverzögerung mit 2;0 und 2;6 Jahren. Der gestische und lautsprachliche Input durch die primäre Bezugsperson ist nicht ursächlich für die aufgedeckten Unterschiede zwischen sprachlich typisch und sprachlich verzögert entwickelten Kindern.

Inhaltsverzeichnis

15

1. Einleitung

Sprachliche Fähigkeiten sind grundlegende Voraussetzungen für den Bildungserfolg und die psychische Gesundheit von Menschen (Law, Rush, Schoon & Parsons, 2009; Rescorla, 2009; Tomblin, Zhang, Buckwalter & O'Brien, 2003). Die große Mehrheit der Kinder ist dazu in der Lage sich problemlos innerhalb der ersten vier Lebensjahre die wichtigsten Regeln und Strukturen der Inputsprache anzueignen und sich für andere verständlich und kompetent sprachlich mitzuteilen (Langen-Müller, Kauschke, Kiesel-Himmel, Neumann & Noterdaeme, 2011). Zu diesem Erwerbsprozess gehört neben der Entwicklung von semantischen, lexikalischen, phonetischen, phonologischen, morphologischen und syntaktischen Kompetenzen auch die Ausbildung von kommunikativ-pragmatischen Fähigkeiten. Bereits deutlich bevor ein Kind anfängt erste Worte zu sprechen, wird es von seinen Bezugspersonen in Kommunikationssituationen einbezogen und beteiligt sich durch die Verwendung deiktischer Gesten selbst aktiv daran (u.a. Bates, Camaioni & Volterra, 1975; Iverson & Goldin-Meadow, 2005; Tomasello, Carpenter & Liszkowski, 2007). Deiktische Gesten umfassen insbesondere hinweisende Gesten, welche mit den Armen und Händen ausgeführt werden. Ein Kind zeigt beispielsweise mit der ausgestreckten Hand oder dem ausgestreckten Zeigefinger auf ein Objekt in gewisser Distanz, um die Aufmerksamkeit einer anderen Person auf dieses Objekt zu lenken und somit über dieses Objekt zu kommunizieren (Iverson & Goldin-Meadow, 2005). Diese Art von Gesten ist nicht nur eine wichtige Vorläuferfähigkeit für lautsprachliche Kompetenzen, sondern sie ist auch eng mit der Sprachentwicklung von Kindern verbunden. So liegt bereits eine Vielzahl an Befunden vor, die zeigen können, dass deiktische Gesten bzw. unterschiedliche Aspekte, Arten oder Eigenschaften deiktischer Gesten, prädiktiv für verschiedene sprachliche Kompetenzen von Kleinkindern sind (Metaanalyse: Colonnesi, Stams, Koster & Noom, 2010). Bislang ist jedoch noch unklar, *welche* Aspekte, Arten oder Eigenschaften von deiktischen Gesten es sind, die für die prädiktive Rolle von Gesten verantwortlich sind. Um differenzierte Einsichten über die Zusammenhänge zwischen gestischer und lautsprachlicher Entwicklung von Kindern zu erhalten, wurde ein von der Deutschen Forschungsgemeinschaft (DFG) gefördertes Projekt mit dem Titel *Die prädiktive Rolle deklarativer Gesten für die Sprachentwicklung: Experimentelle Längsschnittstudie mit Kindern zwischen 12 und 30 Monaten* unter der Leitung von Prof. Dr. Ute Ritterfeld (Technische Universität Dortmund), PD Dr. Katharina J. Rohlfing (Universität Bielefeld) und Prof. Dr. Ulf Liszkowski (Universität Hamburg) durchgeführt. Im Rahmen dieses Projektes ist die vorliegende

Studie *Experimentelle und längsschnittliche Untersuchungen zum Zusammenhang von Gesten- und Lautsprachentwicklung* entstanden. Innerhalb dieser Teilstudie werden die Entwicklungen des Verständnisses und der Produktion unterschiedlich motivierter deiktischer Gesten mit unterschiedlichen Handformen in Verbindung zur lautsprachlichen Entwicklung von 1;0 bis 2;6 Jahre alten Kindern mit und ohne Sprachentwicklungsverzögerungen (SEV) gebracht. Mit einer dezidiert klinischen Perspektive wird die prädiktive Kraft einzelner Faktoren der frühen gestischen Entwicklung für spätere sprachliche Kompetenzen untersucht. Einem nicht unerheblichen Anteil aller Kinder bereitet der Spracherwerb besondere Mühe. Bei 15% bis 20% der Zweijährigen können erhebliche Verzögerungen in ihrer Sprachentwicklung festgestellt werden (Horwitz et al., 2003; Reilly et al., 2007). Bislang ist völlig unklar, ob diese Kinder bereits in ihrer früheren, gestischen Entwicklung Verzögerungen oder Unterschiede im Vergleich zu Kindern zeigen, die sich sprachlich alterstypisch entwickeln. Dieses Forschungsdesiderat wird durch die vorgelegte Teilstudie erstmals experimentell und längsschnittlich erforscht. Die Analyse zur prädiktiven Kraft der einzelnen Faktoren der gestischen Entwicklung soll zudem genutzt werden, um zu überprüfen, ob Indikatoren in der frühen Gestenentwicklung vorliegen, welche zur Frühidentifikation von Kindern mit einem hohen Risiko für SEV bereits im Alter von 12 Monaten herangezogen werden könnten. Dies wäre zumindest theoretisch möglich, da mittlerweile davon ausgegangen wird, dass vorwiegend internale Faktoren für die Entstehung von SEV verantwortlich sind (Bishop, 2006; Rosenfeld & Horn, 2011). Die Frühidentifikation von Kindern mit SEV scheint lohnenswert, da Untersuchungen zur Effektivität von Interventionsansätzen insbesondere für sehr kleine Kinder vorliegen und deren Nutzen bestätigen (Metaanalyse: Roberts & Kaiser, 2011).

Um ausschließen zu können, dass möglicherweise identifizierte Unterschiede in der frühen Gestenentwicklung von Kindern mit und ohne eine SEV auf einen unterschiedlichen Input zurückgeführt werden können, wird der gestische und lautsprachliche Input der für das Kind wichtigsten Bezugsperson ebenfalls analysiert. Zur Bedeutung dieses multimodalen Inputs auf die Gestenentwicklung von Kleinkindern liegen bislang uneindeutige Befunde vor (u.a. Liszkowski & Tomasello, 2011; Rowe, 2000; Rowe & Goldin-Meadow, 2009a).

2. Sprachentwicklung und Sprachentwicklungsauffälligkeiten

2.1 Sprachentwicklung als Wechselspiel von Anlage und Umwelt

Wie erwirbt ein Kind Sprache? Die Frage nach der Entstehungsweise des Sprachsystems beim individuellen Kind ist in den vergangenen Jahrzenten vielfach wissenschaftlich diskutiert und durch verschiedene Modelle zu erklären versucht worden. Innerhalb klassischer Erklärungsansätze wurden die Bedeutungen von angeborenen Anlagen des Kindes (internale Faktoren) und äußeren Faktoren in der Umwelt des Kindes (externale Faktoren) teilweise sehr kontrovers eingeschätzt. Während in nativistischen Erklärungsansätzen, angeborene sprachspezifische Anlagen als *die* wesentliche Basis für die Sprachentwicklung angesehen wurden (u.a. Chomsky, 2006), bewerteten Vertreter/innen interaktionistischer Ansätze, den sprachlichen Input, welcher durch die Umwelt bereitgestellt wird, als entscheidende Grundlage des Spracherwerbs (u.a. Wygotski, 1972). Neben der Diskussion um die Bedeutungen von internalen und externalen Faktoren, stellt sich die Frage nach der Spezifität der Entwicklung sprachlicher Kompetenzen im Vergleich zu anderen Entwicklungsbereichen. So wurden neben nativistischen und interaktionistischen Erklärungsansätzen, welche weitestgehend sprachspezifisch sind, auch umfassendere Ansätze wie die kognitivistischen Erklärungsmodelle (u.a. Piaget, 1979) diskutiert. Die einzelnen, klassischen Erklärungsmodelle werden an dieser Stelle nicht ausgeführt[1], da mittlerweile Einigkeit darüber besteht, dass weder die Anlagen eines Kindes, noch die Umweltfaktoren alleine verantwortlich für die Entwicklung des Sprachsystems sind (Kauschke, 2012; Ritterfeld, 2007). Hirsh-Pasek und Golinkoff (1996) wiesen bereits vor fast 20 Jahren darauf hin, dass die zunächst so kontrovers erscheinenden Ansichten nativistischer und interaktionistischer Theorien als Endpunkte eines Kontinuums betrachtet werden können, sodass eine Verbindung zwischen den Positionen möglich wird. Ein Kind erwirbt nur deshalb komplexe linguistische Kompetenzen, weil es zum einen angeborene Voraussetzungen mitbringt, welche in dieser Form bei anderen Spezies nicht zu finden sind (Tomasello, 2008), und weil es zum anderen sprachlichen Input als

---

1   Ein Überblick über klassische und aktuelle Erklärungsansätze zum Spracherwerb gibt z.B. Kauschke (2012). Eine differenzierte Darstellung nativistischer, interaktionistischer und kognitivistischer Erklärungsansätze findet sich z.B. bei Klann-Delius (2008).

Lernmaterial zum konkreten Aufbau und zur Ausgestaltung seines Sprachsystems erhält. Die sprachliche Entwicklung verläuft dabei im Zusammenhang zu anderen Entwicklungsbereichen (Langen-Müller et al., 2011).

Tomasello (2008) weist in seiner Theorie des Kooperationsmodells menschlicher Kommunikation auf die besondere Bedeutung des gemeinsamen Hintergrundes (engl. *common ground;* Clark & Schaefer, 1987) und die kooperative Motivation zur Kommunikation hin. Seiner Auffassung nach erwerben Kinder sprachliche Kompetenzen als Bestandteil ihrer sozial-kognitiven Entwicklung (Tomasello, 2008). Bezugspersonen von kleinen Kindern stellen in sozialen Interaktionen Situationen von gemeinsamer Aufmerksamkeit her, indem sie beispielsweise auf ein Objekt schauen und/oder zeigen und so nicht nur die eigene Aufmerksamkeit auf dieses Objekt richten, sondern auch die Aufmerksamkeit des Kindes darauf lenken. Durch das gemeinsame Betrachten des Objektes entwickelt sich gemeinsames Wissen über das Objekt, und auch über die Intention des/der Kommunikationspartners/in (Tomasello, 2008). Kurze Zeit später beginnen auch Kinder die Aufmerksamkeit der Erwachsenen durch Blicke und Gesten (s. Kapitel 3.2) zu lenken und so aktiv zu kommunizieren, noch bevor sie beginnen Worte zur Kommunikation einzusetzen (Tomasello, 2008). Auf diese Weise erlernen Kinder zunächst sich und ihre Intentionen gestisch und später lautsprachlich mitzuteilen und so mit anderen in Interaktion zu treten. Für den Menschen einzigartig ist hierbei die grundlegende prosoziale Motivation zur Kommunikation, die dazu führt, dass Interaktionspartner/innen das gemeinsame Ziel verfolgen erfolgreich zu kommunizieren (gemeinsame Intention; Tomasello, 2008).

2.2 Die typische Sprachentwicklung bis 3 Jahre

2.2.1 Voraussetzungen und Vorläuferfähigkeiten der Lautsprachentwicklung

Bevor Kinder erste Worte produzieren, beginnen sie bereits weit davor wichtige kommunikative Kompetenzen zu erwerben und zu nutzen. Die Interaktionen in den ersten neun Lebensmonaten finden in einer dyadischen Beziehung zwischen dem Kind und einer seiner Bezugspersonen statt (Stephens & Matthews, 2014). Schon ganz zu Beginn dieser Interaktionen spricht die Bezugsperson mit dem Kind und bezieht Verhaltensweisen des Kindes wie einen Interaktionsbeitrag in den Dialog ein. So werden ein Lächeln, Niesen oder Bäuerchen des Säuglings beispielsweise recht häufig durch eine Bezugsperson als vorgeblicher Kommunikationsbeitrag interpretiert und entsprechend sprachlich kommentiert (z.B. „Oh, wie schön du lächelst! Ja, gefällt dir das? Das ist toll, oder?"; vgl. Stephens & Matthews, 2014, S. 15). Hierdurch lernt das Kind sehr früh den Ablauf von Interaktionssituationen kennen und kann das Verhalten der Bezugspersonen zur Regulation seiner Emotionen nutzen (Field, 1994). Experimente mit Hilfe des *still-face*-Paradigmas (Mesman, van IJzendoorn & Bakermans-Kranenburg, 2009; Tronick, Als, Adamson, Wise & Brazelton, 1978) konnten zeigen, dass Säuglinge bereits ab ihrem zweiten Lebensmonat versuchen ihre Bezugsperson zur Wiederaufnahme der Interaktion mit ihnen zu bewegen, wenn diese die Kommunikation in einer unnatürlichen Weise durch einen starren Blick (*still face*) und das Einstellen ihrer Ansprache unterbricht.

Typischerweise ab dem 9. Lebensmonat kann neben der dyadischen eine triadische Interaktion von Bezugspersonen und ihren Kindern beobachtet werden (Carpenter, Nagell & Tomasello, 1998; Stephens & Matthews, 2014; Zollinger, 1997). Das Kind ist ab diesem Zeitpunkt dazu in der Lage zwischen der Bezugsperson und einem Objekt hin und her zu blicken (triadischer Blickkontakt, Triangulierung) und so die Aufmerksamkeit auf das Objekt mit der Bezugsperson zu teilen (geteilte Aufmerksamkeit, engl. *joint attention*; Stephens & Matthews, 2014). Diese Triade macht eine gemeinsame Kommunikation des Kindes und der Bezugsperson über etwas Drittes möglich, sodass das Kind neues Wissen über Dinge in der Welt erwerben kann. Hierdurch eignen sich Kind und Bezugsperson ein gemeinsames Hintergrundwissen an. Dieser gemeinsame Hintergrund ist, wie bereits ausgeführt, nach Tomasello (2008) essentiell für die weitere Entwicklung der pragmatischen Kompetenzen des Kindes. Das Kind lernt zunehmend die Intentionen der Bezugspersonen zu verstehen und seine eigenen Intentionen auszudrücken (Tomasello, 2008).

Beuker, Rommelse, Donders und Buitelaar (2013) konnten zeigen, dass die Fähigkeiten von Kindern der Aufmerksamkeit einer erwachsenen Person zu folgen, geteilte Aufmerksamkeit einzugehen und die Aufmerksamkeit der Bezugsperson aktiv zu lenken, eng mit der Sprachentwicklung der Kinder verbunden sind. So haben Kinder, die diese Kompetenzen früh zeigten im Alter von 18 Monaten einen größeren rezeptiven und produktiven Wortschatz als Kinder, bei denen diese Kompetenzen erst später beobachtet werden konnten.

2.2.2 Entwicklung von Sprachverständnis und Sprachproduktion

Von Geburt an zeigen Säuglinge ein größeres Interesse an sprachlichen Reizen im Vergleich zu anderen Geräuschen (Höhle, 2004) und können einige Tage nach der Geburt die eigene Muttersprache anhand prosodischer Merkmale von anderen Sprachen unterscheiden (u.a. Mehler et al., 1988; Moon, Cooper & Fifer, 1993; im

Überblick Schröder & Höhle, 2011). Die Entwicklung produktiver Kompetenzen beginnt mit ersten Säuglingsschreien und einzelnen Lauten ebenfalls sehr früh (Papoušek, 2001). Diese ersten Vokalisationen werden im Laufe des ersten Lebensjahres immer komplexer (marginales, kanonisches, reduplizierendes Lallen/ Babbeln) und gehen nach den ersten protokommunikativen Äußerungen „da", „Mama" und „Papa", in referentielle Wörter über, die dann auch kontextunabhängig benutzt werden können (Kauschke, 2000; Papoušek, 2001). Im zweiten Lebensjahr steht damit der Aufbau des Lexikons im Mittelpunkt der Sprachentwicklung. Kinder produzieren zunächst insbesondere einfache personal-soziale („ja", „hallo") und relationale Wörter („da", „ab"), welche in kontextunabhängigen Interaktionssituationen effektiv zur Kommunikation genutzt werden können, sowie einige Nomen und Onomatopoetika (Kauschke, 2000). Die Anzahl an Wörtern nimmt bis zum Alter von 18 Monaten auf durchschnittlich 50 Wörter zu (Fenson et al., 1994; Menyuk, 2000; Szagun, 2010), wobei die Nomen dann den größten Anteil des Wortschatzes ausmachen (Caselli et al., 1995; Dromi, 1999; Kauschke, 2000). Der rezeptive Wortschatz umfasst bei 18 Monate alten Kindern bereits ca. 200–300 Wörter (Kannengieser, 2009). Bei vielen Kindern ist in diesem Alter bzw. mit Überschreiten der 50-Wortgrenze ein rasanter Zuwachs des produktiven Lexikons beobachtbar, der meist als Wortschatzspurt oder Wortschatzexplosion bezeichnet wird (Szagun, 2010; Zollinger, 2000). Bei einigen Kindern ist dieser Spurt allerdings nicht zu beobachten. Sie erwerben neue Wörter eher graduell (Goldfield & Reznick, 1990; Szagun, 2010). Nach Goldfield und Reznick (1990) tritt der Wortschatzspurt nur bei Kindern auf, die eine recht einseitige Wortlernstrategie anwenden, indem sie die Namen für Objekte erwerben. Andere Kinder hingegen enkodieren das sprachliche Material von Beginn an differenzierter, was dazu führt, dass der Lexikonzuwachs zwar insgesamt langsamer verläuft, dafür aber neben Nomen auch eine Vielzahl an Wörtern anderer Wortarten erworben werden (Goldfield & Reznick, 1990). Szagun (2010) bestätigte diese Befunde für deutschsprachige Kinder.

Im Alter von 2 Jahren sprechen Kinder durchschnittlich etwa 200 Wörter, wobei die individuelle Varianz des Lexikonumfangs sehr groß ist (Fenson et al., 1994; Szagun, Stumper & Schramm, 2009). So liegt beispielsweise der Lexikonumfang von 80% der zweijährigen, deutschsprachigen Kinder in der Stichprobe von Szagun et al. (2009) zwischen 48 und 456 Wörtern und in der englischsprachigen Stichprobe von Fenson und Kollegen/innen (1994) zwischen 50 und 550 Wörtern. In beiden Fällen liegen jeweils 10% der Zweijährigen noch unterhalb bzw. oberhalb dieser Bereiche.

Parallel zur Lexikonentwicklung beginnen Kinder durchschnittlich ab 18 Monaten zunächst zwei, später drei und mehr Wörter miteinander zu kombinieren, wodurch der Einstieg in die Syntaxentwicklung genommen ist (Clahsen, 1986). Ebenfalls im zweiten Lebensjahr sind erste Schritte im Bereich der Morphologie zu beobachten, da die Mehrheit der Kinder in diesem Alter damit beginnt zunächst Nomen und etwas später auch Verben zu flektieren (Clahsen, 1986; Szagun et al., 2009).

Mit 3 Jahren umfasst der produktive Wortschatz ca. 500 Wörter. Kinder benutzen in diesem Alter einfache Sätze und können sich verständlich an Interaktionen lautsprachlich beteiligen (Kannengieser, 2009; Langen-Müller et al., 2011).

2.3 Verzögerungen und Störungen der Sprachentwicklung

Ein typisch entwickeltes Kind ist in der Lage sich das Sprachsystem seiner Muttersprache innerhalb der ersten vier bis fünf Lebensjahre anzueignen und sich lexikalisch komplex mit grammatisch wohlgeformten Sätzen und einer gut verständlichen Aussprache mitzuteilen (Kannengieser, 2009; Langen-Müller et al., 2011). Gelingt dies einem Kind nicht, so liegt die Vermutung nahe, dass eine Verzögerung oder Störung der Sprachentwicklung vorliegt.

2.3.1 Sprachentwicklungsverzögerungen (SEV)

Eine Verzögerung der Sprachentwicklung besteht dann, wenn ein unter drei jähriges Kind einen Entwicklungsrückstand innerhalb einer oder mehrerer linguistischen Ebenen zeigt. Dieser Rückstand beträgt mindestens sechs Monate zur durchschnittlichen Entwicklung und kann im Rahmen von angeborenen Primärbeeinträchtigungen, wie beispielsweise der Chromosomenanomalie Trisomie 21, auftreten (Langen-Müller et al., 2011). Die sprachliche Verzögerung kann aber auch die primäre Beeinträchtigung eines Kindes darstellen und weitestgehend unabhängig von kognitiven, sensorischen, motorischen oder psychischen Beeinträchtigung bestehen (Desmarais, Sylvestre, Meyer, Bairati & Rouleau, 2008; Law, Garrett & Nye, 2004; Rescorla, 1989, 2009). In den vergangenen 20 Jahren wurde häufig der englische Begriff *late talkers* zur Bezeichnung dieser Kinder verwendet, wobei gleichzeitig oftmals eine deutliche Verengung der Definition vorgenommen worden ist. Vielfach werden ausschließlich Kinder als *late talkers* definiert, die im Alter von 2 Jahren weniger als 50 Wörter sprechen und noch keine Zweiwortkombinationen bilden (Desmarais et al., 2008; Kademann, 2009; Kauschke, 2000; Langen-Müller et al., 2011). Auffälligkeiten der sprachrezeptiven Entwicklung geraten hierdurch oftmals in den Hintergrund. So wurden Kinder, die neben einem auffälligen expressiven Lexikonumfang auch Verzögerungen in ihrem rezeptiven Wortschatz zeigten, von einigen empirischen Untersuchungen ausgeschlossen (u.a. Rescorla, Roberts & Dahlsgaard, 1997; Thal & Bates, 1988), obwohl gerade ein eingeschränktes Sprachverständnis ein besonders hohes Risiko für die Persistenz einer Sprachentwicklungsauffälligkeit darstellt (Desmarais et al., 2008; Hecking & Schlesiger, 2010; Miniscalco, Westerlund & Lohmander, 2005). In anderen Studien wurden hingegen andere Kriterien zur Identifikation von *late talkers* herangezogen. So bezeichnete beispielsweise Sachse (2007) Kinder als *late talkers*, die im Alter von 2 Jahren ein auffälliges Ergebnis im standardisierten Elternfragebogen ELFRA-2 (Grimm & Doil, 2006; s. Kapitel 4.4) aufwiesen sowie in mindestens einem von vier Untertests des standardisierten Sprachentwicklungstests SETK-2 (Grimm, 2000; s. Kapitel 6.3.3) eineinhalb Standardabweichungen unterhalb des Mittelwertes abschnitten. In einer Kohortenstudie in New Haven (Connecticut, USA) wurden die 10% der Kinder, die die kleinsten Lexikonumfänge hatten als sprachverzögert bezeichnet (Horwitz et al., 2003).

Da in der vorliegenden Studie Kinder mit primären Verzögerungen der Sprachentwicklung betrachtet werden sollen, wird einheitlich der Begriff der Sprachentwicklungsverzögerung (SEV) anstelle des oftmals enger gefassten Begriffs *late talker* verwendet. Der Anteil der zweijährigen Kinder, bei denen eine SEV festgestellt wird, liegt je nach diagnostischem Kriterium zwischen 15% und 20% (Horwitz et al., 2003; Reilly et al., 2007).

2.3.2 Umschriebene Sprachentwicklungsstörung (USES)

Im Vergleich zu einer Verzögerung der Sprachentwicklung, werden signifikante Entwicklungsrückstände innerhalb einer oder mehrerer linguistischer Ebenen bei Kindern, die älter als 3 Jahre sind, als Sprachentwicklungsstörungen (SES) bezeichnet. Auch diese Entwicklungsauffälligkeiten können entweder im Rahmen von angeborenen Primärbeeinträchtigungen oder weitgehend unabhängig von kognitiven, sensorischen, motorischen oder psychischen Beeinträchtigungen als primäre SES auftreten (Langen-Müller et al., 2011; Leonard, 2014). Diese primären SES werden zumeist als umschriebene (USES) oder spezifische SES (SSES) bezeichnet. Der bislang umfangreichsten Untersuchung zur Prävalenz von USES zufolge, tritt diese bei 6% der Mädchen und bei 8% der Jungen im Vorschulalter auf (Tomblin et al., 1997). Damit gehören USES zu einer der häufigsten Entwicklungsstörungen im Kindesalter.

Obwohl die Bezeichnung USES bzw. SSES (engl. *specific language impairment, SLI*) deutlich einheitlicher verwendet wird als die Bezeichnungen für Kinder mit Sprachauffälligkeiten unter 3 Jahren, findet sich auch für Vorschul- und Schulkinder kein einheitliches Vorgehen zur Feststellung dieser Diagnose. In empirischen Untersuchungen werden meist standardisierte Testverfahren, welche eine oder mehrere Kompetenzbereiche (Sprachverständnis, Sprachproduktion) auf unterschiedlichen Komplexitätsstufen überprüfen, eingesetzt. Für die diagnostische Praxis wurden 2011 interdisziplinäre Leitlinien veröffentlicht, die einen umfassenden Überblick über geeignete Diagnostikinstrumente geben und einen prototypischen diagnostischen Prozess beschreiben (Langen-Müller et al., 2011).

2.3.3 Ursachen von SEV und USES

Während für die Sprachentwicklung im Allgemeinen internalen *und* externalen Faktoren eine wichtige Rolle zugeschrieben werden (s. Kapitel 2.1), scheinen für die Entstehung von SEV und USES insbesondere internale Faktoren verantwortlich zu sein (u.a. Bishop, 2006; Leonard, 2014; Rosenfeld & Horn, 2011). Studien mit monozygoten und dizygoten Zwillingen bekräftigen diese Ansicht. Bei monozygoten Zwillingen, welche genetisch identisch sind, ist die Konkordanzrate für USES weitaus höher als bei dizygoten Zwillingen, welche sich nur ungefähr zur Hälfte ihre Erbanlagen teilen (u.a. Bishop, North & Donlan, 1995; Lewis & Thompson, 1992; Tomblin & Buckwalter, 1998). Auch Untersuchungen zu familiären Häufungen von USES heben die Wichtigkeit biologischer Faktoren für die Entstehung von SEV und USES hervor: So zeigte sich in einer Vielzahl an Studien, dass Familien, in denen eine Person eine SEV oder USES hat, 20–63% der anderen Familienmitglieder ebenfalls sprachliche Auffälligkeiten und -störungen aufwiesen (u.a. Lindgren, Folstein, Tomblin & Tager-Flusberg, 2009; Rice, Smith & Gayán, 2009; im Überblick Leonard, 2014).

Vor einigen Jahren sorgte die Entdeckung einer Mutation des Gens FOXP2 in einer Familie, in der über drei Generationen Sprachstörungen (insbesondere sprechmotorische und grammatische Auffälligkeiten) systematisch aufzufinden waren, für internationales Aufsehen (Lai, Fisher, Hurst, Vargha-Khadem & Monaco, 2001). Alle Familienmitglieder, bei denen die Sprachstörung festzustellen war, wiesen die Mutation des Gens FOXP2 auf, während bei den unbeeinträchtigten Familienmitglieder diese Mutation nicht zu finden war (Lai et al., 2001). Diese Familie ist in vielen Studien untersucht und die Ergebnisse sind vielfach interpretiert und diskutiert worden (im Überblick Fisher, 2005). So stellt sich beispielsweise die Frage, ob die sprachsystematischen Defizite der betroffenen Personen nicht eine Folge einer zugrundliegenden kindlichen Sprechapraxie[2] sind, welche bei der ersten Darstellung der Familie vordergründig beschrieben wurden (Hurst, Baraitser, Auger, Graham & Norell, 1990). Zusätzlich wurde die

---

2 Kindliche Sprechapraxien (auch: verbale Entwicklungsdyspraxien) sind neurologisch bedingte Sprechstörungen, bei denen die willkürliche Planung und/oder Programmierung von Sprechbewegungen beeinträchtigt sind (ASHA, 2007).

Rolle der allgemeinen Intelligenz innerhalb dieser Familie diskutiert, da die von der Sprachstörung betroffenen Familienmitglieder im Mittel einen niedrigeren Intelligenzquotienten (IQ) aufweisen als die unbeeinträchtigten Personen (Fisher, 2005). Weitere Untersuchungen zeigen, dass dieses Gen im Zusammenhang mit einer Vielzahl an Entwicklungsbereichen beim Menschen und bei Tieren steht (im Überblick Vargha-Khadem, Gadian, Copp & Mishkin, 2005) und demnach nicht als spezifisches *Sprachgen* o.ä. bezeichnet werden kann.

In weiteren Studien mit Personen mit Sprach- und Sprechstörungen konnten mithilfe von bildgebenden Verfahren Aktivierungsunterschiede in verschiedenen Regionen des Gehirns im Vergleich zu sprachlich unbeeinträchtigten Personen gefunden werden (u.a. Briscoe, Chilvers, Baldeweg & Skuse, 2012; Vargha-Khadem et al., 2005), die ebenfalls die besondere Bedeutung von internalen Faktoren für die Entstehung von SEV und USES hervorheben.

Aufgrund dieser Befunde aus unterschiedlichen Forschungszugängen besteht mittlerweile Einigkeit darüber, dass die Anlagen besonders bedeutend für die Entstehung von Sprach- und Sprechstörungen sind, dass aber ein einzelnes Gen (z.B. FOXP2) hierfür nicht verantwortlich ist (Bishop, 2006; Fisher, 2005; Vargha-Khadem et al., 2005). Vielmehr wird heute von einem multifaktoriellen Ursachengefüge ausgegangen (Rosenfeld & Horn, 2011).

2.3.4 Persistenz und Auswirkungen von SEV und USES

SEV und insbesondere USES zeugen aufgrund der vorwiegend biologischen Ursache von recht hoher Persistenz. Grundsätzlich können bei Kindern, bei denen zwischen 2 und 3 Jahren eine SEV festgestellt wurde deutlich häufiger Aufholentwicklungen beobachtet werden, als es bei älteren Kindern der Fall ist. Dennoch zeigen sich auch für viele dieser Kinder langfristige Folgen. So konnten beispielsweise Dale, Price, Bishop und Plomin (2003) an einer Stichprobe von über 8000 Kindern mit SEV feststellen, dass sich bei 44% von ihnen im Alter von 3 Jahren und bei 40% im Alter von 4 Jahren die sprachlichen Auffälligkeiten manifestiert hatten und eine USES diagnostiziert werden konnte. Bei den Kindern der Kontrollgruppe wurden zum jeweiligen Alterszeitpunkt bei lediglich 7% bzw. 8.5% eine USES festgestellt. Die Untersuchung von Rescorla, Roberts und Dahlsgaard (1997) verdeutlicht die Abhängigkeit der Aufholrate vom diagnostischen Vorgehen. So lag die Aufholrate von Kindern mit SEV von 2 zu 3 Jahren auf Grundlage ihres produktiven Lexikons bei 79%, wohingegen bei einer differenzierten Analyse der grammatischen Kompetenzen der Kinder lediglich eine Aufholrate von 24% zu verzeichnen war. Eine weitere Begleitung dieser Kinder zeigte zudem, dass sie in ihren sprachlichen Leistungen zwar immer besser wurden und zu verschiedenen

Alterszeitpunkten den klinisch auffälligen Bereich verlassen konnten, dass sie aber bis in die Adoleszenz hinein in sprachlichen und sprachassoziierten Aufgaben (z.b. Lexikon, Grammatik, Gedächtnis für sprachliches Material) deutlich schlechter im Vergleich zu Kontrollkindern mit vergleichbarem sozioökonomischem Status abschnitten (Rescorla, 2002, 2009; Rescorla, Dahlsgaard & Roberts, 2000). An einer schwedischen Stichprobe mit 22 Kindern konnten Miniscalco, Westerlund und Lohmander (2005) zeigen, dass 82% der Kinder, bei denen im Alter von 2;6 Jahren eine SEV festgestellt worden war, im Alter von 6 Jahren persistierende Sprachauffälligkeiten hatten. Anders als in der Längsschnittstudie von Rescorla und Kolleginnen (Rescorla, 2002, 2009; Rescorla et al., 2000; Rescorla et al., 1997), hatten Miniscalco et al. (2005) auch Kinder mit auffälligem Sprachverständnis berücksichtigt, was die deutlich niedrigere Aufholrate erklären könnte.

Sachse (2007) untersuchte 50 Kinder mit SEV hinsichtlich ihrer sprachlichen Entwicklung im Alter von 3 Jahren. In diesem Alter konnte die Autorin bei einem Drittel der Kinder eine USES diagnostizieren (mindestens ein Untertest im SETK-2 [Grimm, 2000] mindestens eineinhalb Standardabweichungen unterhalb des Mittelwerts), bei einem Drittel eine sprachliche Schwäche feststellen (mindestens ein Untertest im SETK-2 [Grimm, 2000] mindestens eine Standardabweichungen unterhalb des Mittelwerts) und bei einem Drittel einen so großen Fortschritt beobachten, dass die Kinder den auffälligen Bereich vollständig überwanden. Auch in dieser Studie waren geringe Sprachverständnisleistungen mit 2 Jahren ein negativer Prädiktor für die Sprachkompetenzen mit 3 Jahren.

Abhängig von der Erhebungsmethode lassen sich bei 21% bis 82% der Kinder mit SEV im Alter von 3 Jahren manifestierte Sprachauffälligkeiten finden, sodass dann eine USES diagnostiziert wird. Für Kinder mit einer USES ergeben sich häufig sehr langfristige Folgen (Clegg, Hollis, Mawhood & Rutter, 2005; Conti-Ramsden, Botting, Simkin & Knox, 2001; Law et al., 2009; Lewis, Freebairn & Taylor, 2000; Stothard, Snowling, Bishop, Chipchase & Kaplan, 1998; Tomblin et al., 2003).

In einer Längsschnittstudie von Bishop und Kollegen/innen (Bishop & Adams, 1990; Bishop & Edmundson, 1987; Stothard et al., 1998) wurden Kinder, bei denen im Alter von 4 Jahren eine USES diagnostiziert worden war, bis zum Alter von 15–16 Jahren begleitet und ihre sprachlichen und schriftsprachlichen Kompetenzen erfasst. Vierundvierzig Prozent der Kinder konnten bis zum Alter von 5;6 Jahren ihre sprachlichen Auffälligkeiten überwinden (Bishop & Edmundson, 1987). Diese Kinder entwickelten sich weiterhin in einem alterstypischen Bereich, zeigten im Alter von 15–16 Jahren jedoch niedrigere Leistungen des phonologischen Arbeitsgedächtnisses und geringere Lese- und Rechtschreibkompetenzen im Vergleich zur Kontrollgruppe (Stothard et al., 1998). Die 56% der Kinder, welche bis zum Alter von 5;6 Jahren ihre USES nicht hatten überwinden können, zeigten bis zum Alter von 15–16 in allen sprachlichen und schriftsprachlichen Aufgaben auffällige Ergebnisse, welche deutlich unterhalb der Ergebnisse der Kinder der Kontrollgruppe lagen (Bishop & Adams, 1990; Stothard et al., 1998).

Tomblin, Zhang, Buckwalter und O'Brien (2003) untersuchten die sprachliche Entwicklung von fast 200 Kindergartenkindern mit USES aus der Prävalenzstudie von Tomblin et al. (1997) im Alter von 8 und 10 Jahren. Bis zum Alter von 8 Jahren hatte sich bei 54% der Kinder die USES manifestiert und bis zum Alter von 10 Jahren bei 52%. Auch hier zeigte sich, dass ein Aufholen der sprachlichen Auffälligkeiten – wenn überhaupt – nur in den ersten zwei Jahren nach der ersten Diagnosestellung stattfand und danach nahezu keine Verbesserungen mehr zu verzeichnen waren.

In einer Kohortenstudie in Großbritannien wurden fünfjährige Kinder mit USES bis zum Alter von 34 Jahren begleitet und hinsichtlich ihrer Lese-Rechtschreibkompetenzen, ihrer psychischen Gesundheit und der beruflichen Situation (erwerbstätig vs. erwerbslos) untersucht (Law et al., 2009). Erwachsene, die im Alter von 5 Jahren eine USES hatten, hatten doppelt so häufig eine Lese-Rechtschreibstörung und/oder eine psychische Störung im Vergleich zur Kontrollgruppe. Ebenso waren sie mehr als doppelt so häufig erwerbslos (Law et al., 2009). Diese Langzeitfolgen von USES im Kindesalter finden sich auch in einer weiteren Längsschnittstudie mit 17 Jungen mit USES, welche erstmals im Alter von durchschnittlich 10 Jahren untersucht und bis ins Alter von durchschnittlich 36 Jahren verfolgt worden sind (Clegg et al., 2005; Mawhood, Howlin & Rutter, 2000). Alle Jungen hatten bei Studienbeginn neben expressiven Sprachauffälligkeiten auch eingeschränkte rezeptive Sprachkompetenzen. Bei ihnen zeigten sich auch im Alter von 36 Jahren Sprachstörungen und eingeschränkte Lese-Rechtschreibleistungen. Sie schnitten deutlich schlechter ab als ihre Geschwister und Probanden einer Kontrollgruppe (IQ vergleichbar) in Aufgaben zur Theory of Mind, hatten ein weniger erfülltes Sozialleben (weniger Freundschaften, weniger Partnerschaften und häufigere Erwerbslosigkeit) und waren häufiger von psychischen Störungen betroffen (Clegg et al., 2005).

Damit zeugen SEV und USES von recht hoher Persistenz, welche sich bis ins Erwachsenenalter erstrecken und zu erhöhten Risiken für weitere Lebensbereiche führen können (z.B. Erwerbslosigkeit, psychische Störungen).

2.3.5 Risikofaktoren für die Entstehung von SEV und USES

Aufgrund der bereits in Kapitel 2.3.3 berichteten besonderen Bedeutung von internalen Faktoren für die Entstehung von SEV und USES ist das Vorhandensein von Sprachstörungen innerhalb der Kernfamilie (Eltern, Geschwister) ein Risikofaktor für Kinder ebenfalls eine SEV oder USES zu bekommen (Law et al., 2009; Lindgren et al., 2009; Rice et al., 2009; Sachse, 2007). So hatten beispielsweise die Kinder in der Studie von Law et al. (2009) ein dreifach erhöhtes Risiko für eine USES, wenn eines ihrer Elternteile niedrige Lese-Rechtschreibleistungen zeigte oder in der Vergangenheit eine Sprachtherapie erhalten hatte. Neben einer familiären Prädisposition werden weitere Faktoren als besonderes Risiko für die Entstehung einer SEV oder USES diskutiert. Hierzu zählen u.a. das Geschlecht und die Position des Kindes in der Geschwisterreihe (Horwitz et al., 2003; Law et al., 2009; Stanton-Chapman, Chapman, Bainbridge & Scott, 2002). Die Studie von Tomblin et al. (1997) wies eine leicht höhere Prävalenz von USES bei Jungen aus, welche sich auch in weiteren Studien widerspiegelte bzw. dort der Anteil an Jungen teilweise noch deutlich höher war als der der Mädchen (Baxendale & Hesketh, 2003; Broomfield & Dodd, 2011; Buschmann & Neubauer, 2012; Horwitz et al., 2003; Lüke & Ritterfeld, 2011; Sachse, 2007; Stanton-Chapman et al., 2002). Erstaunlicherweise fanden Law, Rush, Schoon und Parson (2009) im Gegensatz zu den genannten Studien ein erhöhtes Risiko für USES bei Mädchen. In ihrer Kohortenstudie hatten Mädchen dreimal häufiger eine USES als Jungen.

In der Studie von Horwitz et al. (2003) zeigte sich zudem eine Effekt für die Stellung des Kindes in der Geschwisterreihe: später geborene Kinder hatten ein höheres Risiko für eine SEV bzw. USES als erstgeborene Kinder. Dieses Ergebnis konnte in einem geringerem Ausmaß in einer weiteren Studie gefunden werden (Stanton-Chapman et al., 2002).

Als weitere Risikofaktoren wurden das wiederholte Auftreten von Mittelohrentzündungen und ein niedriger sozioökonomischer Status der Familie untersucht (Desmarais et al., 2008; Horwitz et al., 2003; Paul, Lynn & Lohr-Flanders, 1993; Rovers et al., 2000; Teele, Klein & Rosner, 1984). Zur Auswirkung von wiederholten Mittelohrentzündungen ist die Studienlage widersprüchlich. Während Paul, Lynn und Lohr-Flanders (1993) keine Auswirkungen von wiederkehrenden Mittelohrentzündungen auf die Sprachentwicklung allgemein finden konnten, sondern lediglich auf die phonetisch-phonologische Entwicklung, sprechen andere Studien für einen negativen Effekt von chronischen bzw. wiederholten Mittelohrentzündungen auf die sprachliche Entwicklung von Kindern generell (Rovers et al., 2000; Teele et al., 1984).

Der sozioökonomische Status ist im Hinblick auf die sprachliche Entwicklung der Kinder vielfach diskutiert und auf ganz unterschiedliche Weise erfasst worden (Desmarais et al., 2008; Horwitz et al., 2003). Zumeist wurde der Bildungsstand der Mutter oder beider Elternteile analysiert. Tomblin, Smith und Zhang (1997) konnten zeigen, dass Kinder, deren Eltern einen niedrigen Bildungsstand hatten, niedrigere Sprachkompetenzen erreichten als die Kinder von höher gebildeten

Eltern. Dieser Befund konnte in weiteren Studien für den Bildungsstand der Mutter repliziert werden (Dale et al., 2003; Dollaghan et al., 1999; Horwitz et al., 2003; Stanton-Chapman et al., 2002). In der Studie von Horwitz und Kollegen/innen (2003) konnte zudem ein Effekt des Einkommens auf die Sprachkompetenzen der Kinder gefunden werden, welcher zu Ungunsten der Kinder ausfiel, deren Familien ein niedriges Einkommen hatten.

Aktuelle Studien belegen neben diesen seit vielen Jahren analysierten Faktoren, dass der Laufbeginn eines Kindes eng mit der sprachlichen, insbesondere lexikalischen Entwicklung verbunden ist (Clearfield, 2011; Longobardi, Spataro & Rossi-Arnaud, 2014; Oudgenoeg-Paz, Volman & Leseman, 2012; Walle & Campos, 2014). Walle und Campos (2014) konnten beispielsweise zeigen, dass 12 Monate alte Kinder, die bereits eigenständig laufen konnten einen größeren rezeptiven und produktiven Wortschatz als gleichaltrige Kinder hatten, die noch nicht frei laufen konnten. Diese Korrelation konnte auch in anderen Studien gefunden werden (Clearfield, 2011; Longobardi et al., 2014; Oudgenoeg-Paz et al., 2012). Unklar bleibt bislang, inwiefern dieser Zusammenhang kausal zu interpretieren ist, da beispielsweise Clearfield (2011) fand, dass Kinder, die bereits frei laufen können auch deutlich länger mit Spielzeugen spielen, länger mit ihren Bezugspersonen interagieren und mehr Gesten nutzen.

2.4 Bedeutung des sprachlichen Inputs bei typisch entwickelten Kindern und Kindern mit SEV und USES

Grundsätzlich kann bei Eltern eine Veränderung des sprachlichen Inputs im Laufe der Sprachentwicklung ihrer Kinder beobachtet werden, welche eine intuitive und förderliche Anpassungsleistung darstellt (Ko, 2012). Im ersten Lebensjahr des Kindes sprechen die nächsten Bezugspersonen bereits sehr viel mit ihren Säuglingen (s. Kapitel 2.2.1), wobei ihr sprachlicher Input durch eine spezifische Sprechweise gekennzeichnet ist. Hierfür charakteristisch sind eine erhöhte Sprechstimmlage, deutliche prosodische Markierungen, längere Pausen und kürzere Sätze (Fernald et al., 1989; Ritterfeld, 2000). Diese Sprechweise ist förderlich für die Sprachentwicklung der Kinder und erleichtert ihnen beispielsweise Wortgrenzen zu identifizieren (Thiessen, Hill & Saffran, 2005). Mit der Produktion der ersten Wörter der Kinder ist auch eine fließende Veränderung im sprachlichen Input zu beobachten (Ko, 2012). Eltern reduzieren die Intensität prosodischer Markierungen und nutzen zunehmend unterstützende Inputstrategien (Grimm, 2003; Ritterfeld, 2000). Sie sind in der Interaktion mit ihren Kindern insbesondere auf gegenwärtige Objekte und Ereignisse bezogen und benennen und beschreiben daher viel unmittelbar Wahrnehmbares. Sie verwenden einfache Sätze mit wenigen komplexen Satzstrukturen, dafür jedoch viele Fragen, Direktive und Wiederholungen (Snow, 1977; Szagun, 2010). Neben den Wiederholungen eigener Äußerungen greifen die Eltern mit zunehmender lautsprachlicher Beteiligung ihrer Kinder an der Kommunikation auch Wortäußerungen von ihnen auf, wiederholen, korrigieren und erweitern sie syntaktisch (*Expansion*) und semantisch (*Extension*) (Ritterfeld, 2000).

Die Bedeutung dieses sprachlichen Inputs für den Spracherwerb von Kindern ist nicht nur innerhalb theoretischer Erklärungsansätze (s. Kapitel 2.1) diskutiert, sondern auch in zahlreichen Studien empirisch untersucht worden (u.a. Bornstein, Tamis-LeMonda, Hahn & Haynes, 2008; Hoff, 2003; Hoff & Naigles, 2002; Hoff-Ginsberg, 1986; Hollich et al., 2000; Huttenlocher, Haight, Bryk, Seltzer & et al, 1991; Rowe, 2012; Tamis-LeMonda, Baumwell & Cristofaro, 2012; Tamis-LeMonda, Bornstein & Baumwell, 2001). Der Umfang des Inputs (Gesamtanzahl Wörter: *Token*, Anzahl verschiedener Wörter: *Types*), die syntaktische Komplexität des Inputs (*mean length of utterances, MLU*) und die Funktionen (z.B. Benennung, Frage) der sprachlichen Äußerungen wurden hinsichtlich ihrer Auswirkungen auf die sprachliche Entwicklung der Kinder untersucht. Huttenlocher et al. (1991) konnten bereits für die Anzahl an Token des mütterlichen Inputs eine positive Korrelation zum Lexikonzuwachs der Kinder feststellen. Zumeist kann jedoch gezeigt werden, dass Kinder, die mit einer Fülle an verschiedenen Wörtern konfrontiert werden, einen größeren Wortschatz haben als Kinder, die einen weniger vielfältigen sprachlichen Input erhalten (Hoff & Naigles, 2002; Rowe, 2012; Tamis-LeMonda et al., 2012). Auch die Produktion von längeren Sätzen durch Bezugspersonen ist positiv mit sprachlichen Maßen des Kindes verbunden (Hoff & Naigles, 2002; Tamis-LeMonda et al., 2012). Da in einigen Studien Eltern mit niedrigem sozioökonomischen Status weniger Worttypes und kürzere Sätze produzierten als Eltern mit höherem sozioökonomischen Status, wird der Effekt, welcher durch den sozioökonomischen Status auf die Sprachentwicklung von Kindern gefunden werden kann (s. Kapitel 2.3.5) häufig anhand dieser Unterschiede im sprachlichen Input erklärt (Hart & Risley, 1995; Hoff, 2003).

Tamis-LeMonda, Baumwell und Cristofaro (2012) untersuchten zusätzlich zum Einfluss der Worttypes und der MLU auf die Sprachentwicklung der Kinder, die Verbindung zwischen der Diversität kommunikativer Funktionen (z.B. Beschreiben, Benennen, Anweisungen geben), die Eltern ihren Kindern gegenüber verwenden, und kindlicher Sprachmaße. Sie stellten fest, dass die Anzahl an Äußerungen verschiedener Funktionen der Eltern positiv mit der Anzahl an kindlichen Äußerungen verschiedener kommunikativer Funktionen korreliert ist. Eltern die ihre sprachlichen Äußerungen für vielfältige kommunikative

Zwecke einsetzen, haben Kinder, die ebenfalls lautsprachlich vielfältige kommunikative Absichten verfolgen.

Studien, die den Input von Bezugspersonen von Kindern mit SEV und USES im Vergleich zu sprachlich typisch entwickelten Kindern untersuchten, liegen in deutlich geringerem Umfang vor. Blackwell, Harding, Babayiğit und Roulstone (2015) führten kürzlich ein systematisches Review zu dieser Thematik ohne Einschränkung der Publikationsjahre durch. Insgesamt konnten sie trotz weitgreifender Recherche lediglich neun Studien identifizieren, die den sprachlichen Input von Bezugspersonen von Kindern mit SEV bzw. USES im Vergleich zu typisch entwickelten Kindern in Spielsituationen analysierten. Die neun Studien, welche auf sechs Stichproben basieren, wurden zwischen 1983 und 2001 publiziert. Die Ergebnisse der betrachteten Studien sind anteilig sehr unterschiedlich. So bestehen zunächst keine Unterschiede in der Anzahl an Sprecherwechseln in Eltern-Kind-Interaktionen in Dyaden mit einem Kind mit SEV bzw. USES und typisch entwickelten Kindern (Conti-Ramsden & Friel-Patti, 1983). Ebenso verwenden Eltern im Umgang mit ihren Kindern mit SEV bzw. USES nicht mehr oder weniger Modellierungen kindlicher Äußerungen als Eltern typisch entwickelter Kinder (Proctor-Williams, Fey & Loeb, 2001). Bei einer differenzierteren Betrachtung der Modellierungen kindlicher Äußerungen durch die Eltern kommt es jedoch zu unterschiedlichen Ergebnissen. In der Studie von Conti-Ramsden (1990) nutzten die Mütter von Kindern mit SEV bzw. USES weniger komplexe Modellierungsstrategien als Mütter von typisch entwickelten Kindern während Fey, Krulik, Loeb und Proctor-Williams (1999) keine Unterschiede sowohl in der Gesamtanzahl an Modellierungen als auch in der Verwendung komplexer und weniger komplexer Modellierungsstrategien feststellen konnten. In einigen von Blackwell et al. (2015) betrachteten Studien berichten die Autoren/innen von Unterschieden zwischen den sprachlichen Verhaltensweisen der typisch entwickelten Kinder im Vergleich zu den Kindern mit SEV bzw. USES (u.a. Conti-Ramsden & Friel-Patti, 1983; Proctor-Williams et al., 2001). Die wenigen gefundenen Unterschiede des elterlichen Inputs von Eltern typisch entwickelter und sprachlich verzögerter Kinder werden daher von einigen Autoren/innen als Anpassungsleistung der Eltern an die sprachlichen Kompetenzen der Kinder interpretiert (Blackwell et al., 2015; Conti-Ramsden & Friel-Patti, 1983; Paul & Elwood, 1991). Die Studie von Paul und Elwood (1991) verdeutlicht die Abhängigkeit der Beurteilung des mütterlichen Inputs vom sprachlichen Verhalten der Kinder: Sie konnten zunächst feststellen, dass Mütter von Kindern mit SEV deutlich weniger Expansionen und Extensionen von kindlichen Äußerungen vornahmen als Mütter von typisch entwickelten Kindern. Betrachtete man allerdings statt der Gesamtanzahl an benutzten Expansionen und Extensionen das Verhältnis dieser Modellierungen zu verständlichen Äußerungen der Kinder, die eine Expansion bzw. Extension möglich machten, war kein Unterschied im Input der Mütter mehr festzustellen. Das heißt, dass eine Mutter nur dann die kindliche Äußerung gewinnbringend erweitern konnte, wenn das Kind hierzu sprachliches Material anbot. In den Fällen, in denen die Kinder mit SEV dies taten, reagierten ihre Mütter in gleichem Maße darauf wie die Mütter der sprachlich typisch entwickelten Kinder.

Aus den genannten Forschungsbefunden lassen sich zwei Kernaspekte festhalten:

1. Der sprachliche Input hat einen Einfluss auf die Sprachentwicklung der Kinder.
2. Eltern von Kindern mit SEV bzw. USES liefern nicht grundsätzlich einen anderen Input als Eltern von sprachlich typisch entwickelten Kindern; sie scheinen sich vergleichbar gut dem Sprachentwicklungsstandes ihres Kindes anzupassen.

3. Gesten in der Sprachentwicklung

3.1 Definition von Gesten und Differenzierung verschiedener Gestentypen

Gesten und Sprache sind eng miteinander verbunden. In einem multimodalen Kommunikationssystem, welches bei jedem Menschen zu finden ist, spielen neben der Lautsprache Blicke, Körperhaltungen, mimische Ausdrücke und kommunikative Gesten eine wichtige Rolle. Gesten wurden von McNeill bereits 1985 definiert als Bewegungen von Armen und Händen, die begleitend zum Sprechen produziert werden, wodurch ihre enge Verbindung zur Kommunikation deutlich wird. Doch über die Definition von McNeill hinaus, können auch andere Körperbewegungen – beispielsweise Bewegungen mit dem Kopf – als kommunikative Gesten gewertet werden (Rohlfing, 2013).

Im Hinblick auf die frühe Gesten- und Sprachentwicklung, insbesondere in westlichen Kulturen, sind Gesten, welche mit den Armen und Händen produziert werden von größter Bedeutung. Diese treten zunächst noch unabhängig von sprachlichen Äußerungen auf und dienen dem Kind so zum Ausdruck seiner Intentionen, noch bevor es dazu in der Lage ist, diese zu versprachlichen (Bates, 1976; Iverson & Goldin-Meadow, 2005). In den ersten Jahren der kindlichen Entwicklung produzieren Kinder vorwiegend deiktische, ikonische und konventionalisierte Gesten.

Konventionalisierte Gesten, welche auch als Embleme bezeichnet werden, treten häufig ohne eine parallele Sprachäußerung auf. Dies ist möglich, da die Zuordnung zwischen ihrer Form und ihrer Bedeutung in einer Kultur lexikalisiert, also durch eine Konvention festgelegt ist (z.B. Kopfnicken zum Ausdruck von Zustimmung, Winken zum Abschied; Goldin-Meadow, 2003). Ebenso zählen Gesten zu dieser Kategorie, die in einer Interaktionssituation zwischen einer Bezugsperson und einem Kind auftreten und durch die Spezifität des Kontextes konventionalisiert sind (z.B. beide Hände neben dem Körper mit nach oben geöffneten Händen halten, um auszudrücken, dass etwas nicht mehr da ist; Iverson & Goldin-Meadow, 2005). Konventionalisierte Gesten treten im Vergleich zu deiktischen Gesten relativ niedrigfrequent in der frühen Kommunikationsentwicklung auf, werden aufgrund ihrer eindeutig erkennbaren Bedeutung allerdings auch von Laien meist bewusst wahrgenommen (Goldin-Meadow, 2003).

2. Ikonische Gesten werden häufig auch als symbolische oder referentielle Gesten bezeichnet (Capone & McGregor, 2004), wobei sich die Definitionen dieser Gestenart je nach Autor/in geringfügig unterscheiden. Gemeinsam haben diese Art von Gesten, welche nachfolgend konsequent als ikonische Gesten bezeichnet werden, dass sie Illustrationen des Gesagten sind und ihre Form die Eigenschaft des bezeichneten Gegenstandes oder der benannten Handlung darstellt (McNeill, 1985). So kann ein Kind beispielsweise über das Waschen seiner Haare sprechen und spontan zur sprachlichen Äußerung mit seinen Händen auf dem Kopf kreisen, womit auf das Einschäumen referiert wird. Ikonische Gesten vermitteln somit immer selbst einen Teil der semantischen Information und werden spontan und meist parallel zur Sprachäußerung ausgeführt. Es liegt eine ikonische, also bildhafte Form-Bedeutungszuordnung zwischen der Geste und dem Referenzobjekt bzw. der Referenzhandlung vor (McNeill, 1992).

3. Deiktische Gesten werden von Kindern ab dem Ende des ersten Lebensjahres produziert, was sie zu den ersten natürlich verwendeten Gesten macht (Bates et al., 1975). Sie werden generell genutzt, um eine Referenz auf ein Objekt, eine Person oder eine Handlung in der gegenwärtigen Situation herzustellen (Iverson & Goldin-Meadow, 2005). Durch diese Referenzherstellung ist es einem Kind möglich, die Aufmerksamkeit der Bezugsperson aktiv zu lenken und so eine Situation von geteilter Aufmerksamkeit zu initiieren (Stephens & Matthews, 2014). Das Kind wird hierdurch zu einem immer aktiveren Kommunikationspartner, der nicht nur den Angeboten der Bezugspersonen folgt, sondern seine eigenen Intentionen ausdrücken und damit den Kommunikationsinhalt vorschlagen kann. Das gemeinsame Betrachten eines Objektes und kommunizieren darüber erweitert das Lern- und Bezugssystem des Kindes (Beuker et al., 2013; Tomasello, 2008; s. Kapitel 2.2.1).

3.2 Deiktische Gesten

3.2.1 Formen und Funktionen deiktischer Gesten

Zu den deiktischen Gesten werden klassischerweise die Gesten *giving, showing* und *pointing* (Bates et al., 1975) gezählt. *Giving* und *showing* bezeichnen Gesten, bei denen die Aufmerksamkeit auf ein Objekt gelegt wird, in dem dieses der Bezugsperson gegeben wird (*giving*) oder das Objekt hoch und in die Sicht des Kommunikationspartners/der Kommunikationspartnerin gehalten wird (*showing;* Goodwyn, Acredolo & Brown, 2000; Iverson & Goldin-Meadow, 2005). Mit *pointing* werden hinweisende Gesten auf einen Referenten, der sich in gewissem Abstand zum Kind befindet bezeichnet. Da *showing* und *pointing* gleichermaßen mit *zeigen* ins Deutsche übersetzt werden, verwende ich um Missverständnissen vorzubeugen nachfolgend die Begriffe Pointing-Geste und Showing-Geste. Auch bei den sogenannten *reaching*-Gesten, welche ebenfalls den deiktischen Gesten zugeordnet werden können und das *Erreichen-wollen* eines Objektes ausdrücken (Goodwyn et al., 2000; Rohlfing, 2013), befindet sich der Referent in gewisser Distanz zur Hand des Kindes. Diese Distanz zwischen der Geste des Kindes und dem Referenten ermöglicht es eine kommunikative Absicht des Kindes eindeutig zu identifizieren. Dies ist bei Giving- und Showing-Gesten oftmals sehr viel schwieriger zu beurteilen, da Kinder beispielsweise ein Objekt mit oder ohne eine eindeutige Kommunikationsabsicht an eine Bezugsperson geben können (Liszkowski, 2008). Besonders deutlich wird die Intentionalität der Gestenproduktionen von kleinen Kindern in einer Studie von Liszkowski, Albrecht, Carpenter und Tomasello (2008). Die Autoren/innen untersuchten das Pointing-Verhalten von 12 Monate alten Kindern in Abhängigkeit von der Aufmerksamkeit einer Interaktionspartnerin. In einem Experiment zur Evozierung von Pointing-Gesten schaute in einer Bedingung die Testleiterin (TL) das Kind an und in einer zweiten Bedingung ignorierte sie das Kind. In beiden Bedingungen wurden hinter der TL interessante Objekte präsentiert, welche die TL jedoch in keiner Bedingung beachtete. Es zeigte sich, dass die 12 Monate alten Kinder deutlich häufiger eine Pointing-Geste produzierten, um auf die Objekte zu referieren, wenn die TL sie ansah als wenn sie sie ignorierte. Hieraus lässt sich schlussfolgern, dass die Kinder aus kommunikativen Zwecken auf die Objekte zeigten und nicht etwa für sich selbst.

Pointing-Gesten wurden aufgrund ihrer klaren referentiellen Funktion bislang am stärksten wissenschaftlich analysiert (Stephens & Matthews, 2014) und stehen aus diesem Grund auch in dieser Arbeit im Fokus der Betrachtung. Deiktischen Gesten können als wichtige Vorausläuferfähigkeiten der Lautsprachentwicklung betrachtet werden. Sie sind die ersten vom Kind nutzbaren Kommunikationsmittel, die drei wichtige Aspekte von Kommunikationssituationen ermöglichen:

1. Durch deiktische Gesten wird eine Referenz auf ein Objekt, eine Person, einen Ort oder eine Handlung hergestellt, welche dem Kind die Kommunikation über *etwas* ermöglicht (Iverson & Goldin-Meadow, 2005; Liszkowski, 2011). Dies ist die Grundfunktion von deiktischen Gesten, welche Ausgangpunkt für die Definition der Deixis (altgriechisch. *Zeigen*) bei sprachlichen Ausdrücken waren (Bühler, 1934).
   → Deiktische Gesten stellen eine Referenz auf etwas her.
2. Durch die Herstellung dieser Referenz ist es dem Kind erstmals möglich eine Situation von geteilter Aufmerksamkeit und Triangulierung mit der Bezugsperson zu initiieren (Mundy et al., 2007; Tomasello, 1995). Beide Aspekte sind wichtige Komponenten der frühen Sprachentwicklung (s. Kapitel 2.2.1).

→ Durch deiktische Gesten kann das Kind eine Situation von geteilter Aufmerksamkeit und Triangulierung initiieren.

3. Durch die Verwendung von deiktischen Gesten kann das Kind zunehmend Intentionen spezifisch und für seine Kommunikationspartner/innen verständlich mitteilen (Bates et al., 1975; Carpenter et al., 1998; Liszkowski, 2011).

→ Deiktische Gesten ermöglichen den Ausdruck von Intentionalität.

3.2.2 Handformen deiktischer Gesten

Trotz der intensiven Erforschung von Gesten in den vergangenen 30 Jahren, existiert kein einheitliches Klassifikationssystem, weder im Allgemeinen, noch für deiktische Gesten im Speziellen. Hierdurch können Befunde über den Zusammenhang von deiktischen Gesten und der Sprachentwicklung häufig nicht allgemein formuliert werden, da unterschiedliche Operationalisierungen der Gesten entscheidend für die gefundenen Ergebnisse sein können. Das Problem der eindeutigen Klassifikation ist zumeist in der Definitionsweise begründet, welche oftmals zum einen die Handform und zum anderen die Intention, mit der eine Geste verwendet wird, berücksichtigt. Greifgesten beispielsweise, bei denen das Kind die Hand in Richtung eines Objektes streckt und die Finger abwechselnd öffnet und schließt, werden übereinstimmend als das *Erreichen-wollen* eines Objektes interpretiert (u.a. Iverson & Goldin-Meadow, 2005). Bei anderen Handformen ist das ursächliche Motiv zur Ausführung der Gesten jedoch häufig unklar. Insbesondere die Klassifikation von Gesten, bei denen die ganze Hand – ohne die Finger zu öffnen und wieder zu schließen – auf ein Objekt gerichtet wird, ist strittig. Leavens und Hopkins (1999) stellten bereits vor über 15 Jahren fest, dass diese Art von Gesten mal als *das Erreichen-wollen von etwas* und mal *zum Anzeigen von etwas* interpretiert wird. Und auch heute besteht weiterhin keine Einigkeit darüber. In einigen Studien werden Pointing-Gesten berücksichtigt, die entweder mit dem Indexfinger oder mit der ganzen Hand ausgeführt wurden (u.a. Cochet & Vauclair, 2010b; Gullberg, Bot & Volterra, 2008; Iverson & Goldin-Meadow, 2005; Liszkowski & Tomasello, 2011). In anderen Studien werden hingegen ausschließlich Gesten, die mit dem Indexfinger produziert wurden, als Pointing-Gesten gewertet (u.a. Esteve-Gibert & Prieto, 2014; Mundy et al., 2007).

Es konnte gezeigt werden, dass Kinder durchaus die ganze Hand zur Produktion von Pointing-Gesten mit ihrer zugeschriebenen hinweisenden Funktion verwenden (Cochet & Vauclair, 2010a, 2010b; Esteve-Gibert & Prieto, 2014; Liszkowski, 2011; Lock, Young, Service & Chandler, 1990). Dennoch scheint es Unterschiede zwischen Pointing-Gesten, welche mit der ganzen Hand ausgeführt werden (*Handpoints*) und Pointing-Gesten, die mit dem ausgestreckten Index-finger produziert werden (*Indexfingerpoints*) zu geben. Aus den Daten von Lock, Young, Service und Chandler (1990) geht hervor, dass Kinder eher beginnen Handpoints als Indexfingerpoints zu verwenden. Bereits ab etwa dem 7. Lebens-monat lassen sich Handpoints deutlich beobachten, Indexfingerpoints werden von den Kindern erst ab etwa dem 10. Lebensmonat benutzt. Hieraus könnte die Annahme hervorgehen, dass Indexfingerpoints erst später produziert werden als Handpoints, da die Kinder in diesem frühen Alter motorisch dazu noch nicht in der Läge seien. Dies ist allerdings nicht der Fall. Bereits Neugeborene kön-nen das Abspreizen des Indexfingers imitieren (Nagy et al., 2005) und 9 bis 15 Wochen alte Säuglinge strecken spontan ihren Indexfinger aus und nehmen so die Handform eines Indexfingerpoints ein (Fogel & Hannan, 1985). Die spätere Produktion von Indexfingerpoints im Vergleich zu Handpoints kann eher kom-munikativ-kognitiv als motorisch erklärt werden: Handpoints scheinen die ers-ten Gestenproduktionen mit hinweisender Funktion darzustellen, welche sowohl phylogenetisch (Leavens & Hopkins, 1999) als auch ontogenetisch (Lock et al., 1990) früh zu beobachten sind. Auch in der Interaktion von Menschenaffen kön-nen spontan produzierte Handpoints, nicht aber Indexfingerpoints beobachtet werden (Leavens & Hopkins, 1999). Indexfingerpoints werden von Kindern erst später erworben (Lock et al., 1990) und scheinen eine kognitiv anspruchsvollere Kommunikation darzustellen (Liszkowski & Tomasello, 2011). Liszkowski und Tomasello (2011) konnten zeigen, dass Kinder, die im Alter von 12 Monaten bere-its mit dem Indexfinger Pointing-Gesten ausführten, diese häufiger mit Vokalisa-tionen in der Interaktion mit ihren Bezugspersonen begleiteten und ein deutlich besseres Verständnis für die unterschiedlichen Intentionen hinter einer Pointing-Geste aufwiesen als Kinder, die im gleichen Alter ausschließlich Handpoints verwendeten. Die Benutzung von Indexfingerpoints zur Kommunikation stellt womöglich den ersten Schritt hin zu einer konventionalisierten Kommunikation dar. Kinder verwenden mit Indexfingerpoints erstmals eine Kommunikations-form, welche in gleicher Form von Erwachsenen benutzt wird. Handpoints und einzelne Vokalisationen sind bei Erwachsenen in alltäglichen Kommunikations-situationen kaum zu beobachten. Indexfingerpoints hingegen, insbesondere auch in der Interaktion mit kleinen Kindern, werden von Erwachsenen vielfach ver-wendet (s. Kapitel 3.4) und dies weitestgehend unabhängig von kulturellen Ein-flüssen (Liszkowski, Brown, Callaghan, Takada & Vos, 2012). Die Benutzung des Indexfingers für kommunikative Zwecke könnte ein Ausdruck für einen erfolgten Lernprozess sein, der zeigt, dass das Kind gelernt hat, dass Indexfingerpoints eine effektive Möglichkeit sind, um die eigenen Intentionen anderen gegenüber ver-ständlich ausdrücken zu können.

3.2.3 Motive deiktischer Gesten

Auch wenn für die Klassifikation von deiktischen Gesten die Handform die möglicherweise objektiver zu beobachtende Vorgehensweise darstellt, können durch experimentelle Versuchsanordnungen verschiedene Motive zur Ausführung von deiktischen Gesten bereits bei Kindern im zweiten Lebensjahr evoziert und beobachtet werden. In diesem Alter kann ebenso das Verständnis für unterschiedlich motivierte Gesten überprüft werden. Insbesondere die Arbeitsgruppen von Tomasello und Liszkowski, aber auch einige andere Arbeitsgruppen konnten durch experimentelle Manipulationen zeigen, dass Kinder bereits in diesem frühen Alter Gestenproduktionen mit unterschiedlichen Motiven verstehen und demnach situationsspezifisch reagieren und auch selbst bereits deiktische Gesten zum Ausdruck unterschiedlicher Intentionen verwenden (u.a. Behne, Carpenter & Tomasello, 2005; Behne, Liszkowski, Carpenter & Tomasello, 2012; Camaioni, Perucchini, Bellagamba & Colonnesi, 2004; Liszkowski, Carpenter, Henning, Striano & Tomasello, 2004; Liszkowski, Carpenter, Striano & Tomasello, 2006; Liszkowski, Carpenter & Tomasello, 2008; Mundy et al., 2007; Tomasello et al., 2007).

Camaioni et al. (2004) konnten beispielsweise zeigen, dass Kinder bereits am Ende ihres ersten Lebensjahres (9–14 Monate, $M = 11$ Monate) verschiedene deiktische Gesten benutzen, um einer TL zu signalisieren, dass sie etwas haben möchten. In diesem Experiment präsentierte die TL ein als interessant einzustufendes Aufziehspielzeug in gewisser Distanz zum Kind und das Verhalten des Kindes wurde beobachtet. In 30% der Trials produzierten die Kinder einen Indexfingerpoint und zeigten eine oder mehrere der folgenden Verhaltensweisen, um ihrem Wunsch, das Spielzeug von der TL zu erhalten Ausdruck zu verleihen: Handpoint, Greifgeste, Oberkörper zum Objekt lehnen, erbittende Vokalisationen. In einer weiteren Versuchsanordnung innerhalb dieser Studie konnte zudem gezeigt werden, dass die Kinder am Ende des ersten Lebensjahres zudem noch besser verstanden, wenn die TL etwas von ihnen haben wollte (Camaioni et al., 2004). In diesem Experiment hatte das Kind ein Objekt, welches die TL benötigte in der Hand. Die TL zeigte mit einem Indexfingerpoint darauf, sah das Kind an und verdeutlichte so, dass sie das Objekt benötigte. In durchschnittlich der Hälfte der Trials gaben die Kinder das Objekt an die TL ab bzw. zeigten deutlich, dass sie das Objekt behalten möchten (z.B. schüttelten mit dem Kopf).

Bereits mit 12 Monaten benutzen Kinder aber auch deiktische Gesten, um ihre Emotionen über Geschehnisse und Objekte mit anderen zu teilen (Liszkowski et al., 2004; Liszkowski, Carpenter & Tomasello, 2007). Liszkowski und Kollegen/innen (2004) manipulierten in einem Experiment systematisch das Verhalten einer TL, um das Pointing-Verhalten der Kinder beobachten und analysieren zu können. In diesem Experiment saßen eine TL und ein Kind nebeneinander und gegenüber einer Wand mit Fenstern, aus denen Tierhandpuppen von einer zweiten TL präsentiert wurden. Die TL, die neben dem Kind saß, reagierte in vier Bedingungen unterschiedlich auf die Präsentation der Handpuppen. Entweder sie gestaltete dieses Auftauchen der Handpuppe als eine Situation von geteilter Aufmerksamkeit (a), in dem sie mehrfach zwischen der Handpuppe und dem Kind hin und her blickte und freudig über die Handpuppe kommunizierte. In einer anderen Bedingung (b) schaute sie ununterbrochen das Gesicht des Kindes an und sprach ebenso freudig über das Kind, anstatt über die Handpuppe. In einer dritten Variante (c) schaute sie ununterbrochen die Handpuppe an, ohne jedoch über diese zu sprechen oder freudige Emotionen auszudrücken und in einer letzten Variante (d) schaute die TL auf ihre Hände und ignorierte sowohl die Handpuppe als auch das Kind. Es zeigte sich, dass die Kinder in der ersten Bedingung (a) in durchschnittlich knapp 70% der Trials mindestens eine Pointing-Geste produzierten und hiermit in deutlich mehr Trials als in allen anderen Bedingungen. Die Pointing-Gesten in der Situation von geteilter Aufmerksamkeit dauerten zudem länger als in den anderen drei Bedingungen. In diesen Bedingungen zeigten die Kinder dafür aber häufiger pro Trial. Sie schienen die TL zu einer Reaktion auffordern zu wollen (Liszkowski et al., 2004). In einem ähnlichen Versuchsaufbau konnte zusätzlich gezeigt werden, dass Kinder auch auf leere Fenster zeigten, um anzuzeigen, dass dort zuvor etwas gewesen ist und sie so auch über aktuell nicht mehr Wahrnehmbares, aber gemeinsam Erlebtes kommunizieren (Liszkowski et al., 2007).

All diesen Situationen ist gemeinsam, dass das Kind bereits in diesem frühen Alter auf gemeinsames Wissen mit der Interaktionspartnerin zurückgreift und ein Verständnis für dieses gemeinsame Wissen hat (vgl. Liszkowski, 2008; Tomasello, 2008).

Noch deutlicher wird dies in einer weiteren Studie mit ebenfalls 12 Monate alten Kindern (Behne et al., 2012). In einer Versuchsanordnung saßen sich die TL und das Kind an einem Tisch gegenüber und die TL versteckte in mehreren Versuchsdurchläufen ein kleines Spielzeug in einem von zwei Verstecken. Anschließend zeigte sie mit dem Indexfinger auf das korrekte Versteck und signalisierte dem Kind so, wo es das Spielzeug finden konnte. Die Kinder suchten daraufhin deutlich häufiger im korrekten Versteck nach dem Spielzeug als im falschen Versteck.

Achtzehn Monate alte Kinder sind darüber hinaus in der Lage, gemeinsames Wissen zu berücksichtigen, welches sie nicht in der Situation selbst, sondern bereits in der Vergangenheit erworben haben (Liebal, Carpenter & Tomasello, 2010). In der Studie von Liebal et al. (2010) spielten die Kinder zunächst mit einer TL mit einem Spielzeugset für ca. 5 Minuten und anschließend mit einem anderen

Spielzeugsetz mit einer zweiten TL für ebenfalls ca. 5 Minuten. Anschließend versammelten sich beide TL mit dem Kind und dem anwesenden Elternteil in einem Raum. Randomisiert ausgewählt bat TL 1 oder 2 das Kind und seine Bezugsperson in einen zweiten Raum, in welchem sich zwei Bilder mit jeweils einem Spielzeug aus den beiden Spielzeugsets befanden. Fast 80% der Kinder zeigten unaufgefordert auf das Bild, auf welchem eines der Spielzeuge abgebildet war, mit dem das Kind gemeinsam mit der begleitenden TL gespielt hatte. Auch hier zeigt sich deutlich, dass die Kinder häufiger über das Spielzeug kommunizieren wollten, mit dem sie und die TL sich gemeinsames Wissen angeeignet und gemeinsame Erfahrungen gemacht hatten (Liebal et al., 2010). Auch interpretieren Kinder bereits im Alter ab 14 Monaten Gesten einer TL abhängig von gemeinsam gemachten Erfahrungen (Liebal, Behne, Carpenter & Tomasello, 2009). Liebal und Kollegen/innen (2009) ließen 14 und 18 Monate alte Kinder nach einer Kennenlernphase mit zwei TL das Kind gemeinsam mit TL 1 Spielzeuge in einem Zimmer in eine Kiste einräumen. Kurz bevor alle Spielzeuge aufgeräumt waren, platzierte TL 1 ein Spielzeug unbemerkt hinter sich, worauf TL 2 den Raum betrat. TL 1 setzte sich daraufhin um, sodass das platzierte Spielzeug zu sehen war. Abhängig von der experimentellen Bedingung, zeigte TL 1 oder 2 auf das Spielzeug und sagte „da". Die Kinder beider Altersgruppen räumten deutlich häufiger das Spielzeug in die Kiste, wenn TL 1, mit der sie gemeinsam aufgeräumt hatten, auf das Spielzeug gezeigt hatte als wenn TL 2 darauf zeigte (Liebal et al., 2009). Die Kinder nutzen demnach bereits sehr früh gemeinsames Wissen im Rahmen einer Interaktion. So auch in einer weiteren Studie, in der gezeigt werden konnte, dass bereits 12 Monate alte Kinder Pointing-Gesten verwenden, um einer Interaktionspartnerin Informationen zu geben, die dieser fehlt (Liszkowski & Carpenter et al., 2008). In einem Experiment, bei dem sich eine TL und das Kind gegenüber an einem Kindertisch saßen, fiel der TL in beiden von zwei Versuchsbedingungen ein Objekt vom Tisch herunter. In einer Bedingung sah die TL dies nicht und wusste demnach nicht, wo sich das Objekt befand, während sie in der zweiten Bedingung beobachtete wie das Objekt herunterfiel. Deutlich mehr Kinder produzierten eine Pointing-Geste auf das Objekt, wenn die TL über den Ort des Objektes uninformiert war im Vergleich zur Bedingung, in der sie das Herunterfallen beobachtet hatte (70% vs. 27%; Liszkowski & Carpenter et al., 2008; vgl. auch Liszkowski et al., 2006).

Demnach verwenden Kinder ab dem Ende des ersten Lebensjahres deiktische Gesten zum Ausdruck verschiedener Intentionen. Anzumerken ist jedoch, dass die interindividuellen Unterschiede, ab wann Kinder deiktische Gesten in verschiedenen Situationen einsetzen sehr groß sind. So konnte beispielsweise bei Liebal et al. (2009) ein deutlicher Unterschied zwischen den beiden experimentellen Bedingungen gefunden werden, wodurch deutlich wird, dass bereits 14 Monate alte Kinder häufiger ein Spielzeug wegräumen, wenn eine Person, mit der sie vorher gemeinsam aufgeräumt hatten auf das Objekt zeigte als wenn dies eine Person tat, die nicht beim Aufräumen involviert gewesen war. Die Ergebnisse zeigen aber auch, dass 63% der Kinder weder in der einen noch der anderen Versuchsbedingung das Spielzeug aufgeräumt hatten. Ein großer Teil der Kinder zeigte also mit 14 Monaten nicht das gewünschte Verhalten. In einigen Studien wurden zudem nur Kinder aufgenommen, die bereits Pointing-Gesten nach Angabe der Eltern verwendeten (Liszkowski & Albrecht et al., 2008; Liszkowski et al., 2004; Liszkowski et al., 2006) oder überhaupt kommunikatives Verhalten während der Testungen zeigten (Liebal et al., 2009). Es bleibt also offen, ab wann Kinder individuell deiktische Gesten zum Ausdruck unterschiedlicher Motive verwenden.

Die aufgeführten empirischen Untersuchungen haben dennoch gezeigt, dass Gestenproduktionen bei Kindern mit drei unterschiedlichen Motiven evoziert werden können. Demnach wird der Einteilung von Tomasello, Carpenter und Liszkowski (2007) für die Verwendung von deiktischen Gesten bei Kleinkindern gefolgt:

- *imperatives Motiv*

  Das Kind zeigt auf ein entferntes Objekt, dass es entweder haben möchte oder von dem es möchte, dass etwas mit dem Objekt gemacht wird (z.B. Anschalten eines Spielzeugs). Durch die Geste auf das Objekt wird der/die Kommunikationspartner/in dazu aufgefordert dem Kind das Objekt zu geben oder etwas mit dem Objekt zu machen.

  → Das Kind möchte, dass andere Personen etwas für es tun (Mundy et al., 2003; Mundy et al., 2007; Tomasello et al., 2007).

- *deklarativ expressives Motiv*

  Das Kind zeigt auf ein Objekt, eine Person oder einen Sachverhalt, um sein Interesse und seine Emotionen darüber mit einem/r Kommunikationspartner/in zu teilen.

  → Das Kind möchte seine Gefühle mit einer anderen Personen teilen (Liszkowski et al., 2004; Tomasello et al., 2007).

- *deklarativ informatives Motiv*

  Das Kind hilft dem/der Kommunikationspartner/in, indem es auf ein Objekt, eine Person oder einen Sachverhalt zeigt, um so eine Information zu geben, die der/die Kommunikationspartner/in benötigt.

  → Das Kind möchte eine andere Person informieren (Behne et al., 2005; Behne et al., 2012; Liszkowski et al., 2006; Tomasello et al., 2007).

Neben diesen drei Motiven wird das Vorhandensein eines weiteren Motivs, das interrogative Motiv, zur Ausführung von deiktischen Gesten diskutiert (Baldwin

& Moses, 1996; Begus & Southgate, 2012; Liszkowski, 2005, 2010; Southgate, van Maanen & Csibra, 2007). Hierbei benutzt das Kind deiktische Gesten, um von einem/r Kommunikationspartner/in Informationen über etwas zu erhalten. Um die Existenz dieses Motivs zu überprüfen, führten Begus und Southgate (2012) zwei Experimente mit 16 Monate alten Kindern durch. In den beiden Experimenten realisierten sie drei Testbedingungen. Kindern wurden bekannte und unbekannte Objekte präsentiert, wobei die Benennung der bekannten Objekte manipuliert wurde. In der ersten Bedingung benannte die TL die Objekte in einer selbstsicheren Art korrekt, in der zweiten Bedingung benannte sie die Objekte in einer unsicheren Art falsch und in einer dritten Bedingung benannte sie die Objekte nicht, sondern referierte in einer selbstsicheren Art unspezifisch auf diese. Die Autorinnen hatten erwartet, dass die Kinder in der ersten Bedingung, in der sie korrekte Informationen über die Objekte erfahren, signifikant häufiger zeigen als in den anderen beiden Bedingungen. Tatsächlich fanden sie nur einen Unterschied zwischen den korrekten und falschen Bezeichnungen, nicht aber zwischen den korrekten Bezeichnungen und den unspezifischen Kommentaren zu den Objekten. Der Aspekt der Selbstsicherheit, der in den Bedingungen parallel verändert wurde sowie die damit einhergehende prosodische Veränderung scheinen möglicherweise zu dem unterschiedlichen Pointing-Verhalten der Kinder geführt zu haben. Um dies genauer beurteilen zu können, müsste ein weiteres Experiment durchgeführt werden, in der in einer selbstsicheren Art bekannte und unbekannte Objekte falsch benannt werden. Der Einfluss der falschen Benennung kann hier nicht eindeutig beurteilt werden, da in jeder Bedingung mindestens zwei Aspekte (Korrektheit der Benennung, Prosodie und Selbstsicherheit der TL) manipuliert worden sind.

Die Interpretation, dass Kinder zeigen, um Informationen von Bezugspersonen zu erhalten scheint dennoch möglich und sinnvoll, wurde aber bislang nicht eindeutig bei so kleinen Kindern experimentell nachgewiesen. Aus diesem Grund wurde dieses mögliche Motiv in der vorliegenden längsschnittlichen Studie nicht untersucht.

3.2.4 Entwicklung und Korrelationen von Handformen und Motiven deiktischer Gesten

Abhängig von der Erhebungsmethode (Elternbefragung, Beobachten, Elizitieren) und Definition der genauen Verhaltensweisen werden die ersten Produktionen deiktischer Gesten ab dem 9.–10. Lebensmonat berichtet (Carpenter et al., 1998; Crais, Douglas & Campbell, 2004). In der Studie von Crais, Douglas und Campbell (2004), in der Elternbefragungen durchgeführt und durch Beobachtungen ergänzt worden waren, lag das durchschnittliche Erwerbsalter für erste Gesten-produktionen leicht vor dem Alter, welches Carpenter, Nagell und Tomasello (1998) in experimentellen Untersuchungen identifiziert hatten. So zeigten die 12 von Crais et al. (2004) untersuchten Kinder durchschnittlich bereits mit knapp über 7 Monaten erste Reaching-Gesten, mit knapp über 9 Monaten Giving- und Showing-Gesten zum Ausdruck imperativer und deklarativer Motive und mit fast 11 Monaten Pointing-Gesten ebenfalls zum Ausdruck imperativer und deklara-tiver Motive. In der Studie von Carpenter et al. (1998) zeigten die 24 betrachte-ten Kinder durchschnittlich im Alter von fast 11 Monaten Showing-Gesten und mit knapp über 13 Monaten Giving-Gesten. Auch hier war kein Unterschied im Erwerbszeitpunkt dieser beiden Gestenarten in Abhängigkeit vom kommunika-tiven Motiv zu finden. Bei Pointing-Gesten war dies anders. Diese produzierten die Kinder im Durchschnitt bereits mit 12½ Monaten zum Ausdruck deklarativer Motive, aber erst mit durchschnittlich 14 Monaten zum Ausdruck imperativer Motive (Carpenter et al., 1998). Erklärt werden könnten diese Unterschiede inner-halb der Studie von Carpenter et al. (1998) sowie zwischen den beiden betrach-teten Studien mithilfe der unterschiedlichen Vorgehensweisen. Abgesehen von den unterschiedlichen Erhebungsmethoden wurden bei Carpenter, Nagell und Tomasello (1998) nur Gestenproduktionen gewertet, die gleichzeitig zu einem triangulären Blickkontakt des Kindes ausgeführt worden waren, was bei Crais et al. (2004) nicht zwingend der Fall gewesen sein musste. Im Gegenzug berück-sichtigten Crais und Kolleginnen (2004) ausschließlich Indexfingerpoints, wohin-gegen Carpenter et al. (1998) sowohl Indexfingerpoints als auch Handpoints als Pointing-Gesten werteten. Eine Unterscheidung zwischen diesen beiden Hand-formen scheint bezüglich des Erwerbsalters relevant zu sein, da in einigen Studien, die sowohl die Handform als auch das kommunikative Motiv für die Gestenpro-duktionen bei Kindern im zweiten und dritten Lebensjahr erfassten, Häufungen zwischen diesen beiden Komponenten gefunden wurden (Cochet & Vauclair, 2010a, 2010b; Esteve-Gibert & Prieto, 2014; Tabelle 1).

Tabelle 1: Verwendung von Hand- und Indexfingerpoints zum Ausdruck imperativer und deklarativer Motive

Studie	N, Sprache	Alter in Monaten	Vorgehen	Imperatives Motiv		Deklaratives Motiv	
				Handpoints	Indexpoints	Handpoints	Indexpoints
Cochet & Vauclair, 2010a	26, Französisch	23.6 Range: 11–38	Parallele Beobachtungen von 6–7 Kindern in einer Gruppe plus 6 Erzieherinnen	46%	54%	6%	94%
Cochet & Vauclair, 2010b	48, Französisch	23.9 Range: 14–31	Experimentell	74%[a]	24%[a]	13%[a]	85%[a]
Esteve-Gibert & Prieto, 2014	4, Katalanisch	11–19 (Längsschnitt, alle 2 Monate)	Freispielsituationen von Kind und Bezugsperson	11–15 Monate > 50%	17–19 Monate > 50%	< 20%	> 80%

Anmerkung. a = Die verbleibenden 2% an Gestenproduktionen konnten weder als Indexfingerpoints noch als Handpoints klassifiziert werden.

Wie aus Tabelle 1 hervorgeht, verwenden Kinder zum Ausdruck eines deklarativen Motivs vorwiegend, aber nicht ausschließlich Indexfingerpoints. Der Ausdruck eines imperativen Motivs scheint, je nach Erhebungsmethode und Alter der Kinder, hingegen mal mit der ganzen Hand und mal mit dem Indexfinger ausgedrückt zu werden. Generell kann in allen drei Studien beobachtet werden, dass der Anteil an Indexfingerpoints im Vergleich zu Handpoints mit dem Alter zunimmt (Cochet & Vauclair, 2010a, 2010b; Esteve-Gibert & Prieto, 2014).

Es ist festzuhalten, dass zwischen den Handformen und den Motiven von deiktischen Gesten Zusammenhänge zu bestehen scheinen. Mit Ausnahme der Greifgeste kann aber weder vom Motiv einer Gestenproduktion auf die Handform, noch von der Handform einer deiktischen Geste auf das Motiv geschlossen werden.

3.2.5 Deiktische Gesten als Prädiktor der Sprachentwicklung

Die bereits genannten Aspekte, die durch deiktische Gesten in einer Interaktionssituation erreicht werden können (Referenz herstellen, geteilte Aufmerksamkeit initiieren, Intentionen ausdrücken), legen eine enge Verbindung von deiktischen Gesten zur frühen Sprachentwicklung nahe. In zahlreichen Studien wurde die prädiktive Funktion von deiktischen Gesten für die Sprachentwicklung untersucht (u.a. Beuker et al., 2013; Brooks & Meltzoff, 2008, Carpenter et al., 1998, 1998; Cartmill, Hunsicker & Goldin-Meadow, 2014; Fasolo & D'Odorico, 2012; Goldin-Meadow, Goodrich, Sauer & Iverson, 2007; Iverson & Goldin-Meadow, 2005; Kraljević, Cepanec & Simleša, 2014; Kuhn, Willoughby, Wilbourn, Vernon-Feagans & Blair, 2014; McEachern & Haynes, 2004; Murillo & Belinchón, 2012; Rowe & Goldin-Meadow, 2009a, 2009b; Rowe, Özçaliskan & Goldin-Meadow, 2008; Sansavini et al., 2010). Colonnesi, Stams, Koster und Noom (2010) fassten in ihrer Metaanalyse die Ergebnisse von 25 Studien zusammen, welche zwischen 1978 und 2009 veröffentlicht worden waren und die Verbindung von Pointing-Gesten zur Sprachentwicklung anhand von insgesamt über 700 Kindern untersucht hatten.

In 12 Studien wurde die Verbindung zwischen Pointing-Gesten und sprachlichen Kompetenzen bei Kindern zwischen 9 und 33 Monaten zum gleichen Zeitpunkt erfasst. In diesen Studien zeigte sich ein starker Zusammenhang zwischen der gestischen und der lautsprachlichen Entwicklung. Das bedeutet, dass Kinder, die viele Pointing-Gesten verwendeten bzw. deren kommunikative Absicht verstanden, bereits über umfangreichere lautsprachliche Kompetenzen verfügten als Kinder, die zu diesem Zeitpunkt weniger Pointing-Gesten nutzten bzw. ein weniger gut ausgeprägtes Verständnis für diese Art von Gesten hatten (Colonnesi et al., 2010).

Die Autoren/innen von 18 betrachteten Studien widmeten sich der Frage nach einer längsschnittlichen und damit prädiktiven Verbindung von Pointing-Gesten zur Lautsprachentwicklung. In diesen Studien waren die Kinder zum Zeitpunkt der Erfassung der gestischen Entwicklung zwischen 10 und 20 Monate alt und zum Zeitpunkt der Erfassung der sprachlichen Entwicklung zwischen 12 und 54 Monaten. Auch längsschnittlich zeigte sich ein mittelstarker Effekt, wonach Kinder, die in ihrem zweiten Lebensjahr viele Pointing-Gesten verwendeten bzw. ein gutes Verständnis für diese Gesten hatten, zu einem später erhobenen Zeitpunkt über bessere sprachliche Kompetenzen verfügten als Kinder, die in ihrem zweiten Lebensjahr weniger gut in den gestischen Parametern abschnitten. Weitere Moderatorenanalysen deckten auf, dass der positive Effekt von Pointing-Gesten auf die Sprachentwicklung auf Studien zurückgeführt werden konnte, die entweder deklarativ motivierte Gesten analysiert hatten oder Pointing-Gesten insgesamt betrachtet hatten, also ohne zwischen den Motiven für die Gestenproduktionen zu unterscheiden. Der Effekt konnte nicht für imperativ motivierte Gesten gefunden werden (Colonnesi et al., 2010). Problematisch ist an diesen Befunden allerdings, dass mit lediglich 3 der insgesamt 25 Studien Ergebnisse zu imperativen Gesten deutlich unterrepräsentiert waren, und dass mindestens in 2 dieser Studien nicht zwischen Indexfingerpoints und Handpoints differenziert wurde (Carpenter et al., 1998; Colonnesi, Rieffe, Koops & Perucchini, 2008), obwohl eine Unterscheidung wie in Kapitel 3.2.2 ausgeführt, sinnvoll ist. Durch diese fehlende Trennung bzw. unspezifischen Erfassungen von Indexfinger- vs. Handpoints und der Unterrepräsentation von Studien, die explizit imperativ motivierte Gesten untersuchten, ist fraglich, welcher Aspekt von Pointing-Gesten den besten Prädiktor für sprachliche Maße darstellt. Ist es eher das Motiv einer Pointing-Geste oder die Handform oder eine Kombination aus diesen beiden Aspekten?

Neben den 25 von Colonnesi et al. (2010) erfassten Studien zu ausschließlich Pointing-Gesten sind in den vergangenen Jahren weitere empirische Untersuchungen veröffentlicht worden, welche die prädiktive Kraft von deiktischen Gesten für die lautsprachliche Entwicklung bestätigen. In Tabelle 2 sind die Ergebnisse einiger bedeutsamer Studien, die im vergangenen Jahrzehnt veröffentlicht wurden, im Überblick dargestellt. Auch bei einer Vielzahl dieser Studien wird nicht systematisch zwischen unterschiedlichen Gestentypen unterschieden bzw. diese nicht transparent genug beschrieben. Einzig die Studie von Murillo und Belinchón (2012) differenziert zwischen Hand- und Indexfingerpoints und deren Verbindung zur sprachlichen Entwicklung der Kinder. Sie erfassten in einem semi-natürlichen Spiel einer TL mit dem Kind im Alter von 9 und 12 Monaten die Produktion von Hand- und Indexfingerpoints und setzten diese in Verbindung zu den lexikalischen Fähigkeiten der Kinder im Alter von 15 Monaten. Die durchschnittliche Anzahl an Handpoints pro Minute im Alter von 9 Monaten und die durchschnittliche Anzahl an Indexfingerpoints pro Minute mit 9 und 12 Monaten korrelierten positiv mit den lexikalischen Fähigkeiten der Kinder im Alter von 15 Monaten, ebenso wie die Anzahl an Kombinationen aus Indexfingerpoints und Vokalisationen pro Minute mit 12 Monaten. Diese Kombinationen stellten sich darüber hinaus in einer Regressionsanalyse als wichtiger Prädiktor für die lexikalischen Fähigkeiten mit 15 Monaten heraus und erklärten 82% der Varianz zu diesem Zeitpunkt (Murillo & Belinchón, 2012).

Tabelle 2: *Überblick über Studien zur prädiktiven Kraft von deiktischen Gesten für die Lautsprachentwicklung bei typisch entwickelten Kindern*

Studie	N, Sprache	Alter in Monaten	Vorgehen	Gestenart	Ergebnisse
[1] McEachern & Haynes, 2004	10, Englisch	15–21	Freispiel von Bezugsperson und Kind im Labor	Deiktische Gesten	– 7 von 10 Kinder kombinierten zuerst Gesten und Wörter in sich ergänzender Weise miteinander bevor sie Zweiwortsätze bildeten, 3 Kinder bildeten beide Kommunikationsformen im gleichen Alter
[2] Iverson & Goldin-Meadow, 2005	10, Englisch	10–24	Freispiel von Bezugsperson und Kind Zuhause	Deiktische und konventionalisierte Gesten in Gestentypes (Anzahl verschiedener Referenten)	– durchschnittlich 3 Monate bevor ein Wort vom Kind produziert wurde hatte es auf dieses Objekt bereits gestisch referiert – alle Kinder kombinierten zuerst Gesten und Wörter in sich ergänzender Weise miteinander bevor sie Zweiwortsätze bildeten – der Beginn einer sich ergänzenden Gesten-Wortkombination ging im Durchschnitt 4.7 Monate dem Beginn von Zweiwortsätzen voraus
[3] Goldin-Meadow et al., 2007	s. [2]	s. [2]	s. [2]	s. [2]	– 75% der Referenzen zu Beginn wurden durch Gesten, nicht durch Wörter hergestellt – ein Kind lernte insbesondere die Wörter, auf die es referiert und die dann von der Mutter in Lautsprache übersetzt worden waren

Studie	N, Sprache	Alter in Monaten	Vorgehen	Gestenart	Ergebnisse
[4] Brooks & Meltzoff, 2008	32, Englisch	10–24	Beobachtung in standardisierter Situation	Pointing-Gesten (Hand- und Indexpoints zusammen)	– die mindestens einmalige Produktion von Pointing-Gesten im Alter von 10–11 Monaten erklärt 4% des Wortschatzwachstums (Geschwindigkeit des Anstiegs) bis zum Alter von 2 Jahren
[5] Rowe et al., 2008	53, Englisch	14–42	s. [2]	s. [2]	– Anzahl an Gestentypes mit 14 Monaten ist ein guter Prädiktor für das Wortverständnis mit 42 Monaten (27% Varianzaufklärung)
[6] Rowe & Goldin-Meadow, 2009b	52, Englisch	14–42	s. [2]	s. [2]	– Anzahl an Gestentypes mit 18 ist ein guter Prädiktor für das Wortverständnis mit 42 Monaten (24% Varianzaufklärung) – die Anzahl an verschiedenen, sich ergänzenden Gesten-Wortkombinationen zusammen mit der durchschnittlichen Äußerungslänge sind ein guter Prädiktor für die Syntaxkomplexität mit 42 Monaten (13% Varianzaufklärung)
[7] Sansavini et al., 2010	22, Italienisch	10–17	Elternfragebogen	3 deiktische, 4 konventionalisierte Gesten	– Gesten korrelieren mit dem rezeptiven Wortschatz im Alter von 10, 11 und 17 Monaten und mit dem produktivem Wortschatz im Alter von 14 und 15 Monaten

Studie	N, Sprache	Alter in Monaten	Vorgehen	Gestenart	Ergebnisse
[8] Fasolo & D'Odorico, 2012	24, Italienisch	18–24	Freispiel von Mutter und Kind im Labor	Deiktische und konventionalisierte Gesten	– die Anzahl sich gegenseitig bekräftigender Gesten-Wortkombinationen mit 18 Monaten korreliert positiv mit dem produktiven Wortschatz und der durchschnittlichen Äußerungslänge mit 24 Monaten – die Anzahl sich gegenseitig ergänzender Gesten-Wortkombinationen mit 18 Monaten korreliert positiv mit der Syntaxkomplexität mit 24 Monaten
[9] Murillo & Belinchón, 2012	11, Spanisch	9–15	Semi-natürliches Spiel von TL und Kind	Indexfingerpoints, Handpoints	– Handpoints mit 9 Monaten und Indexfingerpoints mit 9 und 12 Monaten korrelieren positiv mit den lexikalischen Fähigkeiten mit 15 Monaten – Kombinationen aus Indexfingerpoints und Vokalisationen mit 12 Monaten sind ein guter Prädiktor für lexikalische Fähigkeiten mit 15 Monaten (82% Varianzaufklärung)

Studie	N, Sprache	Alter in Monaten	Vorgehen	Gestenart	Ergebnisse
[10] Beuker et al., 2013	23, Niederländisch	8–24	Experimentell	Deiktische Gesten (imperativ und deklarativ)	– die Benutzung von deklarativen Gesten ohne referentiellen Blickkontakt im Alter von 9 Monaten korreliert positiv mit dem produktivem Wortschatz mit 18 Monaten und die Nutzung im Alter von 10 Monaten korreliert positiv mit dem rezeptiven Wortschatz mit 12 und 18 Monaten – die Benutzung von deklarativen Gesten mit referentiellem Blickkontakt im Alter von 9 Monaten korreliert positiv mit dem rezeptiven Wortschatz mit 12 und 18 Monaten und mit dem produktiven Wortschatz mit 12 Monaten
[11] Cartmill et al., 2014	18, Englisch	14–30	Alltagsbeobachtungen von Kind und Bezugsperson	Deiktische und ikonische Gesten	– der Beginn von sich gegenseitig bekräftigenden Gesten-Wortkombinationen geht dem Beginn von Kombinationen von Artikeln und Nomen voraus und korreliert mit diesem

Studie	N, Sprache	Alter in Monaten	Vorgehen	Gestenart	Ergebnisse
[12] Kraljević et al., 2014	250, Kroatisch	12.2 (8–16)	Elternfragebogen	4 deiktische, 8 konventionalisierte Gesten	– im Alter von 8–12 Monaten korrelieren deiktische Gesten mit dem rezeptiven Wortschatzumfang sowie dem produktiven Umfang an Nomen, Verben, Adjektiven und personal-sozialen Wörtern – im Alter von 8–12 Monaten korrelieren konventionalisierte Gesten mit dem rezeptiven Wortschatzumfang sowie dem produktiven Umfang an personal-sozialen und Funktionswörtern – im Alter von 13–16 Monaten korrelieren deiktische Gesten mit dem rezeptiven Wortschatzumfang im Alter von 13–16 Monaten korrelieren konventionalisierte Gesten mit dem rezeptiven Wortschatzumfang sowie dem produktiven Umfang an Nomen, Verben, Adjektiven, personal-sozialen und Funktionswörtern
[13] Kuhn et al., 2014	1292, Englisch	15–36	Elternfragebogen + Buchbetrachtung von Bezugsperson und Kind Zuhause	Pointing-Gesten und konventionalisierte Gesten	– Gestenproduktionen mit 15 Monaten ist prädiktiv für Sprachentwicklungsstand mit 2 ($\beta = .49$) und 3 Jahren ($\beta = .35$)

3.3 Unterschiede in der Gestenentwicklung von Kindern mit SEV und typisch entwickelten Kindern

Für Kinder mit Sprachauffälligkeiten im Rahmen einer Primärbehinderung, insbesondere für Kinder mit Trisomie 21 und Autismusspektrumsstörung (ASS), liegen bereits einige Befunde zur gestischen Entwicklung vor. Aus einem aktuellen Review von 12 Studien zur gestischen Entwicklung bei Kindern mit Trisomie 21 (van te Kaat-den Os, Jongmans, Volman & Lauteslager, 2014) geht hervor, dass Kinder mit Trisomie 21 die gleichen gestischen Entwicklungsschritte vollziehen wie typisch entwickelte Kinder, jedoch zu einem späteren Zeitpunkt. Viele der in Kapitel 3.2.5 aufgezeigten Prädiktoren der gestischen Entwicklung für die sprachliche Entwicklung können auch bei Kindern mit Trisomie 21 nachgewiesen werden. So sind beispielsweise eine hohe Anzahl an Gestenproduktionen in jungem Alter ein guter Prädiktor für die lexikalischen Fähigkeiten der Kinder zu einem späteren Zeitpunkt und die Kombination von Gesten und Wörtern ein guter Prädiktor für den Beginn von Zweiwortsätzen (Zampini & D'Odorico, 2011).

Für Kinder mit ASS zeigen sich hingegen andere Befunde. Bereits mit 9 bis 12 Monaten benutzen Kinder mit ASS deutlich weniger verschiedene Gestentypen zur Kommunikation als typisch entwickelte Kinder (Colgan, Lanter & McComish, 2006). Im Alter von 18 Monaten können Kinder mit ASS frühzeitig anhand ihrer gestischen Kommunikation identifiziert werden, da sie zu diesem Alter, anders als typisch entwickelte Kinder, keine Indexfingerpoints für deklarative Zwecke verwenden und deutlich seltener Situationen von geteilter Aufmerksamkeit eingehen (Baron-Cohen, Allen & Gillberg, 1992).

Für Kinder mit spezifisch sprachlichen Auffälligkeiten (SEV und USES) liegen bislang nur einige wenige Untersuchungen vor. Thal, Tobias und Morrison veröffentlichten 1991 eine Studie, in der sie berichten, die Gestenentwicklung von 10 *late talkers* (18 bis 29 Monaten alt) zu untersuchen und mit dem Sprachstand ein Jahr später in Verbindung zu setzen. Sie ließen die Kinder symbolische Handlungen mit einem Realgegenstand und einem Platzhalter (Holzklotz) sowie eine Serie von symbolischen Handlungen (z.B. Teddybär füttern und ins Bett bringen) nachahmen. Sie stellten fest, dass sich die vier Kinder, die ihren sprachlichen Rückstand nicht innerhalb eines Jahres aufholen konnten, sondern eine USES ausbildeten, signifikant in den Nachahmungsaufgaben von den sechs Kindern unterschieden, die ein Jahr später ihre sprachliche Verzögerung aufgeholt hatten. Diese Ergebnisse konnten die Autorinnen an einer Stichprobe mit 17 *late talkers* jedoch nicht replizieren (Thal & Tobias, 1994). Es bleibt fraglich, wie aussagekräftig diese Studien hinsichtlich der gestischen Entwicklung von Kindern mit SEV sind, da in diesen die Gestenentwicklung anhand von Nachahmungsaufgaben symbolischer Handlungen operationalisiert worden ist, welche typischerweise nicht zu natürlicher, gestischer Kommunikation gezählt werden.

Bei Kindern mit USES werden insbesondere die eigene Verwendung von ikonischen Gesten und der Einfluss dieser Gesten auf das Verständnis von Aufgaben in spezifischen Testsituationen untersucht (u.a. Botting, Riches, Gaynor & Morgan, 2010; Kirk, Pine & Ryder, 2011; Mainela-Arnold, Alibali, Hostetter & Evans, 2014). So konnten beispielsweise Mainela-Arnold und Kolleginnen (2014) zeigen, dass Kinder im Grundschulalter mit USES mehr ikonische Gesten beim Nacherzählen einer kurzen Zeichentricksendung verwenden als typisch entwickelte, gleichaltrige Kinder. Ikonische Gesten, die eine TL beim Stellen von Aufgaben benutzte, hatten zudem einen positiven Einfluss auf die Beantwortungsleistungen von Grundschulkindern mit USES, nicht aber auf die Leistungen von typisch entwickelten Kindern (Kirk et al., 2011).

Neben diesen Untersuchungen zur spontanen Verwendung von ikonischen Gesten wurde der Einfluss von ikonischen Gesten als Interventionsform zur Steigerung kommunikativer und sprachlicher Kompetenzen bei typisch entwickelten Kindern unter 3 Jahren (u.a. Capone & McGregor, 2005; Capone Singleton, 2012; Goodwyn et al., 2000; Kirk, Howlett, Pine & Fletcher, 2013; McGregor, Rohlfing, Bean & Marschner, 2009) und bei Kindern mit primären (Ellis Weismer & Hesketh, 1993; Lüke & Ritterfeld, in Druck) und sekundären SES (Launonen, 1996) untersucht. Konsens besteht mittlerweile darüber, dass eine Unterweisung in die Nutzung von ikonischen Gesten bei allen genannten Gruppen an Kindern nicht hinderlich für die Sprachentwicklung ist, und dass sie darüber hinaus bei Kindern mit primären und sekundären SES förderlich sein kann (Capone & McGregor, 2004; Crais, Watson & Baranek, 2009). Für sprachlich typisch entwickelte Kinder unter 3 Jahren scheinen zumindest langfristig betrachtet jedoch keine Vorteile durch den vermehrten Gebrauch von ikonischen Gesten zu bestehen (Fitzpatrick, Thibert, Grandpierre & Johnston, 2014; Johnston, 2005).

Die natürliche Entwicklung von deiktischen Gesten bei Kindern mit SEV wurde meinem aktuellen Kenntnisstand nach bislang jedoch noch nicht systematisch analysiert. Zwar werden aufgrund der Ergebnisse zur prädiktiven Kraft von deiktischen Gesten (s. Kapitel 3.2.5) mittlerweile einzelne Kompetenzen der frühen gestischen Entwicklung im Rahmen von Elternfragebögen zur frühkindlichen Entwicklung berücksichtigt (s. Kapitel 4.4), es bleibt allerdings weiterhin ungeklärt, welche Aspekte der Gestenentwicklung als Indikatoren für spezifische sprachliche Auffälligkeiten gelten können. Es gilt zu überprüfen, ob es vergleichbar zur fehlenden Verwendung von Indexfingerpoints für deklarative Zwecke im Alter von 18 Monaten als Indikator für ASS auch einen Indikator zur Identifikation von Kindern mit SEV und USES existiert.

3.4 Bedeutung des gestischen Inputs

In der Interaktion mit kleinen Kindern benutzen viele Erwachsene verschiedene Gesten, um insbesondere die Aufmerksamkeit der Kinder zu lenken und Situationen von geteilter Aufmerksamkeit herzustellen (u.a. Clark & Estigarribia, 2011; Iverson, Capirci, Longobardi & Caselli, 1999; Liszkowski & Tomasello, 2011; Rowe, 2000; Zammit & Schafer, 2011). Clark und Estigarribia (2011) zeigten, dass Eltern von 18 Monate und 3 Jahre alten Kindern zur Einführung von neuen Objekten insbesondere deiktische Gesten in Kombination mit sprachlichen Benennungen und Beschreibungen verwendeten. Sie lenkten die Aufmerksamkeit des Kindes auf das Objekt oder den Teil des Objektes, über den sie sprachlich Informationen liefern wollten, und sie verwendeten insbesondere ikonische Gesten, um Funktionsweisen der Objekte zu erläutern. Durch beide Arten von Gestenproduktionen konnten die Erwachsenen Situationen von geteilter Aufmerksamkeit mit ihren Kindern initiieren und waren so in der Lage in kurzer Zeit semantisch und lexikalisch bedeutsamen Input über unbekannte Objekte zu liefern. Diese spezifische Anpassung der Gestenproduktionen in Kombination mit sprachlichen Äußerungen findet auch bei Kindern mit primären und sekundären SES statt (Grimminger, Rohlfing & Stenneken, 2010; Iverson, Longobardi, Spampinato & Caselli, 2006). Grimminger, Rohlfing und Stenneken (2010) konnten für Mütter von *late talkers* und Iverson et al. (2006) für Mütter von Kindern mit Trisomie 21 zeigen, dass diese insgesamt mehr Gesten in der Interaktion mit ihren Kindern verwenden als Mütter von typisch entwickelten Kindern und damit die Interaktionssituation so eindeutig wie möglich gestalten.

In welchem Zusammenhang der gestischer Input zur Gestenproduktion von Kindern steht ist bislang noch unklar (Iverson et al., 1999; Liszkowski & Tomasello, 2011; Rowe, 2000; Rowe & Goldin-Meadow, 2009a; Zammit & Schafer, 2011). Liszkowski und Tomasello (2011) fanden, dass Bezugspersonen, die viele Indexfingerpoints in der Interaktion mit ihren 12 Monate alten Kindern produzierten (oberhalb des Medians) auch Kinder hatten, die viele Indexfingerpoints verwendeten (oberhalb des Medians), dass aber auf die gesamte Gruppe betrachtet keine Korrelation zwischen der Anzahl an Indexfingerpoints zwischen den beiden Kommunikationspartnern/innen bestand. Ähnliches zeigte sich auch bei Rowe (2000), bei der 14 Monate alte Kinder und ihre Mütter jeweils unabhängig voneinander entweder viele Gesten und viel Sprache produzierten oder nicht. In der Studie von Rowe und Goldin-Meadow (2009a) hingegen wurde ein mittelstarker, positiver Zusammenhang zwischen der Anzahl an Bedeutungen, welche durch gestische Referenz auf ein Objekt oder eine Handlung durch die Bezugspersonen hergestellt worden war und der

Anzahl an Bedeutungen, welche ihre 14 Monate alten Kinder durch gestische Referenz hergestellt hatten, gefunden. Diese Gestenproduktionen der Kinder wiederum korrelierten bedeutsam mit ihrem rezeptiven Wortschatz im Alter von 4;6 Jahren. Demnach hätte der gestische Input keinen direkten, aber indirekten Einfluss auf die sprachliche Entwicklung der Kinder.

Auch wenn die Rolle des gestischen Inputs für die Sprachentwicklung der Kinder bislang noch unklar ist, so liegen einzelne Belege vor, die eine Verbindung zwischen kindlichen Gesten und dem sprachlichen Antwortverhalten der Bezugspersonen darauf nahelegen (Goldin-Meadow et al., 2007; Olson & Masur, 2013; Slaughter, Peterson & Carpenter, 2009). In der Studie von Olson und Masur (2013) zeigte sich beispielsweise, dass die Mütter von 13 Monate alten Kindern deutlich häufiger verbalsprachlich auf ein kommunikatives Verhalten ihrer Kinder antworteten und hierbei deutlich häufiger Benennungen benutzten, wenn das Verhalten der Kinder eine deiktische Geste beinhaltete im Vergleich zu anderen kommunikativen Verhaltensweisen (z.B. Vokalisationen, Blick). Goldin-Meadow et al. (2007) konnten einen direkten Einfluss des Benennverhaltens von Müttern auf die Aufnahme neuer Wörter in den Wortschatz bei Kindern zwischen 10 und 24 Monaten identifizieren. Es zeigte sich, dass Kinder im Laufe der Studie insbesondere die Wörter in ihren produktiven Wortschatz aufnahmen, auf welche sie zuvor selbst durch eine Geste referiert hatten und welche daraufhin von der Mutter sprachlich benannt worden waren (Goldin-Meadow et al., 2007).

Diese bislang vorliegenden Daten zeigen, dass Gesten in an das Kind gerichteter Kommunikation präsent sind, da Bezugspersonen sie insbesondere nutzen um Situationen von geteilter Aufmerksamkeit herzustellen. Ob darüber hinaus aber der gestische Input und/oder die sprachliche Reaktionen von Bezugspersonen auf die Gestenproduktionen von Kindern prädiktiv für die Sprachentwicklung sind, ist auf Grundlage des aktuellen Forschungsstandes nicht abschließend beurteilbar.

4. Frühidentifikation von SEV

4.1 Gegenwärtige Situation der Früherkennung in Deutschland

Die kinderärztlichen Vorsorgeuntersuchungen gehören zum Pflichtkatalog der gesetzlichen Krankenkassen und dienen der Früherkennung von Krankheiten bei Kindern bis zum Alter von 6 Jahren (Gemeinsamer Bundesausschuss, 2011). Über 90% aller Kinder in Deutschland nehmen an den Vorsorgeuntersuchungen U1 bis U7 teil, welche bis zum Alter von 2 Jahren stattfinden (Kamtsiuris, Bergmann, Rattay & Schlaud, 2007). 2009 wurden die Vorsorgeuntersuchungen durch ein Neugeborenen-Hörscreening ergänzt, welches mittels otoakustischer Emissionsmessungen (OAE) oder Ableitungen von frühen akustisch evozierten Potentialen (AABR = *Automated Auditory Brainstem Response*) beidseitige Hörstörungen innerhalb der ersten 3 Lebensmonate identifizieren kann (Gemeinsamer Bundesausschuss, 2011). Die Güte dieses Screenings ist mittlerweile vielfach nachgewiesen worden und auch die sich daran anschließende Frühintervention durch die Versorgung der hochgradig schwerhörigen oder gehörlosen Kinder mit Hörgeräten bzw. Cochlea-Implantaten zur Vorbeugung von Sprachstörungen hat sich als effektiv erwiesen (u.a. Jakubíková, Kabátová, Pavlovcinová & Profant, 2009; Verhaert, Willems, van Kerschaver & Desloovere, 2008).

Abgesehen von dieser frühen Vorbeugung von SEV bei schwerhörigen und gehörlosen Kindern, wird die sprachliche Entwicklung im Rahmen der kinderärztlichen Vorsorgeuntersuchungen erstmalig im Alter von 10 bis 12 Monaten im Rahmen der U6 thematisiert. Der/die Pädiater/in ist zu diesem Zeitpunkt dazu angehalten selbst zu beobachten oder die Eltern danach zu fragen, ob das Kind Silbenverdoppelungen wie „dada" produziert (Gemeinsamer Bundesausschuss, 2011). Im Alter von 21 bis 24 Monaten wird die U7 durchgeführt, bei der das Sprachverständnis und die Sprachproduktion des Kindes hinsichtlich der Altersangemessenheit beurteilt werden soll. Zur Beurteilung des Sprachverständnisses soll überprüft werden, ob das Kind auf Nachfrage auf Körperteile zeigen und einfache Anweisungen befolgen kann. Zur Beurteilung der produktiven Sprachfähigkeiten kann der/die Pädiater/in beobachten oder die Eltern befragen, ob das Kind bereits Zweiwortsätze produziert und die 3. Person Singular verwendet (Gemeinsamer Bundesausschuss, 2011). Sollte ein Kind zu einem der beiden Zeitpunkte die genannten Kriterien nicht erfüllen, kann ein Eintrag diesbezüglich im entsprechenden Untersuchungsheft vorgenommen werden. Konkrete Hinweise zu einem weiteren Vorgehen in diesen Fällen werden in den

Richtlinien des Bundesausschusses der Ärzte und Krankenkassen nicht gegeben. Allgemein ist dort formuliert, dass dafür Sorge zu tragen ist, dass beim Vorliegen einer Krankheit oder einem Verdacht auf eine Krankheit, gezielte Diagnostiken und ggf. Therapien einzuleiten sind (Gemeinsamer Bundesausschuss, 2011).

Eine Untersuchung von Göllner (2002) zeigt jedoch, dass es in den meisten Fällen die Eltern sind (70%), denen die sprachlichen Verzögerungen ihrer Kinder als erstes auffallen; bei lediglich 10% der Kinder mit SEV sind es die Pädiater/innen und vergleichbar oft die Erzieher/innen der Kinder (11%). Im Durchschnitt wird die SEV erst im Alter von 40 Monaten bemerkt. Bis zur ersten ausführlichen Diagnostik vergehen trotz der bereits späten Identifikation der sprachlichen Verzögerungen im Durchschnitt nochmals 10 Monate (Göllner, 2002). Der Heilmittelbericht der AOK für das Jahr 2014 bestätigt dieses Ergebnis, wonach aktuell ebenfalls die meisten Kinder erst im Alter von 5 Jahren eine Sprachtherapie beginnen (Waltersbacher, 2014). Auch die Angaben aus einer aktuelleren Befragungsstudie zur sprachtherapeutischen Versorgung von Kindern in Deutschland, in der Daten von über 6900 Kindern erfasst worden sind, zeigen, dass nur ein geringer Anteil (12%) der sprachtherapeutisch betreuten Kinder in Deutschland unter 3 Jahren alt ist (Lüke & Ritterfeld, 2011).

4.2 Nutzen und Risiken einer Frühidentifikation

Warum erfolgt eine Frühidentifikation von Kindern mit SEV in Deutschland nur so selten? Eine denkbare Erklärung könnte die Angst vor möglichen negativen Konsequenzen einer Frühidentifikation sein. Durch eine frühe (und vielleicht sogar falsch positive) Diagnose könnten bei Eltern besonders früh oder auch fälschlicherweise Angst- und Schuldgefühle ausgelöst werden, welche wiederum zu einer Verunsicherung im Umgang mit dem eigenen Kind führen könnten (Suchodoletz, 2005). Familiäre Systeme durch eine (Risiko-)Diagnose in eine emotional belastende Situation zu führen und damit evtl. aus dem Gleichgewicht zu bringen, sollten durch eine entsprechende Einbindung der Diagnosemitteilung und Aufklärung über die Entstehung einer sprachlichen Verzögerung vermindert oder gar ganz vermieden werden (Ritterfeld, 2007).

Auch Änderungen im Sprachangebot der Eltern könnten eine Folge der Diagnosestellung SEV sein. Zusätzlich zu den Untersuchungen über den natürlichen Sprachinput von Eltern ihren sprachlich typisch oder sprachlich verzögert entwickelten Kindern gegenüber (s. Kapitel 2.4), gibt eine experimentelle Untersuchung (Ritterfeld, 2007) mit erwachsenen Probanden/innen und typisch entwickelten Kindern einen Einblick in generell mögliche Auswirkung einer Diagnose auf das sprachliche Verhalten von Erwachsenen. Sprachlich typisch entwickelte, dreijährige Kinder wurden erwachsenen Studienteilnehmer/innen entweder als *sprachlich unauffällig* oder *sprachbehindert* vorgestellt. Die Probanden/innen beider Versuchsbedingungen wurden dazu aufgefordert ein Bilderbuch mit dem Kind anzuschauen und dabei das Kind zu möglichst vielen Sprachproduktionen anzuregen. Ihnen wurde mitgeteilt, dass der Zweck der Studie die Analyse des kindlichen Interaktionsverhaltens einer fremden Person gegenüber darstellte. Analysiert wurden die Interaktionen hinsichtlich ihrer Dauer und der Komplexität des sprachlichen Angebots durch die erwachsenen Probanden/innen. Die Erwachsenen, die mit einem vermeintlich sprachlich beeinträchtigten Kind kommunizierten, taten dies im Durchschnitt länger, sie benutzen mehr Fragen, äußerten mehr Lob und korrigierten sprachliche Fehler häufiger explizit im Vergleich zu den Erwachsenen, die vorgeblich mit sprachlich typisch entwickelten Kindern interagierten. Die Probanden/innen haben sich offenbar insbesondere bei Kindern mit USES bemüht, sich sprachförderlich zu verhalten und hierbei eine bei Laien häufig zu findende Einschätzung über sprachförderliches Verhalten eingenommen, in dem sie sich den klassischen Lehrstrategien des Fragens, Lobens und Korrigierens bedienten. Diese sind allerdings im Vergleich zu anderen Antwortstrategien wie beispielsweise Wiederholungen und Erweiterungen kindlicher Äußerungen weniger sprachförderlich, da sie dem Kind weniger semantisch gehaltvollen Input liefern. Insbesondere die Verwendung von expliziten Korrekturen kann zu einer Demotivierung des Kindes und bei sehr häufigem Vorkommen, zum Verlust des ungezwungenen Umgangs mit Sprache führen.

Die Studien zum natürlichen elterlichen Input haben gezeigt, dass sich Eltern intuitiv sehr gut dem Sprachstand ihres Kindes anpassen können. Dies scheint weitestgehend auch auf Eltern von Kindern mit SEV und USES zuzutreffen. Unbewusst bieten sie ihren Kindern einen vergleichbar guten Input zu Eltern von sprachlich typisch entwickelten Kindern an (s. Kapitel 2.4). Die bewusste Reflexion über den eigenen sprachlichen Input und die Intention diesen besonders sprachförderlich zu gestalten, scheint jedoch bei Laien eher zu einer Reduktion der natürlich guten sprachlichen Verhaltensweisen bei gleichzeitiger Zunahme von klassischen Lehrstrategien zu führen (Ritterfeld, 2007). Dies zeigte sich auch in einer Befragungsstudie von Hammer, Tomblin, Zhang und Weiss (2001). Sie befragten Eltern von Kindern mit und ohne USES rückblickend über ihr Verhalten im Umgang mit ihren Kindern, als diese zwischen 2 und 4 Jahren alt waren. Eltern von Kindern mit USES gaben an, ihren Kindern weniger häufig vorgelesen oder eine Geschichte erzählt zu haben, ihnen allerdings häufiger versucht zu haben das Alphabet beizubringen. Auch hier wird das besondere Bemühen das eigene Kind mit USES explizit fördern zu wollen deutlich.

Eine Frühidentifikation von SEV muss demnach immer die sensible und kompetente Vermittlung der Diagnose an die Eltern umfassen. Eine Verunsicherung der Eltern im (sprachlichen) Umgang mit ihren Kindern und eine Reduktion intuitiver und sprachförderlicher Verhaltensweisen sind zu vermeiden.

Vielmehr noch haben Studien gezeigt, dass Elterntrainingsprogramme, in denen Eltern explizit zum sprachförderlichen Umgang mit ihren Kindern angeleitet werden, effektiv zur Steigerung der sprachlichen Leistungen der Kinder sind (u.a. Buschmann et al., 2008; Girolametto, Pearce & Weitzman, 1996; van Balkom, Verhoeven, van Weerdenburg & Stoep, 2010). Im angloamerikanischen Raum sind das Hanen Program *It takes two to talk* (Pepper, Weitzman & Manolson, 2004) und im deutschen Sprachraum das *Heidelberger Elterntraining* (Buschmann, 2011) zwei sehr bekannte Elterntrainingsprogramme, deren Effektivität in den vergangenen Jahren nachgewiesen werden konnte (Baxendale & Hesketh, 2003; Buschmann et al., 2008; Girolametto et al., 1996). Roberts und Kaiser (2011) fassten in ihrer Metaanalyse die Ergebnisse von 18 Studien zur Effektivität von Elterntrainingsprogrammen zur Förderung kindlicher Sprache zusammen. Sie berücksichtigen sowohl Studien, welche Kinder mit ausschließlich sprachlichen Auffälligkeiten (SEV) untersucht hatten (11 Studien) als auch Studien, die mit Kindern mit zusätzlichen Auffälligkeiten (z.b. Kinder mit Trisomie 21 oder ASS, 7 Studien) durchgeführt worden waren. Sie konnten für sechs von sieben erhobenen Outcome-Maßen kleine bis große positive Effekte auf die sprachliche Entwicklung der Kinder durch die Elternanleitungen zum sprachförderlichen Verhalten finden. Kleine Effekte erzielten die Interventionen in Bezug auf rezeptive Sprachkompetenzen, mittelgroße in Bezug auf den expressiven Wortschatz und große Effekte in Bezug auf morpho-syntaktische Kompetenzen der Kinder. Bei dem Großteil der betrachteten Studien (61%) waren die eingeschlossenen Kinder im Durchschnitt unter 3 Jahre alt.

Doch evtl. ist nicht für jedes familiäre System ein Elterntrainingsprogramm eine mögliche oder geeignete Interventionsform (Baxendale & Hesketh, 2003; Ritterfeld, 2007). So profitieren einzelne Kinder sehr von der Teilnahme ihrer Eltern an Trainingsprogrammen zu sprachförderlichem Verhalten, wohingegen andere Kinder hierdurch zu deutlich geringeren Anstiegen ihrer sprachlichen Leistungen gelangen (Baxendale & Hesketh, 2003). Der natürliche, elterliche Input vor dem Beginn eines Trainingsprogrammes, die Verfügbarkeit eines solchen Programmes wohnortnah und andere Faktoren im familiären System, wie beispielsweise die zeitlichen Ressourcen der Eltern, können einen Einfluss auf die Umsetzbarkeit und den Erfolg eines Elterntrainings nehmen.

Neben den Elterntrainingsprogrammen sind auch kindzentrierte Interventionen durch Sprachtherapeuten/innen hinsichtlich ihrer Effektivität untersucht worden. Law, Garret und Nye (2004) untersuchten in ihrer Metaanalyse u.a. die Effektivität von verschiedenen therapeutischen Interventionsstrategien zur Förderung von expressiven lexikalischen und syntaktischen Kompetenzen bei Kindern mit einer SEV oder einer USES. Sie berücksichtigen in ihrer Analyse lediglich die Studien, bei denen die teilnehmenden Kinder randomisiert in eine Experimental- und eine Kontrollgruppe eingeteilt worden waren. Von den 13 auf diese Weise eingeschlossenen Studien, wurden in 6 Studien Kinder unter 3 Jahren betrachtet, in 4 weiteren Studien wurde die Effektivität von sprachtherapeutischen Interventionen bei Kindern zwischen 3;2 und 3;9 Jahren analysiert und in lediglich 3 Studien waren die Kinder im Durchschnitt bereits über 4 Jahre alt. In ihrer Metaanalyse verglichen die Autoren/innen unter anderem die Effekte, die durch Therapien erzielt werden konnten, welche direkt von einer Sprachtherapeutin durchgeführt worden waren, im Vergleich zu Interventionen, bei denen die Eltern zur Förderung ihres Kindes angeleitet worden waren[3]. Sie stellten zunächst fest, dass in 11 der 13 Studien Kinder, die neben expressiven Auffälligkeiten in ihrer Sprachentwicklung auch erhebliche Defizite in ihren rezeptiven Sprachkompetenzen zeigten, von den Interventionsstudien ausgeschlossen worden waren. Die therapeutischen Effekte, die in den beiden Studien erzielt worden waren, die ausschließlich Kinder mit rezeptiv-expressiven Sprachstörungen berücksichtigt hatten (Glogowska, Roulstone, Enderby & Peters, 2000; Law, Kot & Barnett, 1999; beide zitiert nach Law et al., 2004) fielen in Bezug auf viele Outcome-Maße deutlich niedriger aus als in den Studien, in denen lediglich Kinder mit expressiven sprachlichen Auffälligkeiten partizipiert hatten. Die Analysen der 11 Studien, die ausschließlich Kinder mit expressiven Sprachstörungen umfassten, wiesen signifikant positive Effekte von sprachtherapeutischen Interventionen auf expressive Kompetenzen der Kinder in den Bereichen Lexikon und Syntax auf. Diese können dabei gleichermaßen durch eine kindzentrierte Sprachtherapie, welche von einer Sprachtherapeutin durchgeführt wurde, als auch durch die Anleitung der Eltern erreicht werden. Auffällig ist, dass insbesondere Studien zur Effektivität von sprachtherapeutischen Interventionen bei sehr kleinen Kindern vorliegen. Für den Altersbereich der unter Dreijährigen zeigen auch aktuellere Studien mit deutschsprachigen Kindern positive Effekte für kindzentrierte Sprachtherapien (Schlesiger, 2009; Siegmüller, Schröders, Sandhop, Otto & Herzog-Meinecke, 2010).

---

3 Sechs dieser Studien wurden ebenfalls von Roberts und Kaiser (2011) berücksichtigt.

Der Forschungsstand zur Effektivität von kindzentrierter Sprachtherapie allgemein ist nach der Metaanalyse von Law und Kollegen/innen (2004) insbesondere durch eine sehr umfangreiche, randomisierte Kontrollgruppenstudie (Broomfield & Dodd, 2011) erweitert worden. Broomfield und Dood (2011) untersuchten den Effekt von individuell an Kinder angepasste Sprachtherapien über einen Zeitraum von sechs Monaten. Hierzu betrachteten sie insgesamt 710 Kinder zwischen 0 und 16 Jahren, von denen randomisiert zugewiesen 479 Kinder eine Sprachtherapie erhielten und 231 Kinder einer Wartekontrollgruppe zugewiesen wurden. Innerhalb der folgenden sechs Monate erhielten die Kinder der Interventionsgruppe durchschnittlich 5.5 Stunden Therapie ($R = 0$–24), während die Kinder der Kontrollgruppe in diesem Zeitraum keine Intervention erhielten. Broomfield und Dood (2011) konnten hinsichtlich der Sprachverständnisleistungen der Kinder, ihren expressiven Sprachkompetenzen und ihren phonetisch-phonologischen Kompetenzen bedeutsame Zuwächse bei den Kindern der Interventionsgruppe finden, welche weit über denen der Kinder der Wartekontrollgruppe lagen. Der Anteil der Kinder unter 3 Jahren lag in dieser Studie bei 28%, die Mehrheit (85%) war unter 6 Jahren alt.

Demnach liegen einige Belege vor, die die Effektivität unterschiedlicher Interventionsformen zur Steigerung sprachlicher Kompetenzen bei Kindern mit SEV und USES nachweisen. Eine Vielzahl der betrachteten Studien untersuchte hierbei die Effektivität von sprachtherapeutischen Interventionen bei Kindern unter 3 Jahren, obwohl diese in Deutschland einen nur kleinen Anteil der Kinder in sprachtherapeutischer Versorgung ausmachen (Lüke & Ritterfeld, 2011; Waltersbacher, 2014). Wie ist demnach der geringe Anteil an Frühidentifikationen von Kindern mit SEV in Deutschland zu erklären?

Nach Suchodoletz (2005) ist eine Frühidentifikation von Entwicklungsauffälligkeiten nur dann sinnvoll, „wenn geeignete diagnostische Methoden zur Verfügung stehen und sich aus den Befunden unmittelbare Konsequenzen ergeben, sei es in Form einer Behandlung bzw. Förderung der Kinder oder einer Beratung und Unterstützung der Eltern" (S. 20).

Wie die bisherigen Ausführungen verdeutlichen, liegen insbesondere für sehr junge Kinder effektive Interventionen vor. Das bisherige diagnostische Vorgehen in Deutschland führt allerdings dazu, dass die Mehrheit der Kinder mit SEV und USES von diesen Interventionen nicht profitieren kann, da sie durchschnittlich erst im Alter von 5 Jahren eine Sprachtherapie beginnen. Eine differenzierte Betrachtung der aktuell vorliegenden Diagnostikinstrumente zur Identifikation von Kindern mit SEV scheint notwendig und erfolgt in Kapitel 4.4, nachdem die wichtigsten Kriterien zur Bestimmung der Güte von Screeningverfahren in 4.3 eingeführt werden.

4.3 Gütekriterien für Screeningverfahren

Ziel eines Screeningverfahrens ist es, die Risikowahrscheinlichkeit für das Vorhandensein einer Entwicklungsauffälligkeit möglichst reliabel bei Kindern zu identifizieren, um anschließend Kindern mit einem hohen Risiko einen möglichst frühzeitigen Interventionsbeginn zu eröffnen. Screeningverfahren werden demnach als *prognostisch valide* bezeichnet, wenn sie dazu in der Lage sind, spätere Entwicklungsauffälligkeiten richtig vorauszusagen. Kinder also, bei denen ein erhöhtes Risiko für eine Entwicklungsstörung festgestellt wurde, sollten diese zu einem späteren Zeitpunkt (ohne die Durchführung einer Intervention) auch tatsächlich haben und Kinder hingegen, bei denen kein Risiko für die betrachtete Entwicklungsstörung festgestellt wurde, sollten auch tatsächlich keine Auffälligkeiten in diesem Entwicklungsbereich zeigen (Marx & Lenhard, 2011).

Zur Beurteilung der Güte von Screeningverfahren können eine Reihe von Kennwerten herangezogen werden. Weit verbreitet sind hierbei die *Sensitivität* und die *Spezifität*. Die Sensitivität eines Verfahrens gibt den Anteil an entwicklungsauffälligen Kindern an, die korrekt als solche im Screening identifiziert wurden. Eine hohe Sensitivität bedeutet demnach gleichzeitig, dass wenige Kinder mit Entwicklungsverzögerung fälschlicherweise als typisch entwickelt klassifiziert wurden (Spix & Blettner, 2012). Die Spezifität eines Verfahrens gibt Auskunft darüber, wie gut die typisch entwickelten Kinder als solche erkannt wurden. Demnach bedeutet eine hohe Spezifität, dass nur wenige Kinder, die tatsächlich typisch entwickelt sind fälschlicherweise als Risikokind klassifiziert wurden (Spix & Blettner, 2012). Bei einem niedrigen Anteil der zu identifizierenden Entwicklungsverzögerung in der Population (*Grundrate*) können allerdings auch durch Screeningverfahren mit eingeschränkter oder nicht vorhandener prognostischer Validität hohe Spezifitätswerte erreicht werden, da eine Zuweisung aller Kinder als unauffällig in den meisten Fällen eine korrekte Zuweisung darstellen würde (Marx & Lenhard, 2011). Auch die reine Angabe der Trefferquote, also aller korrekt klassifizierten Kinder, ist ohne die Bezugnahme zur Grundrate und der damit zusammenhängenden Zufallstrefferquote, wenig aussagekräftig (Farrington & Loeber, 1989; Tröster, 2008). Die Angabe des relativen Anstiegs der Trefferquote gegenüber der Zufallstrefferquote (RATZ-Index, engl. *RIOC*), bei der die Grundrate einer Entwicklungsverzögerung und die Selektionsrate (alle als auffällig klassifizierten Kinder) berücksichtigt werden, stellt demnach ein entscheidendes Güterkriterium für Screeningverfahren dar (Farrington & Loeber, 1989; Marx & Lenhard, 2011). Nach Jansen und Kollegen (2002) kann die Klassifikation eines Screeningverfahrens mit einem Wert im RATZ-Index unter 0.34 als inakzeptabel eingestuft werden, Werte zwischen

0.34 und 0.66 spiegeln eine gute Klassifikation wider und Werte über 0.66 weisen einem Verfahren eine sehr gute prognostische Validität nach. In Tabelle 3 sind alle wichtigen Gütekriterien für Screeningverfahren in der Übersicht dargestellt.

Tabelle 3: Übersicht über Gütekriterien für Screeningverfahren

Gütekriterium	Erklärung
Sensitivität	Anteil an richtig identifizierten auffälligen Kindern
Spezifität	Anteil an richtig identifizierten typisch entwickelten Kindern
positiver prädiktiver Wert	Wahrscheinlichkeit mit der ein Risikokind tatsächlich auffällig sein wird
negativer prädiktiver Wert	Wahrscheinlichkeit mit der ein Kind ohne Risiko tatsächlich typisch entwickelt sein wird
Trefferquote	Anteil korrekt klassifizierter Kinder
Zufallstrefferquote	Anteil zufällig korrekt klassifizierter Kinder (abhängig von der Grundrate)
Selektionsrate	Anteil aller als auffällig klassifizierten Kinder
RATZ-Index	relativer Anstieg der Trefferquote über der Zufallstrefferquote

4.4 Screeningverfahren zur Frühidentifikation von SEV

Frühidentifikationen von Kindern mit SEV bieten sich grundsätzlich am Ende des ersten und zweiten Lebensjahres an, da zu diesen Zeitpunkten wichtige Meilensteine der (vor)sprachlichen Entwicklung erreicht werden (s. Kapitel 2.2) und im Rahmen der zu diesem Zeitpunkt stattfindenden kinderärztlichen Vorsorgeuntersuchungen (s. Kapitel 4.1) geeignete Screeningverfahren durchgeführt werden könnten.

Grimm und Doil (2006) entwickelten auf der Basis eines englischsprachigen Elternfragebogens (*MacArthur-Bates Communication Development Inventories, MCDI*, Fenson et al., 2007) genau zu diesem Zweck die *Elternfragebögen für die Früherkennung von Risikokindern* (*ELFRA-1* und *ELFRA-2*). Der ELFRA-1 (Grimm & Doil, 2006) umfasst die vier Skalen *Sprachproduktion, Sprachverständnis, Gesten* und *Feinmotorik*. Die Skala Sprachproduktion setzt sich zusammen aus Angaben über den *produktiven Wortschatz* des Kindes und der Subskala *Produktion von Lauten und Sprache*. Der produktive Wortschatz wird anhand einer 164 Wörter umfassenden Liste erfasst. Die Eltern werden gebeten anzukreuzen, welche der präsentierten Wörter ihr Kind bereits spricht. Zusätzlich werden 17 Items präsentiert, die weitere lautsprachliche Produktionen des Kindes erfassen (z.B.: „Mein Kind macht Sprachmelodien nach (dabei braucht es keine richtigen Wörter zu benutzen)."). Der rezeptive Wortschatz wird ebenfalls anhand der 164 Items umfassenden Wortschatzliste erfasst, bei der die Eltern ankreuzen, welche Wörter ihr Kind bereits versteht. Die Skala Sprachverständnis umfasst neben dem rezeptiven Wortschatz die Subskala *Reaktion auf Sprache*. Diese umfasst 7 Items, die das Sprachverständnis in konkreten kommunikativen Situationen erfragen (z.B.: „Mein Kind reagiert auf seinen Namen, indem es sich herumdreht und den Sprecher/die Sprecherin anschaut."). Anhand dieses Vorgehens ergeben sich zum einen Ergebnisse für die Skalen Sprachproduktion und Sprachverständnis und zum anderen auch die Angaben über den produktiven und rezeptiven Wortschatz der Kinder.

Die dritte Skala Gesten umfasst 30 Fragebogenitems, die neben der Verwendung von konventionalisierten Gesten (3 Items), ikonischen (1 Item) und deiktischen Gesten (7 Items) auch die Reaktion der Kinder in kommunikativen Basisroutinen (4 Items; z.B.: Reaktion auf die Frage: „Wer kommt in meine Arme?") sowie das Ausführen von symbolischen Handlungen und Nachahmungen erwachsener Tätigkeiten (15 Items) erfassen. Die für die Gestenentwicklung bedeutsame Frage nach der Verwendung des Indexfingers zum Zeigen wird im Rahmen der Skala Feinmotorik gestellt („Kann Ihr Kind mit dem Zeigefinger zeigen? Beispiel: Das Kind zeigt beim Bilderbuch-Angucken mit dem Zeigefinger auf ein Bild."). Neben diesem Item werden 12 weitere Items zur feinmotorischen Entwicklung der Kinder erhoben (z.B. „Kann ihr Kind einen kleinen Gegenstand mit Daumen und Zeigefinger aufnehmen?").

Zur Interpretation des ELFRA-1 (Grimm & Doil, 2006) im Alter von 12 Monaten stehen Cut-off-Werte pro Skala zur Verfügung. Zur Klassifikation eines Kindes als Risikokind muss dieses in mindestens einer der beiden Skalen *Sprachverständnis* oder *Sprachproduktion* unterhalb des jeweiligen kritischen Wertes abschneiden.

Sachse, Saracino und Suchodoletz (2007) untersuchten die prognostische Validität des ELFRA-1 anhand von 121 ausgefüllten ELFRA-1 und ELFRA-2 (Grimm & Doil, 2006) im Alter von 1 und 2 Jahren. Mithilfe des ELFRA-1 wurden insgesamt 38% der einjährigen Kinder als Risikokinder klassifiziert. Da im Alter von 2 Jahren allerdings bei lediglich 17% der Kinder eine SEV anhand des Ergebnisses im ELFRA-2 festgestellt worden war, ergab sich eine unbefriedigende Klassifikation der Kinder mit Hilfe des ELFRA-1 (RATZ-Index = 0.23). Vergleichbare Ergebnisse konnten für die englische Originalversion des Elternfragebogens (MCDI, Fenson et al., 2007) gefunden werden, sodass weder der Einsatz des ELFRA-1 (Grimm & Doil, 2006), noch des MCDI (Fenson et al., 2007) als Screeninginstrument zur Identifikation von einjährigen Kindern mit erhöhtem Risiko für eine SEV empfohlen wird (Feldman et al., 2000; Fenson et al., 2000; Sachse et al., 2007). Neben dem ELFRA-1 (Grimm & Doil, 2006) wurde von Ward (1992) ein Fragebogen zur Identifikation von Risikokindern für SEV entwickelt, welcher mit Eltern von erst 9 Monate alten Kindern durchgeführt werden soll. Dieser Fragebogen umfasst

8 Items, von denen 7 Items die auditiven Fähigkeiten von Kindern erfassen und daher nur Kinder, die sprachliche Verzögerungen aufgrund einer zugrundeliegenden Hörbeeinträchtigung aufweisen, erfassen könnte. Zur Identifikation von Kindern mit einem erhöhten Risiko für eine SEV ohne Auffälligkeiten der auditiven Entwicklung ist der Fragebogen von Ward (1992) nicht geeignet (Suchodoletz, 2012).

Neben diesen Fragebögen, welche spezifisch zur Identifikation von Risikokindern für eine SEV entwickelt worden sind, beinhalten auch Testverfahren oder Elternfragebögen, die die allgemeine Entwicklung von einjährigen Kindern untersuchen Items zur sprachlichen Entwicklung (u.a. *Entwicklungstest für Kinder von sechs Monaten bis sechs Jahren* [ET 6-6, Petermann, Stein & Macha, 2008], *Baley Scales of Infant Development* [BSID II, Reuner, Rosenkranz, Pietz & Horn, 2008]). Eine Analyse von insgesamt 24 sprachrelevanten Items aus sieben solcher Testverfahren bei über 700 Kindern zeigte allerdings, dass auch mithilfe dieser Items im Alter von 12 Monaten nicht zufriedenstellend zwischen Kindern mit einem erhöhten Risiko für eine SEV und sprachlich typisch entwickelten Kindern differenziert werden kann (Betz-Morhard & Suchodoletz, 2011).

Demnach liegt aktuell kein prognostisch valides Instrument vor, um Kinder bereits im Alter von 12 Monaten als Risikokind für eine SEV zu identifizieren (Sachse & Suchodoletz, 2011). Fenson et al. (2000) schlussfolgern, dass die sprachliche Entwicklung von Kindern in diesem Alter womöglich einfach noch nicht ausreichend weit entwickelt ist, um auffällige Kinder identifizieren zu können. Screeningverfahren, die ähnlich wie für die Identifikation von ASS (Baron-Cohen et al., 1992) systematisch die gestischen Kompetenzen von einjährigen Kindern erfassen bzw. hieraus prognostisch valide Angaben ableiten können, existieren ebenfalls nicht. Eine Untersuchung der frühen gestischen Entwicklung mit dem Ziel Indikatoren für eine SEV zu identifizieren scheint auf Grundlage der in Kapitel 3 vorgestellten Befunde jedoch lohnenswert.

Ab dem Alter von 2 Jahren ändert sich diese Situation vollständig. Neben zwei standardisierten Diagnostikverfahren (*Sprachentwicklungstest für zweijährige Kinder* [SETK-2; Grimm, 2000], Patholinguistische Diagnostik bei Sprachentwicklungsstörungen [PDSS, Kauschke & Siegmüller, 2010]), welche die sprachliche Entwicklung von Kindern ab 2;0 Jahren differenziert erfassen, liegen in Deutschland insgesamt vier Elternfragebögen vor, die zur Identifikation von Kindern mit SEV geeignet sind. Dies sind der *ELFRA-2* (Grimm & Doil, 2006), der Elternfragebogen *Sprachbeurteilung durch Eltern: Kurztest für die U7* (SBE-2-KT, Suchodoletz & Sachse, 2008), der *Fragebogen zur frühkindlichen Sprachentwicklung* (FRAKIS, Szagun et al., 2009) und der *ELAN-R – Eltern Antworten-Revision: Elternfragebogen zur Wortschatzentwicklung im frühen Kindesalter* (Bockmann & Kiese-Himmel, 2012).

5. Zielsetzung und Fragestellungen der vorliegenden Studie

Die meisten Kinder sind problemlos dazu in der Lage, sich im Laufe weniger Jahre die Strukturen, Regeln und Wörter einer Sprache anzueignen und sich kompetent an einer Interaktion zu beteiligen. Ein Teil der Kinder, etwa 15% bis 20% aller Zweijährigen (Horwitz et al., 2003; Reilly et al., 2007), durchläuft diesen Erwerbsprozess allerdings weniger problemlos. Diese Kinder zeigen bereits recht früh erhebliche Verzögerungen in ihren sprachlichen Kompetenzen, wodurch ein deutlich erhöhtes Risiko für langfristig niedrige Sprachleistungen besteht. Und auch im Hinblick auf weitere Erwerbs- und Lebensbereiche, wie etwa dem Lese-Rechtschreiberwerb, dem allgemeinen Schulerfolg, über die psychische Gesundheit bis hin zur beruflichen und sozialen Partizipation im Erwachsenenalter, haben diese Kinder ein höheres Risiko weniger erfolgreich zu sein als Kinder, die unter vergleichbaren sozioökonomischen Bedingungen, jedoch ohne Verzögerungen in ihrer Sprachentwicklung aufgewachsen sind (u.a. Clegg et al., 2005; Dale et al., 2003; Law et al., 2009; Miniscalco et al., 2005; Rescorla, 2002, 2009; Rescorla et al., 2000; Stothard et al., 1998).

Bezüglich der Ursachen von SEV und USES werden mittlerweile internale Faktoren als dominant angesehen (Bishop, 2006; Leonard, 2014; Rosenfeld & Horn, 2011). Anders als für die Sprachentwicklung generell, sind die Anlagen eines Kindes für die Entstehung einer SEV oder USES besonders prägend. Diese Feststellung mag zunächst vielleicht ernüchtern, da auf die Anlagen eines Kindes wenig Einfluss genommen werden kann bzw. es ethisch auch fraglich wäre, dies zu tun. Anderseits ergibt sich daraus auch großes Potential für die Frühdiagnostik: Wenn die Entstehung von SEV und USES überwiegend auf internale Faktoren zurückgeführt werden kann, könnten sich die späteren Schwierigkeiten im Spracherwerb schon früher in anderem kommunikativen Verhalten der Kinder äußern. Dies würde die frühe Identifikation der Kinder mit späteren SEV und eine frühe Intervention mit nachweislich effektiven Methoden (Law et al., 2004; Roberts & Kaiser, 2011) ermöglichen.

Zu diesem frühen, kommunikativen Verhalten von Kindern gehören deiktische Gesten, welche sehr eng mit der Sprachentwicklung verbunden sind (Metaanalyse: Colonnesi et al., 2010). Sie werden von Kindern typischerweise ab dem Ende des ersten Lebensjahres verwendet und sind insbesondere aufgrund ihrer vielfältigen kommunikativen Funktionen ein wichtiger Vorläufer der Lautsprachentwicklung (Carpenter et al., 1998; Crais et al., 2004). Bislang ist jedoch noch völlig unklar, ob sich Kinder, die im Alter von 2;0 Jahren eine SEV haben bereits in ihrem zweiten Lebensjahr in ihrer gestischen Entwicklung von sprachlich typisch entwickelten Kindern unterscheiden und ob bereits mit 12 Monaten Indikatoren in der gestischen Entwicklung gefunden werden können, welche eine valide Prognose über die sprachliche Entwicklung zulassen. Bislang werden in Deutschland die Mehrheit der Kinder mit SEV und USES deutlich zu spät identifiziert und erhalten erst sehr spät eine Intervention (Göllner, 2002), und dass obwohl empirische Studien zeigen, dass insbesondere frühe Interventionen erfolgreich zur Steigerung sprachlicher Kompetenzen sind (Metaanalyse: Roberts & Kaiser, 2011).

Aus gesundheits- und bildungspolitischer Sicht sollten die Frühidentifikation und -intervention von Kindern mit SEV deutlich verbessert werden. Die gegenwärtige Versorgungspraxis nutzt Entwicklungspotentiale von Kindern nicht optimal und verursacht dabei hohe Kosten.

Zielsetzung der vorliegenden Studie ist es daher, die Verbindung zwischen gestischer und lautsprachlicher Entwicklung von Kindern mit und ohne SEV differenziert zu analysieren, um so möglicherweise vorhandene Prädiktoren für die Sprachentwicklung identifizieren und ggf. zur Frühidentifikation von Kindern mit SEV nutzen zu können.

Konkret werden folgende vier Fragestellungen im Rahmen der empirischen Untersuchung analysiert:

1. Wie entwickeln sich die gestischen Kompetenzen von Kindern im Alter von 12 bis 21 Monaten, die mit 2;0 Jahren eine SEV haben im Vergleich zu sprachlich typisch entwickelten Kindern?
2. Welche Aspekte (Handform, Motiv) von deiktischen Gesten mit 12 Monaten sind prädiktiv für sprachliche Kompetenzen im Alter von 2;0 und 2;6 Jahren?
3. Existiert im Alter von 12 Monaten ein Indikator in der gestischen Entwicklung, welcher genutzt werden kann, um Kinder, die mit 2;0 und 2;6 Jahren eine SEV aufweisen zu identifizieren?
4. Welche Bedeutung hat der gestische und lautsprachliche Input der primären Bezugsperson (PBP) für die gestische und sprachliche Entwicklung der Kinder? Unterscheiden sich der gestische und lautsprachliche Input der PBP von Kindern, die mit 2;0 Jahren eine SEV haben im Vergleich zu sprachlich typisch entwickelten Kindern?

Die Beantwortung der ersten Frage ist von zentraler Bedeutung, da aus den bisherigen Forschungsergebnissen zum Zusammenhang der gestischen und lautsprachlichen Entwicklung von Kindern kaum Aussagen darüber getroffen werden können, wie sich das Verständnis für unterschiedlich motivierte deiktische Gesten und die Produktion deiktischer Gesten in Abhängigkeit von ihrer Handformen und ihren Motiven bei typisch entwickelten Kindern und insbesondere bei Kindern mit SEV entwickeln.

Klinisch besonders bedeutsam ist das gestische Verhalten der Kinder mit 12 Monaten, da zu diesem Zeitpunkt in Deutschland routinemäßig kindliche Vorsorgeuntersuchungen stattfinden, sodass eine flächendeckende Möglichkeit zur Früherkennung von Risikokindern für SEV besteht. Aus diesem Grund werden die Kompetenzen der gestischen Entwicklung mit 12 Monaten hinsichtlich ihrer Eignung als Prädiktoren für sprachliche Kompetenzen mit 2;0 und 2;6 Jahren untersucht. Darüber hinaus soll neben der reinen Identifikation von Prädiktoren auch auf Individualebene überprüft werden, ob Aspekte der gestischen Kompetenzen mit 12 Monaten genutzt werden können, um Kinder, die im Alter von 2;0 und 2;6 Jahren eine SEV haben, zu identifizieren. Die Alterszeitpunkte von 2;0 und 2;6 Jahren wurden ausgewählt, da mit 2;0 Jahren eine SEV zuverlässig identifiziert werden kann und mit 2;6 Jahren bereits recht zuverlässig beurteilt werden kann, ob sich ein Kind mit SEV in einem Aufholungsprozess oder einer Stagnation sprachlicher Kompetenzen befindet.

Auch wenn mittlerweile Einigkeit darüber besteht, dass der Input von Bezugspersonen nicht ursächlich für die Entstehung einer SEV ist, bleibt er äußerst relevant für die Sprachentwicklung von Kindern. Untersuchungen zeigen, dass Eltern von Kindern mit SEV ihren sprachlichen Input vergleichbar gut an das Sprachniveau ihres Kindes anpassen wie Eltern von typisch entwickelten Kindern (Blackwell et al., 2015). Für den gestischen Input liegen bislang nur wenige Studien vor, die dies auch für das gestische Verhalten der Eltern andeuten (Grimminger et al., 2010; Iverson et al., 2006). Ergebnisse, die einen Zusammenhang zwischen dem gestischen Verhalten von Kindern, dem Antwortverhalten der Eltern auf diese Gesten und dem Erlernen neuer Wörter der Kinder nahelegen (Goldin-Meadow et al., 2007), könnten allerdings dennoch Unterschiede, welche bei Kindern mit und ohne SEV auftreten, erklären. Aus diesem Grund wird die Beantwortung der vierten Frage zur Bedeutung des gestischen und sprachlichen Inputs auf die gestische und sprachliche Entwicklung der Kinder untersucht.

6. Methode

Die vorliegende Studie entstand im Rahmen des von der Deutschen Forschungsgemeinschaft (DFG) geförderten Projektes *Die prädiktive Rolle deklarativer Gesten für die Sprachentwicklung: Experimentelle Längsschnittstudie mit Kindern zwischen 12 und 30 Monaten* unter der Leitung von Prof. Dr. Ute Ritterfeld (Technische Universität Dortmund), PD Dr. Katharina J. Rohlfing (Universität Bielefeld) und Prof. Dr. Ulf Liszkowski (Universität Hamburg). Die Probandenrekrutierungen, die Datenerhebungen und die Datenkodierungen wurden am Standort Bielefeld von Angela Grimminger und am Standort Dortmund von Carina Lüke (Autorin) durchgeführt und betreut. Im Folgenden wird ausschließlich das Studiendesign der Längsschnittstudie, wie es am Standort Dortmund durchgeführt wurde, erläutert, da dies die Grundlage der vorliegenden Teilstudie darstellt. Zudem werden ausschließlich die Experimente und Materialien vorgestellt, die in dieser Teilstudie zur Beantwortung der aufgestellten Forschungsfragestellungen verwendet wurden.

6.1 Rekrutierung und Stichprobe

Die Rekrutierung erfolgte über die niedergelassenen Pädiater/innen in den Städten Dortmund, Bochum, Herdecke, Schwerte und Witten. Es wurden alle 73 dort befindlichen kinderärztlichen Praxen zunächst schriftlich und nach maximal zwei Wochen zusätzlich telefonisch kontaktiert. Die Pädiater/innen wurden um Ihre Unterstützung bei der Rekrutierung gebeten. Von den 73 kontaktierten kinderärztlichen Praxen erklärten sich 22 Praxisinhaber/innen bereit die Rekrutierung der Familien zu unterstützen. Von diesen 22 kooperierenden Kinderarztpraxen übermittelten schließlich 12 Praxen über einen Zeitraum von neun Monaten geeignete Familien. Unter diesen 12 Kinderarztpraxen wurden am Ende der Rekrutierungsphase zwei Geldpreise in Höhe von jeweils 100€ verlost. Eine weitere Vergütung für die Unterstützung der Pädiater/innen hat nicht stattgefunden.

In die Studie aufgenommen wurden Kinder im Alter von 12 Monaten, die zum Zeitpunkt der kinderärztlichen Vorsorgeuntersuchung U6, welche typischerweise im Alter von 10 bis 12 Monaten durchgeführt wird, folgende drei Einschlusskriterien erfüllten:

- Die Muttersprache der Mutter bzw. der nächsten Bezugsperson des Kindes ist Deutsch.
- Die kognitive, emotionale, sensorische und motorische Entwicklung des Kindes verläuft bislang unauffällig.

- Das Hörvermögen des Kindes zeigt keine Auffälligkeiten (OAE-Messung oder AABR ohne Befund).

Diese drei Einschlusskriterien wurden festgelegt und wie oben aufgeführt an die Pädiater/innen übermittelt, um eine möglichst homogene Gruppe von 12 Monate alten Kindern zu erhalten. In die Studie sollten nur *einsprachig* aufwachsende Kinder aufgenommen werden, um zum einen ihre spontanen Sprachäußerungen während der Datenerhebungen berücksichtigen zu können, zum anderen um sicherzustellen, dass die Kinder keine durch eine mehrsprachige Sozialisation bedingte Hürde im Sprachverständnis während der Experimente erfahren und, um ihren Sprachentwicklungsstand im Alter von 2;0 und 2;6 Jahren valide beurteilen zu können. Da die Bezeichnungen *ein-* und *mehrsprachig* allerdings sehr unspezifisch sind, wurde dieses Einschlusskriterium anhand des Inputs durch die primäre Bezugsperson (PBP), also die Person, die die meiste Zeit mit dem Kind verbringt, operationalisiert. Kinder, die nur durch weniger enge Bezugspersonen geringen sprachlichen Input in einer anderen Sprache als Deutsch erhielten, sollten nicht von der Untersuchung ausgeschlossen werden, da hier nicht mit relevanten Einflüssen auf die deutsche Sprachentwicklung zu rechnen ist. Ebenso wurden frühgeborene Kinder (definiert als Geburt vor der abgeschlossenen 37. Schwangerschaftswoche) nicht von der Studie ausgeschlossen. Bei ihnen wurde das Lebensalter um die Differenz bis zum errechneten Geburtstermin korrigiert (vgl. Sansavini et al., 2010).

Kinder, bei denen der Verdacht auf eine allgemeine Entwicklungsverzögerung bestand oder die eine angeborene Primärbehinderung aufwiesen, wurden hingegen von der Untersuchung ausgeschlossen. Dieses Kriterium wurde anhand einer bislang unauffälligen kognitiven, emotionalen, sensorischen und motorischen Entwicklung erfragt und von den Pädiater/innen bewertet. Ebenso wurden Kinder mit Auffälligkeiten der Hörfähigkeit ausgeschlossen.

Unter Berücksichtigung der Ein- und Ausschlusskriterien wurden 51 Familien mit ihren 12 Monate alten Kindern rekrutiert. Von der Datenanalyse mussten insgesamt 6 Kinder ausgeschlossen werden, da sich Verletzungen der Einschlusskriterien im Laufe der Längsschnittstudie herausgestellt hatten oder die Teilnahme abgebrochen wurde: Drei Kinder (2 Jungen) wurden ausgeschlossen, da sie, aufgrund von Veränderungen der Betreuungssituation oder des sprachlichen Inputs der Eltern den größten sprachlichen Input in einer anderen Sprache als Deutsch erhielten und somit mehrsprachig aufwuchsen. Bei einem Jungen wurde im Alter von knapp 17 Monaten eine allgemeine Entwicklungsverzögerung diagnostiziert und der Verdacht auf verschiedene angeborene Syndrome erhoben. Ein Junge nahm gemeinsam mit seinem Vater lediglich an den Datenerhebungen mit 12 und

14 Monaten teil und wurde demnach aus der Studie ausgeschlossen. Die Daten eines weiteren Jungen wurden nicht in die Datenauswertungen aufgenommen, da er ab dem Alter von ca. 17 Monaten chronische Mittelohrentzündungen hatte und im Alter von 19 und 29 Monaten Paukenröhrchen gelegt bekommen hat. Insbesondere nach der ersten Operation im Alter von 19 Monaten hielt der gewünschte Effekt nicht lange an, sodass er kurze Zeit später erneut mehrere Mittelohrentzündungen hatte. Auch hierdurch hatte sich eine Verletzung der Einschlusskriterien ergeben, welche allerdings, da sie sich fortschreitend entwickelte, nicht unmittelbar zum Ausschluss aus der Studie führte. Von diesem Jungen wurden alle vorgesehenen Daten erhoben und da es interessant ist zu betrachtet wie sich die chronische Mittelohrentzündung des Jungen auf seine gestische und sprachliche Entwicklung ausgewirkt haben könnte, werden einige Ergebnisse seiner Entwicklung in einem Exkurs in Kapitel 7.4 berichtet.

Die verbleibende Gesamtstichprobe der vorliegenden Untersuchung umfasst demnach 45 Kinder (24 Jungen, 21 Mädchen), von denen 4 Kinder dizygotische Zwillinge sind. Fünf Kinder wurden zwischen der 34. und 36. SSW geboren, sodass bei ihnen zu allen Messzeitpunkten eine Alterskorrektur vorgenommen werden musste. Bei Studienbeginn waren die Kinder der Gesamtstichprobe durchschnittlich 12 Monate und 5 Tage alt (SD = 12 Tage). Knapp über die Hälfte von ihnen ist das erstgeborene Kind (53%), 20% das zweitgeborene, 24% das drittgeborene Kind und ein Kind ist als viertes Kind in die Familie geboren worden (2%).

Die Mehrheit der Kinder wächst bei ihren leiblichen Eltern auf (96%); 2 Kinder werden von ihrer leiblichen Mutter allein großgezogen (4%). Die PBP ist für 96% der Kinder die Mutter und für jeweils ein Kind ist es der Vater bzw. die Großmutter (je 2%). Lediglich in dem einen Fall, in dem der Vater die meiste Zeit mit dem Kind verbrachte, nahm dennoch die Mutter mit ihrem Kind an der Studie aktiv teil. Ihre Betreuungszeit war annähernd gleich zu der des Vaters. In allen anderen Fällen begleitete die PBP das Kind zu den Untersuchungsterminen. Ausnahmen hiervon ergaben sich bei insgesamt vier Kindern an jeweils einem Untersuchungstermin, da die PBP erkrankt war und spontan von der zweiten Bezugsperson des Kindes begleitet wurde. Dies waren dreimal die Väter der Kinder und einmal die Großmutter. Die PBP verbrachte zu Beginn der Studie im Durchschnitt 63 Stunden pro Woche (SD = 13 Stunden), in denen das Kind wach war, mit diesem. Die zweite Bezugsperson des Kindes verbachte durchschnittlich 31 wache Stunden pro Woche (SD = 13 Stunden) mit dem Kind.

In Tabelle 4 sind die wichtigsten anamnestischen Informationen über die Stichprobe zusammenfassend dargestellt. Wie daraus hervorgeht, handelt es sich bei der Stichprobe um Familien mit recht hohem Bildungsstand und annähernd normalverteilten Einkommensverhältnissen. Etwas mehr als die Hälfte der Väter

(53%) und die Mehrheit der Mütter (78%) haben mindestens die Fach- oder allgemeine Hochschulreife erlangt. Der Median des monatlichen Nettoäquivalenzeinkommens (NÄE), welches auf Grundlage der Angaben zu den Haushaltsgrößen und dem monatlichen Haushaltsnettoeinkommen berechnet wurde, liegt bei ca. 1388.89€[4] (IQR = 684.52€) und befindet sich damit leicht unterhalb des Medians für Deutschland im selben Kalenderjahr (2012) von 1632.92€ (Statistisches Bundesamt Deutschland).

Tabelle 4: Anamnestische Angaben der Gesamtstichprobe (N = 45)

	M/%	SD
Allgemeine Informationen zum Kind und zu Bezugspersonen		
Alter bei Studienbeginn (in Tagen)	370	12
Geschlecht (männlich)	53%	
Dizygotischer Zwilling	9%	
Position in der Geschwisterreihe (Erstgeboren)	53%	
Kindergartenbesuch bei Studienbeginn	11%	
PBP (Mutter)	96%	
Durchschnittliche Betreuungszeit der PBP (in Stunden)	63	13
Zweite Bezugsperson (Vater)	67%	
Durchschnittliche Betreuungszeit der zweiten Bezugsperson	30	13
Informationen zum sozioökonomischen Status der Familie		
Bildungsstand Mutter		
Hauptschulabschluss	7%	
Realschulabschluss	16%	
(Fach-)Hochschulreife/(Fach-)Abitur	44%	
Abgeschlossenes Hochschulstudium	29%	
Promotion	4%	
Bildungsstand Vater		
Hauptschulabschluss	11%	
Realschulabschluss	33%	
(Fach-)Hochschulreife/(Fach-)Abitur	22%	
Abgeschlossenes Hochschulstudium	27%	
Promotion	4%	
Keine Angabe	2%	

---

4 Der angegebene Median stellt nur eine Annäherung an den realen Wert dar, da das monatliche Haushaltsnettoeinkommen nicht exakt, sondern in Einkommensbereichen (s. Tabelle 4) erfragt wurde, um eine möglichst hohe Bereitschaft zur Angabe über die Einkommensverhältnisse zu erzielen. Zur Berechnung des NÄE wurde daher immer der Mittelwert des angegeben Intervalls herangezogen.

	M/%	SD
Monatliches Haushaltseinkommen		
1.000€–2.000€	11%	
2.000€–3.000€	44%	
3.000€–4.000€	27%	
4.000€–5.000€	9%	
5.000€–6.000€	0%	
Über 6.000€	4%	
Keine Angabe	4%	
Monatliches NÄE in €	$Md =$ 1388.89	$IQR =$ 684.52
Arm oder armutsgefährdet[5]	11%	
Wohnlage (städtisch)	51%	
Wohnverhältnis (Eigentum)	44%	
Kind hat eigenes Zimmer	69%	
Bücherbesitz (≤ um ein Regal zu füllen)	31%	
Angaben zu Schwangerschaft und Geburt		
Risikoschwangerschaft	38%	
Schwangerschaftswoche der Geburt	39	2
Frühgeburt (Geburt zwischen der 34. und 36. SSW)	11%	
Komplikationen bei der Geburt	56%[6]	
Geburtsgewicht (in g)	3226.48	602.73
Körpergröße bei Geburt (in cm)	51.2	3.04
Risikofaktoren		
Hatte bereits Mittelohrentzündung(en) bei Studienbeginn	9%	
Laufbeginn (in Monaten)	13	2
Später Sprechbeginn von Eltern oder Geschwister	18%	
Sprachprobleme im Vorschulalter bei Eltern oder Geschwister	11%	

Um weitere Aussagen über den sozioökonomischen Status der Familien treffen
zu können und diesen in spätere Berechnungen berücksichtigen zu können, wurden die Bildungsabschlüsse und Berufsqualifikationen nach der Klassifikation des

---

5   Nach Definition der EU gelten Personen als armutsgefährdet, die ein NÄE von weniger
    als 60% des Medians des NÄE für das jeweilige Land haben (Statistisches Bundesamt
    Deutschland, 2013). Dies entsprach für Deutschland im Rekrutierungsjahr 2012 einem
    monatlichen NÄE von weniger als 979.75€.

6   Unter Komplikationen bei der Geburt wurden im Anamnesebogen die Durchführung
    eines Kaiserschnittes, der Einsatz einer Saugglocke oder einer Geburtszange, eine fal-
    sche Lage des Kindes und Nabelschnurumschlingungen gefasst.

German Socio-Economic Panels (SOEP) (Haisken-DeNew & Frick, 2005) in Bildungsjahre umgerechnet und zusammen mit dem NÄE in einer Hauptkomponentenanalyse mit obliquer Rotation (Promax Rotation, Delta = 4) zusammengefasst. Dieses Vorgehen wurde zur Dimensionsreduktion ausgewählt, da sowohl theoretisch erwartet als auch empirisch nachgewiesen ein Zusammenhang zwischen diesen drei Variablen besteht. Die Daten der Zwillingspaare wurden in der Hauptkomponentenanalyse nur einfach berücksichtigt, um eine Überschätzung der beiden Elternpaare zu verhindern. Die Voraussetzungen für die Durchführung der Hauptkomponentenanalyse wurden erfüllt: Der Kaiser-Meyer-Olkin-Koeffizient bestätigte eine mäßige Eignung der Stichprobe für das Vorgehen (KMO = .631) und der Bartlett-Test auf Sphärizität erreicht ein hoch signifikantes Ergebnis ($p < .001$). Es wurde eine einzige Komponente extrahiert, da nur diese Komponente mit einem anfänglichen Eigenwert von 1.83 oberhalb des Kaiser-Kriteriums von 1 liegt. Durch die visuelle Inspektion des Scree-Plots wurde die Extraktion einer einzigen Komponente bestätigt (vgl. Cattell & Vogelmann, 1977). Diese Komponente erklärt 61% der Gesamtvarianz bei zufriedenstellenden Faktorladungen von .826 (Bildungsjahre Mutter), .820 (Bildungsjahre Vater) und .686 (NÄE). Der entstandene Faktor wird nachfolgend als *sozioökonomischer Status* bezeichnet.

6.2 Studiendesign

Im Rahmen der eineinhalb Jahre andauernden Längsschnittstudie wurden zu sieben verschiedenen Messzeitpunkten die kommunikative und sprachliche Entwicklung der Kinder erfasst. Die Datenerhebungen im ersten halben Jahr fanden in einem Abstand von jeweils zwei Monaten statt (12, 14, 16 und 18 Monate), im zweiten Halbjahr im Abstand von drei Monaten (21 und 24 Monate) und mit einem weiteren Halbjahresschritt ein letztes Mal im Alter von 30 Monaten. In Tabelle 5 ist das exakte Alter der Kinder zu den sieben Messzeitpunkten aufgeführt.

Tabelle 5: Alter der Kinder zu den sieben Messzeitpunkten (N = 45)

Messzeitpunkt	1	2	3	4	5	6	7
M Alter in Monaten; Tagen (*SD* in Tagen)	12;5 (12)	14;3 (6)	16;2 (6)	18;0 (4)	21;2 (5)	24;7 (5)	30;6 (5)

Zum ersten Messzeitpunkt mit 12 Monaten fanden zwei jeweils einstündige Untersuchungstermine statt. Zu allen weiteren Messzeitpunkten wurde jeweils ein maximal einstündiger Untersuchungstermin durchgeführt. Die zwei Untersuchungstermine zu Studienbeginn waren notwendig, um die Eltern umfassend über die Studie aufzuklären und das Kind hinsichtlich seiner allgemeinen und kommunikativen und sprachlichen Entwicklung zu testen.

Die Eltern wurden differenziert über das Studienvorgehen sowie über Risiken, Vertraulichkeit der Datenverarbeitung, Freiwilligkeit und Entlohnung der Studienteilnahme informiert. Über das Studienziel wurden die Familien bei Studienbeginn nur grob informiert. Es wurde ihnen mitgeteilt, dass die frühe Kommunikations- und Sprachentwicklung der Kinder erforscht wird, nicht jedoch, dass hierbei die Gestenentwicklung zentral analysiert wird. Hierdurch sollte eine bewusste oder unbewusste Veränderung im Verhalten der Bezugspersonen ausgeschlossen werden, welche zu einer Beeinflussung der Ergebnisse hätte führen können. Nach dem Abschluss der Studie wurden die Familien in individuellen Abschlussgesprächen über die konkreten Ziele der Studie, erste Ergebnisse und die individuelle Entwicklung des eigenen Kindes bzw. der eigenen Kinder differenziert informiert.

Um eine möglichst hohe Studientreue zu erzielen, erhielten die Familien für jeden der insgesamt acht wahrgenommenen Termine jeweils 20€ als Aufwandsentschädigung und nahmen, wenn sie alle acht Termine absolvierten, an einer Verlosung von weiteren 100€ teil. Die Kinder erhielten zudem an jedem Termin ein kleines Spielzeug als Dankeschön (z.B. Wasserspritztier, Ball, Buch). Alle 368 Datenerhebungen wurden von der Autorin selbst durchgeführt, da die Vertrautheit mit der TL einen großen Einfluss auf die Studientreue hat (Rendtel, 1990). Alle Datenerhebungen fanden in den Räumen des Sprachtherapeutischen Ambulatoriums der Fakultät Rehabilitationswissenschaften an der Technischen Universität Dortmund statt.

6.3 Vorgehen und Material

Die gestische und lautsprachliche Entwicklung der Kinder steht im Fokus dieser Studie und wurde daher differenziert und längsschnittlich erfasst. Zu Beginn der Studie wurden darüber hinaus wichtige anamnestische Informationen erhoben und ein allgemeiner Entwicklungstest durchgeführt. Der spontan produzierte, gestische und lautsprachliche Input der PBP wurde im Alter der Kinder von 12, 14, 16, 18 und 21 Monaten in einer semi-natürlichen Interaktionssituation erhoben (s. Kapitel 5.3.2.2). In Abbildung 1 sind die untersuchten Kompetenzbereiche im Studienverlauf zusammengefasst aufgeführt, deren Erhebung anschließend differenziert dargestellt wird.

Abbildung 1: Studiendesign und erhobene Kompetenzen

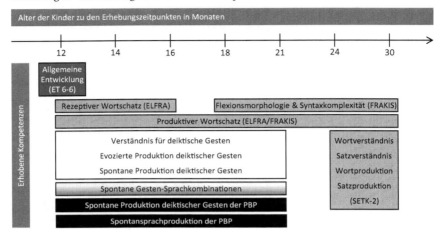

6.3.1 Anamnestische Informationen und Testung der allgemeinen Entwicklung zu Studienbeginn

Beim ersten Termin mit 12 Monaten wurde nach der Aufklärung über die Studie der Entwicklungstest für Kinder zwischen 6 Monaten und 6 Jahren (ET 6-6; Petermann et al., 2008) durchgeführt. Dieser ist bei jungen Kindern in drei Monate umfassende Altersgruppen aufgeteilt. Da exakt mit dem ersten Geburtstag die Altersgruppe wechselt, wurde mit den Kindern der Stichprobe entweder die Testversion für 9 bis 12 Monate alte Kinder oder für 12 bis 15 Monate alte Kinder durchgeführt. Die Testversion für die jüngere Altersgruppe umfasst 48 Items (23 Beobachtungsitems, 25 Fragebogenitems) und die der älteren Altersgruppe umfasst 53 Items (22 Beobachtungsitems, 23 Fragebogenitems), wobei eine Schnittmenge zwischen den beiden Testversionen von 38 Items vorliegt. Beide Testversionen berücksichtigen die gleichen acht Entwicklungsbereiche: *Körpermotorik, Handmotorik, Handlungsstrategien, Körperbewusstsein, rezeptive Sprache, expressive Sprache, Sozialentwicklung* und *emotionale Entwicklung*. Die Items ergeben sich aus Testitems, die von der TL mit standardisiertem Material mit den Kindern direkt durchgeführt wurden und Fragebogenitems, welche die Eltern beantworteten. Das Verhältnis von Test- und Fragebogenitems sowie die Gesamtitemanzahl pro Entwicklungsbereich schwanken stark (Test-/Fragebogenitems: 0–12; Gesamtitemanzahl: 1–12). Der ET 6-6 (Petermann et al., 2008) wurde zum einen durchgeführt, um die medizinische Aussage über den bisherigen typischen Entwicklungsverlauf zu bestätigen und sicher Kinder, bei denen ein

Verdacht auf eine allgemeine Entwicklungsverzögerung und -störung bestand ausschließen zu können. Zum anderen wurde dieser allgemeine Entwicklungstest eingesetzt, um später die motorische Entwicklung (Körper- und Handmotorik) zwischen Kindern mit SEV und einer typischen Sprachentwicklung vergleichen zu können. Zusätzlich war die Erfassung zweier Items aus dem ET 6-6 (Petermann et al., 2008) von besonderer Relevanz, da mit diesen Items direkt Informationen über die motorischen Fähigkeiten des Indexfingers der Kinder und ihrem Zeigeverhalten erfasst werden konnten. Die beiden Items lauten:

- Pinzettengriff (Testitem aus der Skala *Handmotorik*)
- „Ihr Kind zeigt mit dem Zeigefinger irgendwo hin und lenkt dadurch Ihre Aufmerksamkeit." (Frageitem aus der Skala *Sozialentwicklung*)

Für den ET 6-6 (Petermann et al., 2008) werden geschlechtsspezifische Normwerte für die genannten Altersgruppen bereitgestellt. Kein Kind musste aufgrund der Ergebnisse im ET 6-6 (Petermann et al., 2008) ausgeschlossen werden. Die Einschätzung der Pädiater/innen über eine bislang unauffällige Entwicklung konnten bestätigt werden.

Zusätzlich zum ET 6-6 (Petermann et al., 2008) und den darin enthaltenen Fragen zur kindlichen Entwicklung, füllten die Eltern einen 111 Fragen umfassenden Anamnesebogen aus. Dieser teilte sich in zehn Bereiche auf:

1. Persönliche Informationen zum Kind und zur Familie (Kontaktdaten und Geburtsdaten)
2. Angaben zur häuslichen Situation (u.a. Bezugspersonen und Betreuungszeiten)
3. Allgemeine Informationen (u.a. Kindergartenbesuch)
4. Schwangerschaftsverlauf und Geburt
5. Nahrungsaufnahme/Mundmotorik
6. Medizinische Anamnese (u.a. Mittelohrentzündungen)
7. Kindliche Entwicklung (insbesondere zur motorischen und sprachlichen Entwicklung)
8. Persönlichkeitsentwicklung (insbesondere Charaktereigenschaften)
9. Angaben zur Familie (insbesondere sozioökonomischer Status der Familie und familiäre Prädispositon für sprachliche Auffälligkeiten)
10. Sonstiges (u.a. Sorge der Eltern um Entwicklung des Kindes)

Für die vorliegende Teilstudie wurden aus dem Anamnesebogen alle relevanten Informationen zur Stichprobenbeschreibung herangezogen. Weitere Informationen aus den Anamnesebögen werden im Rahmen des übergeordneten Projektes ausgewertet.

6.3.2 Erfassung der gestischen Entwicklung

Zur Erfassung der gestischen Entwicklung der Kinder wurden mit ihnen zum einen fünf Experimente und zum anderen eine semi-natürliche Interaktionssituation mit ihren PBP im Alter von 12, 14, 16, 18 und 21 Monaten wiederholt durchgeführt. Die fünf Experimente dienten der Überprüfung des Verständnisses für imperative und deklarativ informative Gesten sowie der Evozierung von imperativ, deklarativ expressiv und deklarativ informativ motivierten Gesten. Alle Versuchsanordnungen wurden auf Grundlage von international veröffentlichten, Querschnittstudien durchgeführt (Behne et al., 2005; Behne et al., 2012; Camaioni et al., 2004; Liszkowski et al., 2007; Liszkowski & Carpenter et al., 2008; Liszkowski & Tomasello, 2011). Um zu überprüfen, ob und ggf. mit welchen Adaptionen diese Experimente im Rahmen der vorliegenden Längsschnittstudie durchgeführt werden konnten, wurden ca. ein Jahr vor dem Beginn der Studie Pilotierungen mit insgesamt acht Kindern an den Standorten Dortmund ($n = 6$) und Bielefeld ($n = 2$) durchgeführt. Wie aus Tabelle 6 zu entnehmen ist, wurden unterschiedlich alte Kinder rekrutiert, um zu überprüfen ob das Vorgehen und die Materialien für Kinder im gesamten zweiten Lebensjahr vergleichbar interessant und zur Evozierung der gewünschten Verhaltensweisen geeignet sind. Die acht Kinder und ihre Begleitpersonen nahmen an allen fünf Experimenten und der semi-natürlichen Interaktionssituation teil. Eine Adaption der ursprünglichen semi-natürlichen Interaktionssituation (Liszkowski & Tomasello, 2011) wurde mit einem weiteren Jungen in Begleitung seiner Mutter im Alter von 12 Monaten am Standort Bielefeld erprobt (s. Kapitel 5.3.2.2).

Im Folgenden werden die Experimente und die semi-natürliche Interaktionssituation detailliert dargestellt, wobei auf die Ergebnisse der Pilotierungen eingegangen wird.

Tabelle 6: Stichprobe zur Pilotierung des methodischen Vorgehens zur Erfassung der gestischen Entwicklung

Kind	HS	LB	LL	QW	MW	MG	JG	BF
Geschlecht	w	w	m	m	m	m	w	m
Alter in Monaten	12	12	12 + 14	16	18	18	21	24
Begleitperson	Mutter	Mutter	Mutter	Mutter	Mutter	Vater	Vater	Mutter
Standort der Pilotierung	Bie	Bie	Do	Do	Do	Do	Do	Do

Anmerkungen. w = weiblich, m = männlich, Bie = Bielefeld, Do = Dortmund.

6.3.2.1 Experimente zur Erfassung der gestischen Entwicklung

Da der Versuchsaufbau für die fünf Experimente und zu allen fünf Erhebungszeitpunkten identisch sein sollte, um die Experimente zeitökonomisch und unmittelbar hintereinander durchführen zu können, waren grundsätzlich einige
Adaptionen der Versuchsanordnungen und -durchführungen der Originalstudien notwendig. So wurden alle Untersuchungen mit dem Kind, welche in der
jeweiligen Originalstudie an einem Kindertisch stattfanden (Liszkowski et al.,
2007; Liszkowski & Carpenter et al., 2008) an einem Tisch in normaler Tischhöhe
(72cm) durchgeführt. Weiterhin wurde die Anzahl an Testtrials pro Experiment
auf jeweils vier festgesetzt, um so zum einen die gewünschte Kompetenz reliabel
erfassen zu können und zum anderen die Testung in einem zeitlichen Umfang
stattfinden zu lassen, der auch für die 12 Monate alten Kinder ohne große Be-
lastung durchführbar war. In den vorausgegangenen Querschnittstudien wurden
4–8 Trials pro Experiment durchgeführt (Behne et al., 2012; Camaioni et al., 2004;
Liszkowski et al., 2007; Liszkowski & Carpenter et al., 2008).

In der präsentierten Längsschnittstudie saß das Kind, anders als in einigen
der früheren Studien (Camaioni et al., 2004; Liszkowski et al., 2007; Liszkowski
& Carpenter et al., 2008), alleine auf einem passenden Kinderstuhl an einem
Tisch, gegenüber der TL und nicht auf dem Schoß der PBP, um möglichst vom
Kind initiierte Verhaltensweisen beobachten zu können. Die PBP des Kindes saß
unmittelbar hinter dem Kind auf einem Stuhl und wurde gebeten nicht in die
Untersuchungen einzugreifen solange das Kind mit der TL kooperierte und zu-
frieden wirkte. Sollte das Kind ein wenig unruhig oder ängstlich werden, sollte
die PBP das Kind sanft am Rücken streicheln bzw. berühren und dem Kind so
Sicherheit vermitteln. Falls ein Kind sehr unruhig im Kinderstuhl wurde, wurde
es auf den Schoß der PBP gesetzt. Bei andauernder Verweigerung oder Unzufrie-
denheit des Kindes wurde das entsprechende Experiment abgebrochen. Führte
auch der Wechsel zu einem anderen Experiment nicht dazu, dass das Kind interessiert mitmachte, wurde die gesamte Testung abgebrochen.

Der Raum, in dem die Experimente stattfanden, war insgesamt sehr reizarm
gestaltet. Neben den notwendigen Stühlen und dem Tisch befanden sich in dem
Raum ein verschlossener Schrank, zwei Camcorder auf Stativen und eine mobile weiße Wand (2.50 x 2.30m) mit vier aufklappbaren Fenstern. Diese befand
sich hinter der TL und wurde für das Experiment zur Evozierung von deklarativ
expressiven Gesten genutzt. Hinter dieser Wand stand eine Assistentin, welche
die Durchführung des Experimentes zur Evozierung von deklarativ expressiven
Gesten ermöglichte und darüber hinaus die Zeitspannen innerhalb der einzelnen Experimente mit einer Stoppuhr sekundengenau stoppte und durch ein leises

Geräusch mit den Fingern oder einem leisen Auftreten mit dem Fuß der TL signalisierte im Skript fortzufahren. Dieses Vorgehen war in den Pilotierungen erprobt worden und sicherte die Einhaltung der vorgegebenen Zeitspannen recht exakt, sodass Abweichungen von den angestrebten Zeiten meist weniger als 2 Sekunden betrugen. Zudem war dieses Vorgehen sehr unauffällig; keine PBP der Kinder in den Pilotierungen hatte das Signal der Assistentin auditiv erfassen können.

Die Materialien, die für die Experimente benötigt wurden befanden sich unter dem Tisch, welcher ringsum mit einer weißen Decke verschlossen war. Die beiden Kameras waren so positioniert, dass die eine Kamera das Verhalten des Kindes von vorne videographierte, während die zweite Kamera das Verhalten der TL sowie anteilig das Verhalten des Kindes von hinten aufzeichnete. Die Abbildungen 2 und 3 zeigen den Versuchsaufbau und geben Auskunft über die Abstände zwischen den Personen und Objekten im Raum.

*Abbildung 2: Schematischer Versuchsaufbau der Experimente. * = Für die Experimente zur Überprüfung des Verständnisses für informative Gesten und zur Evozierung von deklarativ expressiven Gesten saß das Kind unmittelbar an der Tischkante. Für die Experimente zur Überprüfung des Verständnisses für imperative Gesten sowie zur Evozierung von imperativen und deklarativ informativen Gesten befand sich der Kinderstuhl wie abgebildet 65cm vom Tisch entfernt*

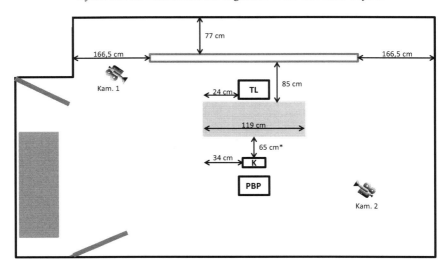

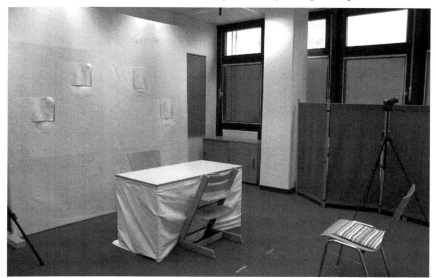

Die fünf Experimente wurden zu allen fünf Messzeitpunkten aus folgenden Gründen in der gleichen Reihenfolge durchgeführt:

1. Eine feste Reihenfolge von Experimenten ist für die Erforschung von individuellen Unterschieden zwischen Kindern sinnvoll und stellt das Standardvorgehen in diesem Forschungsbereich dar (Carlson & Moses, 2001), weil hierdurch sichergestellt werden kann, dass alle Kinder unter den gleichen Bedingungen getestet werden. Es ist nicht auszuschließen, dass die Ergebnisse in den einzelnen Experimenten durch die Position ihrer Durchführung beeinflusst werden, jedoch ist dieser Einfluss für alle Kinder der Stichprobe gleichbleibend groß.

2. Die Experimente und insbesondere die Ansprache der Kinder durch die TL waren standardisiert. Hierzu war es notwendig, dass die TL ein umfangreiches Skript auswendig lernte. Die Pilotierungen hatten gezeigt, dass es zu deutlich weniger Fehlern in der Ansprache durch die TL kam, wenn die Reihenfolge der Experimente nicht verändert wurde. So entwickelten sich neben den standardisierten Versuchsabläufen innerhalb der einzelnen Experimente Routinen zum Übergang von einem zum anderen Experiment.

3. In den Experimenten zur Überprüfung des Verständnisses für informative Gesten und zur Evozierung von deklarativ expressiven Gesten saß das Kind unmittelbar an der Kante des Tisches, welcher zwischen der TL und dem Kind stand.

Für die anderen drei Experimente war es notwendig, dass das Kind mit einem gewissen Abstand (65cm) zum Tisch saß, um entweder nicht an den Tisch und die darauf befindenden Objekte heranzukommen oder um beobachten zu können, wenn etwas vom Tisch herunter fiel. Um die Sitzposition des Kindes nur einmal verändern zu müssen, wurden deshalb zunächst die beiden Experimente durchgeführt, bei denen das Kind unmittelbar an der Tischkante saß und anschließend die Experimente, bei denen sich das Kind in einem größeren Abstand zum Tisch befand. Die Experimente wurden in folgender Reihenfolge durchgeführt:

1. Überprüfung des Verständnisses für informative Gesten
2. Evozierung von deklarativ expressiven Gesten
3. Evozierung von imperativen Gesten
4. Überprüfung des Verständnisses für imperative Gesten
5. Evozierung deklarativ informativer Gesten

Die detaillierte Beschreibung der einzelnen Experimente erfolgt abweichend von ihrer Durchführungsreihenfolge in einer inhaltlich logischen Sortierung (Verständnis vor Produktion), wodurch eine Konsistenz in der Methoden- und Ergebnisdarstellung erreicht wird.

Überprüfung des Verständnisses für imperative Gesten

Die Überprüfung des Verständnisses der Kinder für imperativ motivierte Gesten fand in Anlehnung an das Vorgehen von Camaioni et al. (2004) statt. Das Kind befand sich in einem Abstand von 65cm zum Tisch. Die TL holte eines von vier Spielzeugen unter dem Tisch hervor. Es wurden zwei verschiedene Stapeltürme (Becher, Ringe) und zwei Stofftiere (Elefant, Zebra), welche mit Hilfe von Klettverschlüssen in sieben Teile zerlegt und zusammengebaut werden konnten, für dieses Experiment genutzt (Abbildung 4). Die TL sprach zu Beginn jedes Trials das Kind mit Namen an und gab ihm das oberste Teil des Stapelturms bzw. den Kopf des Stofftieres und bat das Kind dieses festzuhalten. Anschließend baute sie die verbleibenden Teile des Spielzeugs langsam und für das Kind gut beobachtbar zusammen. Als das letzte Teil des Spielzeuges fehlte sagte sie: „Oh!", blickte zum Kind und zum Objekt, streckte den rechten Arm zum Kind aus und führte eine Greifgeste aus. Sie wartete 10 Sekunden darauf, dass das Kind sich ihr entgegenstreckte und das Spielzeug übergab. Tat das Kind dies nicht, so sagte sie: „Das fehlt mir.", und führte die Greifgeste für weitere 10 Sekunden aus. Reagierte das Kind auch in dieser Zeit nicht, stand die TL auf, ging zum Kind und sagte: „Gibst du mir das?", wobei sie gleichzeitig das Objekt aus der Hand des Kindes nahm. Die vier Spielzeuge wurden in ihrer Präsentationsreihenfolge für jedes Kind und jeden Messzeitpunkt randomisiert.

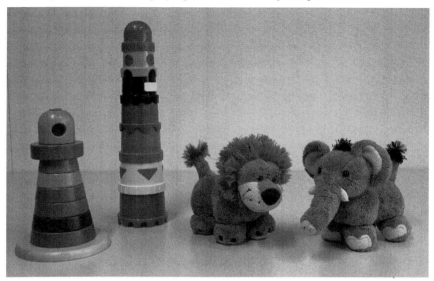

Dieses experimentelle Setting hatte sich in den Pilotierungen mit allen acht Kindern als geeignetes Vorgehen gezeigt. Alle Kinder beobachteten die TL aufmerksam und hielten die Objekte fest in der Hand. Abweichend vom Vorgehen in der Studie von Camaioni und Kolleginnen (2004) wurde das Objekt, das das Kind in der Hand hielt, nicht mit dessen korrekter Bezeichnung benannt, sondern lediglich allgemein darauf referiert („das"), um eventuelle Einflüsse durch unterschiedlich große Wortschätze der Kinder ausschließen zu können. Weiterhin wurde die Reaktionszeit der Kinder in zwei Phasen von jeweils 10 Sekunden unterteilt, sodass beobachtet werden konnte, ob die Kinder unmittelbar nach Ausführung der Geste reagierten oder erst mit einer Verzögerung von 10 bis 20 Sekunden. Als Geste wurde eine Greifgeste anstatt einer Pointing-Geste genutzt, da diese der Prototyp zum Ausdruck eines imperativen Motivs ist.

Überprüfung des Verständnisses für deklarativ informative Gesten

Das Verständnis für deklarativ informative Gesten wurde in Anlehnung an das Vorgehen von Behne und Kollegen/innen (2012) überprüft. Dieses Experiment war aufgeteilt in eine Aufwärm- und eine Testphase. Der Versuchsaufbau war für die beiden Phasen identisch: Das Kind saß unmittelbar an der Kante des Tisches, gegenüber der TL. Auf dem Tisch stand an der Kante zur TL ein 77 x 38cm großes Brett, auf dem sich zwei Versteckplätze (12 x 15cm) mit durchsichtigen Seitenwänden befanden (Abbildung 5).

Abbildung 5: Versteckplätze zur Überprüfung des Verständnisses für deklarativ informative Gesten

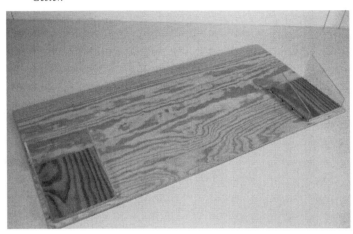

Abbildung 6: Fingerhandpuppen zur Überprüfung des Verständnisses für deklarativ informative Gesten

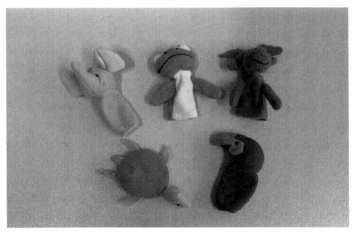

Diese beiden Versteckplätze wurden mit zwei 40 x 40cm großen gleichfarbigen Tüchern abgedeckt, wobei die Verstecke auf der Seite zur TL hin offen blieben. Anschließend sprach die TL das Kind namentlich an und präsentierte dem Kind in der Einführungsphase eine ca. 4 cm große Fingerhandpuppe (Abbildung 6), bis dieses Interesse für die Fingerhandpuppe zeigte. Anschließend versteckte die TL die Fingerhandpuppe in einem der beiden Verstecke, wobei das Kind beobachten konnte, in welches Versteck die Handpuppe platziert wurde. Die TL sagte zum Kind: „Schau, nun verstecke ich das." und führte beide Hände zeitgleich in die Verstecke, die rechte Hand in das rechte Versteck und die linke in das linke Versteck. Anschließend verschloss sie – ebenfalls synchron – die beiden Verstecke durch das Zuklappen der Tücher vollständig und schob das Brett bis zur Tischkante, an der das Kind saß. Dann schaute sie das Kind freundlich an und wartete für 10 Sekunden auf eine Reaktion des Kindes. Reagierte das Kind in dieser Zeit nicht, so ermunterte die TL durch den Satz: „Wo ist es?" das Kind dazu nach dem Spielzeug zu suchen. Reagierte das Kind für weitere 10 Sekunden nicht, hob die TL das Tuch, unter dem die Fingerhandpuppe versteckt war, hoch und äußerte ihre Freude über das Auffinden des Spielzeugs („Ah, schau, da war es versteckt!"), sodass das Kind dieses in die Hände nahm. Die Einführungsphase wurde mit der gleichen Fingerhandpuppe für die zweite Versteckseite wiederholt durchgeführt, um das Kind mit dem Suchen nach dem Spielzeug unter beiden Tüchern vertraut zu machen. Nach den zwei Aufwärmtrials folgten vier Testtrials.

In den Trials der Testphase dieses Experimentes wurden ebenfalls Fingerhandpuppen und zwei jeweils gleichfarbige Tücher verwendet. Für jeden Versuchsdurchlauf wurden eine andere Fingerhandpuppe und zwei andere Tücher verwendet. Die TL präsentierte erneut die Fingerhandpuppe dem Kind, bis dieses Interesse daran zeigte und versteckte es dann in einem der beiden Verstecke. In den Versuchen der Testphase führte sie allerdings die Fingerhandpuppe unter den Tisch, nahm sie in eine der beiden Hände und führte die zur Faust geschlossenen Hände parallel in die beiden Verstecke. Bei diesem Vorgehen konnte das Kind demnach nicht beobachten in welchem der beiden Verstecke sich die Fingerhandpuppe befand. Die TL schloss dann wieder die Eingänge der beiden Verstecke gleichzeitig, schob das Brett zum Kind und zeigte und schaute parallel zum Schieben für 10 Sekunden auf das richtige Versteck. Um anzuzeigen, dass sich die Fingerhandpuppe im linken Versteck befand, zeigte die TL mit ihrem rechten Indexfinger von der Mitte ihres Körpers aus auf das linke Versteck. Befand sich das Spielzeug auf der rechten Versteckseite, benutze die TL den Indexfinger der linken Hand. Reagierte das Kind innerhalb der Zeitspanne von 10 Sekunden nicht, schaute die TL zum Kind und ermunterte es durch die Frage: „Wo ist es?" erneut dazu, nach dem Spielzeug zu suchen. Es wurde für weitere 10 Sekunden auf eine

Reaktion des Kindes gewartet. Reagierte das Kind auch in dieser Zeit nicht, hob die TL zunächst das Tuch auf der korrekten Versteckseite und anschließend auf der falschen Seite hoch und ließ das Kind das Spielzeug ergreifen.

Die Reihenfolge der Versteckseiten sowie die Farben der Tücher (rot, gelb, blau, grün, orange) und die Fingerhandpuppen (Elch, Elefant, Vogel, Schildkröte, Frosch) wurden für jedes Kind und für jeden Messzeitpunkt randomisiert ausgewählt.

Die Pilotierungen zur Überprüfung von informativen Gesten fanden auf Grundlage einer Vorläuferstudie (Behne et al., 2005) des für dieses Vorgehen zugrundeliegenden Prozedere statt (Behne et al., 2012). In der Studie von Behne, Carpenter und Tomasello (2005) sowie in den Pilotierungen wurden statt der mit einem Tuch abgedeckten Versteckplätze verschlossene Kisten zum Verstecken von Objekten genutzt. Dies erwies sich allerdings als problematisch, da die Kinder nicht eigenständig dazu in der Lage waren die Verstecke zu öffnen und die Kodierung, ob ein Kind auf der richtigen oder falschen Seite gesucht hat, deutlich schwieriger war. Aus diesem Grund wurde nach Veröffentlichung der zweiten Studie von Behne et al. (2012) das Vorgehen entsprechend angepasst. Darüber hinaus zeigte sich in unseren Pilotierungen, dass das Verstecken kleiner Spielzeuge, wie es bei Behne et al. (2012) beschrieben wird, in einzelnen Fällen zu Geräuschen beim Verstecken kam, die dem Kind verrieten unter welchem Tuch das Spielzeug war. Aus diesem Grund wurde noch während der Pilotierungen das Verstecken von Fingerhandpuppen aus Stoff erprobt, welche lautlos in den Verstecken platziert werden konnten. Diese wurden anschließend für die längsschnittliche Untersuchung benutzt.

Evozierung von imperativen Gesten

Zur Evozierung von imperativen Gesten wurde das Vorgehen von Camaioni, Perucchini, Bellagamba und Colonnesi (2004) nahezu ohne Veränderungen genutzt. Das Kind saß im Abstand von 65cm zum Tisch, damit es diesen und die während des Experimentes darauf präsentierten Spielzeuge nicht eigenständig erreichen konnte. Die TL holte eines von insgesamt vier verschiedenen Spielzeugen (aufziehbarer Affe, aufziehbarer Clown, Spielzeugauto mit Musik, Stoffschildkröte mit Spieluhr; Abbildung 7) unter dem Tisch hervor und ließ das Spielzeug für ca. 10 Sekunden seine Aktion ausführen (Affe klatscht in die Hände, Clown dreht sich, Auto spielt ein Lied und wird von der TL langsam über den Tisch gefahren, Schildkröte wackelt langsam über den Tisch und spielt ein Lied). Nach diesen ersten 10 Sekunden blieb das Spielzeug mittig auf dem Tisch stehen und die TL lächelte das Kind für 15 Sekunden an. Dann fragte sie: „Ist das nicht lustig? Gefällt dir das?" und schaute das Kind für weitere 15 Sekunden lächelnd an. Unabhängig vom Verhalten des Kindes stand die TL erst nach Ablauf der gesamten Testdauer auf und gab dem Kind das Spielzeug, welches es dann anfassen und kurz damit spielen durfte. Die TL sorgte dafür, dass die Aktion des Spielzeuges in dieser Zeit nicht erneut gestartet wurde. Danach folgten drei weitere Versuchsdurchläufe mit den verbleibenden Spielzeugen. Die Reihenfolge der Spielzeuge wurde für jedes Kind und jeden Messzeitpunkt randomisiert ausgewählt.

Abbildung 7: Stimuli zur Evozierung imperativer Gesten

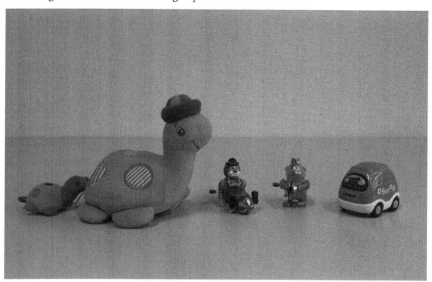

In den Pilotierungen wurde zunächst ein anderes Vorgehen erprobt, bei dem die TL die Spielzeuge benutzte, welche im Experiment zur Überprüfung des Verständnisses für imperative Gesten zum Einsatz kamen. Sie spielte mit diesen Materialien und erklärte dabei immer wieder wie toll das Spielzeug sei und wie viel Freude das Spielen damit mache, um so beim Kind imperativ motivierte Gesten zu evozieren. Dieses Vorgehen war allerdings nicht zur Evozierung von imperativ motivierten Gesten geeignet, da lediglich eins der acht Kinder in den Pilotierungen eine Geste produzierte. Das Vorgehen von Camaioni und Kolleginnen hatte sich hingegen als leicht durchführbar und geeignet zur Evozierung dieser Kompetenz erwiesen und wurde ohne weitere Anpassungen für die Längsschnittstudie verwendet.

Evozierung von deklarativ expressiven Gesten

Zur Evozierung von deklarativ expressiven Gesten wurde eine Versuchsanordnung von Liszkowski, Carpenter und Tomasello (2007) als Grundlage genutzt. Das Kind saß für dieses Experiment unmittelbar an der Kante des Tisches. Zusätzlich wurde die bereits erwähnte mobile weiße Wand, welche hinter der TL stand genutzt. Die Wand war 250cm breit und 230cm hoch. In ihr waren vier Fenster integriert, welche durch weiße Tücher verschlossen waren. Zwei Fenster befanden sich in einer Höhe von 122cm vom Boden und einem Abstand von 25cm zur Außenkante der Wand (75cm Abstand zur Mitte der Wand). Die anderen beiden Fenster waren in einer Höhe von 160cm zum Boden und 70cm Abstand zur Außenkante der Wand (30cm Abstand bis zur Mitte der Wand) angeordnet (Abbildung 8). Durch diese Fenster wurden in vier Versuchsdurchläufen von der hinter der Wand stehenden Assistentin Handpuppen (Kuh, Hund, Affe, Tiger; Abbildung 9) für eine Dauer von 20 Sekunden präsentiert. Die Testung in diesem Experiment begann durch ein Räuspern der TL als Startsignal für die Assistentin mit der Präsentation der ersten Handpuppe zu beginnen. Die Assistentin streckte die jeweilige Handpuppe langsam aus dem Fenster heraus, ohne dass sie selbst gesehen werden konnte und bewegte die Puppe dann für das Kind hin und her. Die TL schaute während der 20 sekündigen Präsentation drei Mal zur Handpuppe und danach lächelnd zurück zum Kind. Während sie auf die Handpuppe schaute, sagte sie: (1.) „Oh, da ist etwas.", (2.) „Das ist ja wirklich toll!", (3.) „Wie schön!". Nach der 20 sekündigen Präsentationsphase folgte eine Phase von weiteren 20 Sekunden, in der keine Handpuppe gezeigt wurde. Auch in dieser Phase schaute die TL drei Mal zum Fenster, in dem zuvor die Handpuppe präsentiert worden war und wieder lächelnd zurück zum Kind. Sie sagte wieder drei kurze Sätze, doch diesmal, nachdem sie das Fenster angesehen hatte und wieder das Kind anschaute: (1.) „Ja, da war etwas.", (2.) „Das war toll!", (3.) „Gleich geht's weiter."

Die vier Handpuppen sowie deren Präsentationsmöglichkeiten in den vier Fenstern wurden dabei für jedes Kind und zu jedem Testzeitpunkt randomisiert zugewiesen.

Abbildung 8: Schematische Darstellung der weißen Wand mit vier Fenstern zur Evozierung deklarativ expressiver Gesten

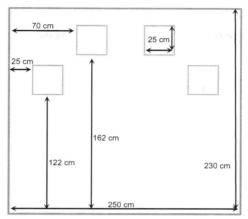

Abbildung 9: Handpuppen zur Evozierung deklarativ expressiver Gesten

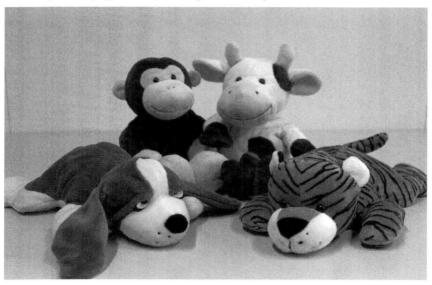

Pilotiert wurde zusätzlich zum beschriebenen Vorgehen in der Längsschnittstudie eine Variante der Durchführung, welche ebenfalls von Liszkowski et al. (2007) genutzt worden war. Hierbei drehte sich die TL nur in zwei der vier Trials zu dem

Fenster, in dem die Handpuppe präsentiert wurde. In den anderen beiden Fällen schaute sie auf der anderen Seite der Wand auf ein Fenster. Ihre erste positive Äußerung pro Phase wurde entsprechend angepasst: (1.) „Oh, da ist nichts." bzw. (1.) „Ja, da war nichts." und die anderen beiden Äußerungen wurden beibehalten. Die PBP der ersten beiden Kinder, mit denen die Pilotierungen stattgefunden hatten, fanden diese Versuchsbedingung sehr befremdlich und fragten sich nach dem Sinn dessen. Da anders als in der querschnittlichen Vorgängeruntersuchung (Liszkowski et al., 2007) die Familien nicht unmittelbar nach der ersten Datenerhebung über den Zweck der Studie informiert werden konnten, wurde auf diese Versuchsbedingung verzichtet. Die PBP sollten durch ein für sie offenbar fragwürdiges Vorgehen, welches über einen recht langen Zeitraum wiederholt durchgeführt wird, nicht an der gesamten Sinnhaftigkeit ihrer Studienteilnahme zweifeln. Zudem sollte dieses Setting in der vorliegenden Studie lediglich Gesten mit einem deklarativ expressiven Motiv erfassen, anders als in der ursprünglichen Studie (Liszkowski et al., 2007), bei der ebenfalls informative Gesten evoziert werden sollten. Um dennoch das Experiment interessant genug für die Kinder zu gestalten, wurden statt ursprünglich zwei Fenster vier Fenster zur Präsentation der Handpuppen genutzt.

Evozierung von deklarativ informativen Gesten

Die Evozierung von deklarativ informativen Gesten musste zur Durchführung innerhalb der ausgewählten Versuchsanordnung am stärksten von ihrer Vorgängerversion (Liszkowski & Carpenter et al., 2008) abgeändert werden. Das Kind saß während dieses Experimentes in einem Abstand von 65cm zum Tisch. Die TL holte zu Beginn des ersten Trials zwei unterschiedlich große (10.0 x 15.5cm und 12.0 x 17.5cm), andersfarbige Kisten (hellbraun und rot oder blau und grün) unter dem Tisch hervor, öffnete diese, stellte die geöffneten Kisten im Abstand von ca. 50cm in der Mitte des Tisches hin und legte die Deckel außen neben die Kisten. Nach und nach holte sie dann eines von insgesamt sechs unbekannten, kleinen Objekten (Abbildung 10) unter dem Tisch hervor, schaute jedes an, hielt es fragend nacheinander über beide Kisten und legte das Objekt dann in die Mitte zwischen die beiden Kisten.

Abbildung 10: Material zur Evozierung deklarativ informativer Gesten (links: Sortierset 1, rechts: Sortierset 2)

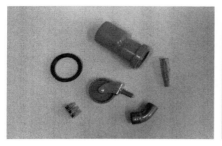 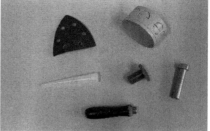

Während sich die TL unter den Tisch bückte, um das vierte Objekte herauf zu holen, schubste sie oben auf dem Tisch mit den Fingerspitzen eines der Objekte vom Tisch herunter, sodass es in die Sicht des Kindes vor dem Tisch lag. Als die TL danach wieder auf den Tisch sah, zeigte sie keinerlei Anzeichen dafür, dass etwas fehlte, sondern fuhr mit ihrem Vorgehen fort, bis das sechste Teil unter dem Tisch heraufgeholt worden war. Dann nahm sie jeweils zwei der Objekte in ihre beiden Hände und räumte sie synchron in die beiden Kisten, das Objekt in der linken Hand in die linke Kiste und das Objekt in der rechten Hand in die rechte Kiste. Dies machte sie zwei Mal. Dann lag nur noch ein Objekt auf dem Tisch. Sie nahm das Objekt in die Hand und drückte deutliche Verwunderung über diese Situation für 10 Sekunden aus, indem sie sagte: „Huch, nanu, na sowas, das ist ja komisch.", dabei guckte sie sich suchend um. Zeigte das Kind innerhalb dieser 10 Sekunden nicht, wo sich das Objekt befand, guckte die TL das Kind an und fragte: „Wo ist es?" und suchte anschließend für weitere 10 Sekunden nach dem Objekt, um dann erneut danach zu fragen und für weitere, abschließende 10 Sekunden danach zu suchen. Reagierte das Kind während der gesamten 30 Sekunden nicht mit einer informativen Geste, legte die TL das verbleibende Objekt aus ihrer Hand in eine der beiden Kisten und sagte: „Egal, dann machen wir etwas anderes.", schloss die Kisten und stellte sie unter den Tisch. Sie stand auf, um durch den Raum zu einem verschlossenen Schrank zu gehen, um aus diesem das Material für den zweiten Versuchsdurchgang zu holen. Dies war entweder ein Stift oder ein großes Puzzle aus Schaumstoffsteinen (Abbildung 11).

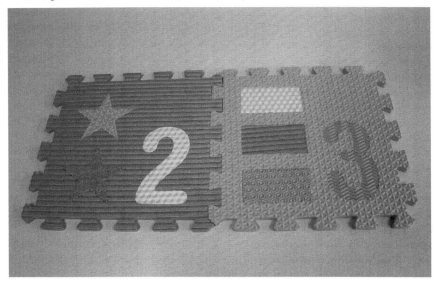

Auf dem Weg zurück zum Tisch sah sie dann für das Kind zufällig erscheinend das im vorherigen Trial heruntergefallene Objekt, hob es auf und sagte: „Ah, da ist es ja. Komisch. Na egal, das pack' ich weg, ich mach' jetzt mein Puzzle/ ich mal' jetzt ein Bild.", und setze sich hin. Der zweite Trial erfolgte vergleichbar zum vorherigen. Handelte es sich bei dem Material für den zweiten Trial um das Puzzle, so wurden die Puzzlesteine immer so auf dem Tisch verteilt, dass ein Puzzlestein nah an der Tischkante zum Kind lag. Die TL puzzelte dann langsam und für das Kind gut beobachtbar die Schaumstoffsteine in das Puzzle, wobei sie vorsichtig eines davon mit Hilfe des Puzzlerahmens herunterschubste. Sie tat erneut so als ob sie dies nicht bemerken würde. Sie puzzelte das Puzzle bis zum letzten Stein und drückte identisch zum ersten Versuchsdurchlauf ihr Erstaunen über die Situation aus. Wie beschrieben wurde so für die folgenden 30 Sekunden versucht eine informative Geste vom Kind zu evozieren. Reagierte das Kind in dieser Zeit nicht, stand die TL auf und sagte: „Mh, dann muss ich mal gucken wo der Puzzlestein ist, sonst kann ich mein Puzzle ja gar nicht fertig machen.", fand den Puzzlestein, hob ihn auf und vervollständigte das Puzzle.

Wurde für den zweiten Versuchsdurchlauf der Stift benutzt, so malte sie ein einfaches Bild (z.B. ein Baum, eine Sonne), zeigte es dem Kind und sagte: „Ist das nicht schön? Toll, oder? Ich glaube ich male noch eins. Au ja, das mach' ich.".

Dann bückte sie sich unter den Tisch um ein neues, DIN A 5 großes Blatt Papier hoch zu holen. Hierbei schob sie unbemerkt das erste Papier unter den Stift und ließ diesen so vom Tisch rollen. Beim Blick auf den Tisch zeigte die TL in der gleichen Art wie bereits beschrieben ihre Verwunderung über den Verlust des Stiftes. Das weitere Prozedere war identisch zum beschriebenen Vorgehen mit dem Puzzlestein.

Es folgte der dritte Versuchsdurchlauf, welcher, abgesehen von der Farbe der beiden Kisten und den sechs unbekannten, kleinen Objekten, identisch zum ersten Versuchsdurchlauf war. Der vierte Durchgang wurde entweder mit dem Stift oder dem Puzzle durchgeführt, abhängig davon welches bereits für den zweiten Versuch genutzt worden war.

Die Reihenfolge der Kisten sowie die Reihenfolge von Puzzle und Stift wurden für jedes Kind und jeden Messzeitpunkt randomisiert festgelegt.

Dieses Vorgehen erfolgte in Anlehnung an das Untersuchungssetting von Liszkowski, Carpenter und Tomasello (2008), jedoch wurden die Materialien und der Versuchsaufbau anders gestaltet. In der ursprünglichen Studie (Liszkowski & Carpenter et al., 2008) wurden in zwei verschiedenen Versuchsanordnungen deutlich aufwendigere Aufbauten an niedrigen Tischen umgesetzt. Da diese Vorgehen im Rahmen der vorliegenden Längsschnittstudie nicht umsetzbar waren, wurden die beschriebenen Vorgehensweisen entwickelt und im Rahmen der Pilotierungen erprobt. Es zeigte sich, dass die unterschiedlich alten Kinder der Pilotierungen sehr aufmerksam das Agieren der TL beobachteten und insbesondere die älteren Kinder (16–24 Monate) informative Gesten produzierten. Offenbar war das vermeintlich versehentliche Herunterschubsen der Objekte überzeugend dargestellt, da in den Pilotierungen eine PBP aufstand, um das heruntergefallene Objekt aufzuheben und auch zwei weitere PBP angaben, kurz darüber nachgedacht zu haben dies zu tun.

6.3.2.2 *Spontane Gestenproduktionen in semi-natürlicher Interaktionssituation*

Um die spontane Verwendung von (deiktischen) Gesten und Gesten-Sprachkombinationen des Kindes erheben zu können, wurde eine semi-natürliche Interaktionssituation in Anlehnung an Liszkowski und Tomasello (2011) mit den Kindern und ihren PBP im Anschluss an die experimentellen Settings durchgeführt. Dieses Erhebungssetting diente ebenfalls der Erfassung des spontanen, gestischen und lautsprachlichen Inputs durch die PBP.

Ein Raum wurde mit vielen für das Kind möglichst interessanten Objekten und Bildern dekoriert. Es befanden sich immer 10 Objekte, vier Fotos und zwei

Aktionsobjekte in dem Raum. Zu den 10 Objekten gehörten für alle Kinder und zu allen Messzeitpunkten konstant ein Stoffhund und ein Ball. Die weiteren acht Objekte setzten sich aus vier für Kinder diesen Alters meist bekannten Objekten (z.B. eine Tasse, eine Blume) und vier meist unbekannten Objekten zusammen (z.B. eine Fliegenklatsche, eine Kuh mit Flügeln). Die Aktionsobjekte waren z.B. einen Zimmerspringbrunnen und eine Lichterkugel, welche mit Hilfe von Zeitschaltuhren für drei mal sechs Sekunden automatisch angeschaltet wurden. Die Objekte und Fotos wurden für jedes Kind zum ersten Messzeitpunkt randomisiert ausgewählt. Ab dem zweiten Messzeitpunkt wurde dann jeweils die Hälfte aller Objekte und Fotos ebenfalls randomisiert ausgetauscht. Eine vollständige Liste aller Objekte und Fotos findet sich in Tabelle 7, in den Abbildungen 12 und 13 ist das dekorierte Zimmer mit einem Set an Objekten abgebildet.

Tabelle 7: Fotos und Objekte im dekorierten Zimmer zur Evozierung spontaner gestischer und lautsprachlicher Kommunikation von Kind und PBP

Fotos	Bekannte Objekte	Unbekannte Objekte	Aktionsobjekte
Babyfüße	Blume	Bunte Federn	Lichterkugel
Babygesicht	Kochtopf	Diskokugel (Spiegel)	Murmelbahn
Banane	Luftballon	Fliegenklatsche	Pferdeuhr
Baum	Mobile	Girlande	Polizeiauto
Bobbycar	Puppe	Hawaiikette	Seifenblasenroboter
Bus	Quietscheente	Krone	Singender Fisch
Huhn	Regenschirm	Kuh mit Flügeln	Zimmerbrunnen
Katze	Sandschaufel	Laterne mit Gesicht	
Rassel	Spielzeugboot	Stoffmöhre mit Gesicht	
Sandkasten	Spielzeughandy	Muschel	
Schaukel	Tasse	Stoffgiraffe mit Sternen	
Trommel	Teddybär	Stoffschmetterling	
	Ball[a]		
	Stoffhund[a]		

Anmerkung. a: Item befand sich bei allen Kindern zu allen fünf Messzeitpunkten im dekorierten Zimmer.

*Abbildung 12: Foto vom dekorierten Zimmer zur Evozierung einer semi-natürlichen Inter-
aktion zwischen der PBP und dem Kind (Ansicht 1)*

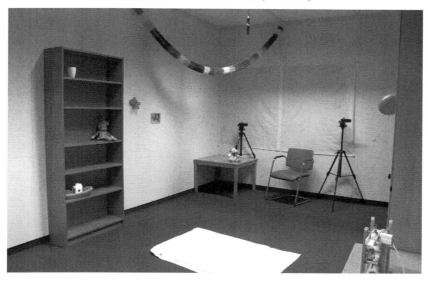

*Abbildung 13: Foto vom dekorierten Zimmer zur Evozierung einer semi-natürlichen Inter-
aktion zwischen der PBP und dem Kind (Ansicht 2)*

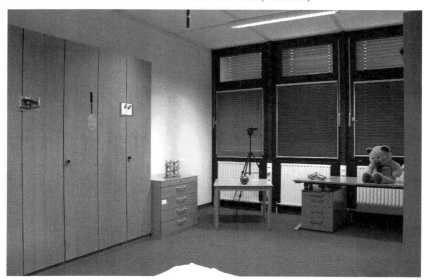

Die PBP und das Kind wurden in den Raum geführt und für sechs Minuten dort allein gelassen. Die PBP erhielt die Anweisung sich alles in diesem Zimmer gemeinsam mit ihrem Kind anzuschauen, wobei keine Objekte angefasst oder weggenommen werden durften und das Kind, wenn möglich für die gesamte Dauer auf dem Arm getragen werden sollte. Die PBP wurde zudem darauf hingewiesen, dass sie wie gewohnt mit ihrem Kind reden solle.

Die spontane Interaktion zwischen den PBP und den Kindern wurde von vier Videokameras erfasst. Diese waren so in den Ecken des Zimmers positioniert, dass es möglichst keine Bereiche im Raum gab, welche nicht videographiert werden konnten. Eine Kamera war fest unter der Decke des Zimmers montiert und konnte von einem Nebenraum aus ferngesteuert durch den Raum geschwenkt werden. Hierdurch gelang es nahezu vollständig keine Geste von PBP oder einem der Kinder zu verpassen. Die anderen drei Kameras waren auf Stativen befestigt. Deren Position im Raum war während der Pilotierungen umfassend erprobt und demnach bestmöglich ausgewählt worden (s. Abbildungen 12 und 13).

Die Pilotierungen des semi-natürlichen Erhebungssettings erfolgten mit acht Kindern in nahezu identischer Weise zum Vorgehen von Liszkowski und Tomasello (2011), bei dem die PBP und das Kind für lediglich 5 statt 6 Minuten den Raum betrachteten und keine Aktionsobjekte im Raum waren. Das Vorgehen erwies sich als leicht durchführbar und nach Rückmeldung der PBP der Kinder als interessant und kurzweilig. Alle acht Kinder produzierten viele Pointing-Gesten und vereinzelte Kinder darüber hinaus andere Gestenarten.

Für die Überprüfung von Hypothesen innerhalb einer anderen Teilstudie (Grimminger, in Vorb.) wurde das Erhebungssetting um die Aktionsobjekte erweitert, wodurch eine Verlängerung der Durchführungsdauer von 5 auf 6 Minuten sinnvoll war. Die Hinzunahme von Aktionsobjekten welche mit Hilfe von Zeitschaltuhren jeweils dreimal für wenige Sekunden aktiviert wurden, wurde am Standort Bielefeld mit einem Jungen und seiner Mutter im Alter von 12 Monaten pilotiert. Die beiden erhielten die gleiche Anweisung zur Betrachtung des Raumes, wobei dieser zusätzlich zu den Fotos und unbewegten Objekten einen Zimmerspringbrunnen enthielt, welcher innerhalb dieser Zeit einmal für insgesamt 20 Sekunden sprudelte. Die Mutter berichtete, dass sie das Vorhandensein des Brunnens als spannend und interessant empfunden habe, dass sie jedoch mehrfaches und kürzeres Sprudeln des Brunnens interessanter gefunden hätte. Der Junge zeigte während der Pilotierung ebenfalls Interesse an dem Brunnen.

6.3.3 Erfassung der sprachlichen Entwicklung

Um überprüfen zu können, ob die gestische und sprachliche Entwicklung von Kindern eng miteinander verbunden sind, wurde fortlaufend und parallel zur

Erfassung der Gestenentwicklung die sprachliche Entwicklung mithilfe von Elternfragebögen erfasst. Um analysieren zu können, ob Gesten darüber hinaus prädiktiv für die lautsprachliche Entwicklung sind, wurde der Sprachstand der Kinder zusätzlich im Alter von 2;0 und 2;6 Jahre mithilfe von standardisierten Testverfahren erhoben.

6.3.3.1 Elternfragebögen

Zu allen sieben Alterszeitpunkten wurde die PBP gebeten, parallel zur Durchführung der Experimente, einen Elternfragebogen zur sprachlichen Entwicklung ihres Kindes auszufüllen. Hierzu wurden im Alter von 12, 14 und 16 Monaten der ELFRA-1 (Grimm & Doil, 2006; s. Kapitel 4.4) und mit 18, 21, 24 und 30 Monaten der FRAKIS (Szagun et al., 2009) genutzt.

Der FRAKIS (Szagun et al., 2009), welcher ab 18 Monaten eingesetzt wurde, erfragt die Entwicklung des produktiven Wortschatzes und der Grammatik. Anhand einer 600 Items umfassenden Wortliste, welche vorwiegend semantisch, teilweise nach Wortarten sortiert ist, gibt die PBP erneut durch Ankreuzen an, welche der präsentierten Wörter ihr Kind bereits spricht. Schwerpunktmäßig werden Nomen abgefragt, u.a. aber auch Verben, Adjektive, Pronomen und Präpositionen. Die Grammatikentwicklung wird anhand von zwei Subskalen (*Flexionsmorphologie* und *Syntaxkomplexität*) sowie vier einleitenden Fragen und Angaben zu Wortkombinationen, durchschnittlicher und maximal produzierter Äußerungslänge erfasst. Die Bildung des Plurals, die Flexion von Verben, die Bildung des Partizip Perfekts und die Verwendung von Artikeln werden durch die vier einleitenden Fragen erfasst und dienen als Filterfragen für die Subskala Flexionsmorphologie. Sollte die PBP bei mindestens einer der vier Fragen angegeben haben, dass ihr Kind die erfragte linguistische Struktur bereits einmal produziert hat, so sind alle 42 folgenden Items aus dem Bereich der Flexionsmorphologie zu beantworten. Diese erfassen die Pluralbildung, die Genus- und Kasusmarkierung, die Verbflexion im Präsens und Partizip Perfekt sowie die Verwendung von Modalverben mit jeweils 6 bis 10 Items.

Der zweiten Subskala zur Grammatikentwicklung, der Syntaxkomplexität, ist ebenfalls eine Filterfrage vorangestellt. Diese erfragt, ob das Kind bereits angefangen hat zwei Wörter zu kombinieren. Ist dies der Fall, wird die PBP gebeten die drei längsten vom Kind produzierten Äußerungen aufzuschreiben. Die längste produzierte Äußerung des Kindes kann so abgelesen und die durchschnittliche Äußerungslänge berechnet werden. Anschließend wird die eigentliche Skala zur Syntaxkomplexität präsentiert. Diese umfasst 32 Satzpaare (z.B. „Schaf reinsetze." und „Mama setzt Schaf rein."). Die PBP wird gebeten einzuschätzen, welche

Beispielsätze am ehesten den aktuellen Äußerungen des Kindes entsprechen. Hierdurch wird die Komplexität der Äußerungen, die das Kind bereits produziert bestimmt.

Für den produktiven Wortschatz sowie für die Skalen zur Flexionsmorphologie und Syntaxkomplexität liegen geschlechtsspezifische Normskalen in Monatsabständen vor, welche eine Interpretation des Entwicklungsstandes im Vergleich zu gleichaltrigen Jungen und Mädchen erlauben.

6.3.3.2 Standardisierte Testverfahren

Im Alter von 2;0 und 2;6 Jahren wurde der Sprachentwicklungsstand mithilfe des SETK-2 (Grimm, 2000) erfasst. Dieser umfasst insgesamt vier Untertest, die das Sprachverständnis und die Sprachproduktion von zweijährigen Kindern auf Wort- und Satzebene überprüfen. Das Sprachverständnis auf Wortebene wird anhand von 9 Testitems in einem Bildauswahlverfahren erfasst. Präsentiert werden jeweils auf einer Karte das Zielitem (z.b. *Kuh*) und drei semantische Ablenker (z.B. *Hase, Hund, Ente*). Dem Kind wird erläutert, dass es ein Wort hören wird, welches zu einem der Bilder passt und dass es auf das richtige Bild zeigen soll. Das Vorgehen im Untertest Satzverständnis ist vergleichbar. Auch hier muss das Kind ein passendes Bild zu einem auditiv präsentierten Satz zeigen. Überprüft werden 8 Items, von denen 7 Zielitems (z.B. *Der Hund läuft.*) zusammen mit jeweils drei semantischen Ablenkern präsentiert werden und ein Item (*Der Mann sitzt nicht.*) mit nur einem semantischen Ablenker dargeboten wird. Der Untertest Wortproduktion umfasst 30 Items, wobei dem Kind 6 Realgegenstände und 24 farbig gemalte Bilder vorgelegt werden, die es benennen soll. Der vierte Untertest zur Satzproduktion besteht aus 16 Items. Hier werden vergleichbar zum Untertest Wortproduktion erneut farbige Bildkarten verwendet, die das Kind benennen bzw. beschreiben soll. Bei diesem Untertest stellt die TL bei jeder neuen Bildkarte zunächst eine allgemeine Einstiegsfrage („Was kannst du auf diesem Bild sehen?") und erfragt ggf. systematisch nach fehlenden Satzteilen (z.B. „Und was macht der Vogel?"). Normwerte für den SETK-2 werden für zwei Altersgruppen bereitgestellt (2;0–2;5 Jahre und 2;6–2;11 Jahre), wobei nicht zwischen Jungen und Mädchen differenziert wird.

6.3.4 Kriterien zur Diagnosestellung SEV

Zur Diagnosestellung einer SEV im Alter von 2;0 und 2;6 Jahren wurden die Ergebnisse im SETK-2 (Grimm, 2000) herangezogen. Kinder, deren Ergebnisse in mindestens einem der vier Untertests 1.5 Standardabweichungen (T-Wert $\leq$ 35) und in einem weiteren Untertests mindestens eine Standardabweichung (T-Wert < 40) unterhalb des Mittelwertes lagen, wurden als sprachentwicklungsverzögert definiert. Das Kriterium zur Diagnosestellung einer SEV wurde hiermit beabsichtigt recht konservativ gewählt, um tagesformabhängige Leistungsschwankungen der Kinder als Ursache für das schlechte Abschneiden in einem einzelnen Untertest ausschließen zu können. Sachse (2007) ging in einer ähnlichen Weise vor, in dem sie neben dem unterdurchschnittlichen Abschneiden (T-Wert ≤ 35) der Kinder in mindestens einem der vier Untertests des SETK-2 (Grimm, 2000) ebenfalls eine Auffälligkeit der Kinder im ELFRA-2 (Grimm & Doil, 2006) als Diagnosekriterium definierte.

In den Fällen, in denen die Kinder im Alter von 2;0 oder 2;6 Jahren nicht alle vier Untertests des SETK-2 (Grimm, 2000) absolvierten und die verbleibenden Testergebnisse keine eindeutige Klassifikation der Kinder in sprachlich typisch entwickelt oder sprachlich verzögert zuließen, wurden vergleichbar zum Vorgehen von Sachse (2007) die Ergebnisse aus dem FRAKIS (Szagun et al., 2009) herangezogen. In den drei dort erhobenen Kompetenzbereichen (Wortschatzumfang, Flexionsmorphologie und Syntaxkomplexität) mussten die Kinder durchschnittliche Ergebnisse erzielen, um bei mindestens einem auffälligen Ergebnis in einem der durchgeführten Untertests des SETK-2 (Grimm, 2000) dennoch als sprachlich typisch klassifiziert zu werden.

6.4 Kodierung

Die Videoaufnahmen aus den Experimenten und dem dekorierten Zimmer zur Erfassung der gestischen Entwicklung der Kinder und des gestischen und lautsprachlichen Inputs der PBP wurden mit Hilfe des Transkriptions- und Kodierprogramms *Eudico Linguistic Annotator* (ELAN; Sloetjes & Wittenburg, 2008) zusammengeführt und kodiert. Die Kodierungen der Verhaltensweisen in den Experimenten wurden von drei Kodiererinnen vorgenommen. Von jeweils zwei Kodiererinnen wurde das gestische und sprachliche Kommunikationsverhalten im dekorierten Zimmer erfasst. Den Kodiererinnen standen zwei Kodierschemen zur Verfügung, die im Rahmen des übergeordneten Projektes entwickelt worden sind (Lüke, Grimminger, Rohlfing, Liszkowski & Ritterfeld, 2014a, 2014b) und zusammen betrachtet 17 Seiten umfassen. Nachfolgend sind die wichtigsten Kriterien zur Kodierung für die hier vorgestellte Teilstudie aufgeführt. Differenziertere Angaben zum Kodiervorgehen sowie zu Verhaltensweisen, die in dieser Teilstudie nicht berücksichtigt wurden, finden sich in den Originalkodierschemen (Lüke et al., 2014a, 2014b).

Vor Beginn der Kodierungen wurden mit jeder Kodiererin mindestens drei Kodierschulungen durchgeführt, in denen zum einen der Umgang mit ELAN (Sloetjes & Wittenburg, 2008) an Beispieldateien erläutert wurde. Zum anderen wurden die Kodierschemen intensiv an Beispielvideos erläutert. Zusätzlich zu den Kodierschemen wurden während der gesamten Dauer der Kodierungen Fragedokumente zwischen den Kodiererinnen und der Autorin der vorliegenden Studie geteilt, in der uneindeutige Situationen und Verhaltensweisen diskutiert wurden. Dies hatte zum Ziel auch die nicht eindeutigen Verhaltensweisen konsistent zu kodieren.

6.4.1 Allgemeine Regeln zur Kodierung

Generell wurde das Verhalten der Kinder nur innerhalb der im Skript vorgegebenen Zeiten pro Experiment kodiert. Alle Gestenproduktionen oder Reaktionen in den beiden Experimenten zur Überprüfung des Verständnisses für imperative oder informative Gesten, welche außerhalb dieser Zeitspannen vom Kind produziert wurden, wurden nicht berücksichtigt.

Ebenso wurde das Verhalten der Kinder in Testtrials, in denen es zu Fehlern durch die TL, der Assistentin oder durch andere Faktoren kam (z.B. durch Einmischung der PBP oder durch Ablenkung durch klappernde Geräusche aus Nebenräumen), nicht gewertet. Alle Verhaltensweisen der TL oder der Assistentin, die die Auswertung und Verwendung der Daten eines Trials beeinflusst oder verhindert hätten, wurden als Fehler gewertet. Im Experiment zur Evozierung deklarativ informativer Gesten wurde beispielsweise das Herausrollen des Objektes aus dem Sichtfeld des Kindes als Fehler gewertet, da hierdurch die Versuchsbedingung erheblich verändert werden würde und die Aufgabenstellung für das Kind erschwert werden würde.

Zusätzlich zu den spezifischen Verhaltensweisen, welche differenziert kodiert wurden, wurde im Alter von 12 Monaten überprüft, ob alle Kinder einen triangulären Blickkontakt zwischen der TL und einem Objekt in den Experimenten zeigten, um komplexe Kommunikationsstörungen bei den Kindern ausschließen zu können und um sicher zu gehen, dass alle Kinder dem Prozedere folgen können.

6.4.2 Kodierung des Verständnisses für imperative Gesten

Die Reaktionen des Kindes auf die ausgeführte Greifgeste der TL wurden in drei Verhaltensweisen kodiert:

1. *Geben*: Das Kind versteht die Intention der TL und gibt das geforderte Objekt ab.
2. *Verweigern*: Das Kind versteht die Intention der TL, gibt das Objekt aber nicht zurück sondern hält fest an den Körper gedrückt und schüttelt ggf. mit dem Kopf.
3. *Keine Reaktion*: Das Kind reagiert auf die Greifgeste der TL nicht.

Das Experiment wurde in zwei Phasen durchgeführt, welche bei der Kodierung berücksichtigt wurden. Phase 1 begann, wenn die TL feststellte, dass ihr das oberste Teil fehlt („Oh!") und die imperative Geste ausführte. Phase 2 begann, wenn die Experimentatorin sagte: „Das fehlt mir" und endete, wenn die TL sagte „Gibst du mir das?" und dem Kind dabei das Spielzeug wegnahm. In den Annotationen wurde daher unterschieden zwischen: 1_geben, 1_verweigern, 1_keineReaktion, 2_geben, 2_verweigern, 2_keineReaktion.

Da es in diesem Experiment häufig passierte, dass das Kind das Objekt nicht bis zur Ausführung der Greifgeste durch die TL in der Hand hielt, sondern es versehentlich oder absichtlich auf den Boden warf und die PBP deshalb das Objekt festhielt, wurde eine dritte Unterscheidung in den Annotationen berücksichtigt (3_geben, 3_verweigern, 3_keineReaktion). 3_geben und 3_verweigern wurden nur dann annotiert, wenn das Kind eigeninitiativ reagierte, also ohne, dass die PBP das Objekt in eine Richtung bewegte oder das Kind zu einem Verhalten aufgefordert hat. Sobald die PBP durch ihr Verhalten eine Reaktion des Kindes herbeiführte, in dem sie z.B. das Spielzeug in Richtung des Kindes bewegte oder es schüttelte, das Kind nach vorne schob o.ä., wurde dieser Trial als Fehler klassifiziert und keine Verhaltensweisen des Kindes annotiert. Wenn die PBP das Objekt bewegungslos und in der Sicht des Kindes festhielt, das Kind aber keine Reaktion zeigte, wurde 3_keineReaktion annotiert. Bei Beteiligung der PBP wurde nicht zwischen den Reaktionen innerhalb der ersten oder zweiten Phase unterschieden.

6.4.3 Kodierung des Verständnisses für deklarativ informative Gesten

Das zur Überprüfung des Verständnisses für deklarativ informative Gesten genutzte Versteckspiel mit Fingerhandpuppen umfasste vor der Durchführung der vier Testtrials zwei Aufwärmtrials, die dazu dienten das Kind mit dem Verstecken und Suchen der Fingerhandpuppen vertraut zu machen. Für die vorliegende Teilstudie wurde das kindliche Verhalten in den vier Testtrials kodiert. Es wurde annotiert, ob das Kind auf der richtigen Seite nach der versteckten Fingerhandpuppe sucht (korrekt), auf der falschen Seite sucht (inkorrekt) oder ob das Kind gar nicht nach der Fingerhandpuppe sucht (keine Reaktion). Ein Verhalten wurde nur dann als korrektes Suchen kodiert, wenn das Kind zielgerichtet das Tuch vom Versteck nahm und die Fingerhandpuppe entweder ergriff oder eindeutig auf den aufgedeckten Versteckplatz schaute. Ein Runterziehen des Tuches ohne Ergreifen oder interessiertes Betrachten des Objektes bzw. Versteckplatzes wurde nicht als korrektes Suchverhalten kodiert. Als inkorrekt wurde die Reaktion des Kindes kodiert, wenn das Kind ein eindeutiges Suchverhalten wie bereits beschrieben zeigte, jedoch auf der falschen Versteckseite.

Keine Reaktion wurde annotiert, wenn das Kind kein Suchverhalten zeigte. Das Kind zog beispielsweise nahezu zeitgleich beide Tücher von ihren Versteckplätzen ohne dabei ganz offensichtlich eine Seite zu präferieren, es spielte mit den Tüchern selbst und war nicht an dem Auffinden der versteckten Fingerhandpuppe interessiert.

6.4.4 Kodierung von Gestenproduktionen

Jede Gestenproduktion des Kindes in einem der drei experimentellen Settings, die der Evozierung von Gesten dienten sowie die spontanen Gestenproduktionen des Kindes und der PBP im dekorierten Zimmer, wurde kordiert. Eine Gestenproduktion wurde mit Anfang und Ende markiert, wobei der Beginn der Geste durch die Initiierung der Bewegung und das Ende der Geste durch die Rücknahme des Armes definiert war. Die Gesten wurden dabei in folgende Arten differenziert[7]:

- Indexfingerpoint: Ausstrecken des Armes und deutliches Ausstrecken des Indexfingers im Vergleich zu den anderen Fingern der Hand in Richtung eines Objekts/einer Person ohne dieses/diese willentlich zu berühren (z.B. drüber streichen).
- Handpoint: Ausstrecken des Armes, der Hand und ggf. eines (außer Indexfinger) oder mehrerer Finger in Richtung eines Objektes/einer Person ohne dieses/diese willentlich zu berühren (z.B. drüber streichen).
- Greifgeste: Ausstrecken des Armes und wiederholtes Öffnen und Schließen der Finger.
- Ikonische Geste: Die Geste stellt eine Eigenschaft oder Funktionsweise eines Objekts oder eine Handlung dar (z.B. die Faust hin und her bewegen, um das Schütteln einer Rassel darzustellen).
- Emblem: Die Geste ist in unserer Kultur oder in der kommunikativen Situation von PBP und Kind konventionalisiert (z.B. Kopfschütteln und Kopfnicken mit den Bedeutungen ja und nein, Winken).
- Andere Geste: Bezeichnung für jede andere Geste, die nicht in eine der oberen Kategorien geordnet werden kann, aber dennoch kommunikativer Art ist (z.B. Zeigen mit dem Fuß, Arme hochstrecken des Kindes, um anzuzeigen, dass es auf den Arm der PBP möchte).

---

7 Für die vorliegende Teilstudie wurden im Experiment zur Evozierung deklarativ informativer Gesten ausschließlich die Kodierungen der Indexfingerpoints und der Handpoints berücksichtigt, da andere Gestenarten (Greifgesten und Embleme) keinen informativen Charakter im Sinne der Versuchsanordnung haben.

6.4.5 Transkription und Kodierung der Spontansprache

Alle Sprach- und Lautäußerungen des Kindes und der PBP in der semi-natürlichen Interaktionssituation im dekorierten Zimmer wurden transkribiert. Äußerungen des Kindes, die mehr als einzelne Wörter umfassten und die Phrasen der PBP wurden anhand der Intonationsstruktur segmentiert. Demnach umfassten Phrasen eine zusammenhängende Intonationsstruktur, welche am Ende typischerweise abfällt oder bei Fragen ansteigt. Haupt- und Nebensätze wurden immer als einzelne Phrasen transkribiert. Andere Geräusche die durch lachen, husten, niesen oder ähnlichem entstanden, wurden nicht transkribiert.

6.4.5.1 Kodierung des parallelen Gebrauchs von Gesten und Sprachäußerungen

Für das Kind wurde der zeitgleiche Gebrauch von Gesten und Laut- und Sprachäußerungen in der semi-natürlichen Interaktionssituation mit der PBP erfasst und in fünf verschiedenen Kategorien kodiert, die einen Anstieg der Komplexität des gemeinsamen Gebrauchs widerspiegeln. Es wurde unterschieden zwischen:

- *lautlich:* Eine Geste tritt parallel zu einer einfachen Vokalisation auf. Einfache Vokalisationen umfassen Einzellaute und bedeutungsleere Silben (z.B.: /uː/, /ɔ/, /paː/, /nə/).
- *proto:* Eine Sonderform nimmt die deiktische Äußerung „da" ein, da sie protokommunikativ ist. Die parallele Produktion des Ausdrucks „da" und einer Geste wurde daher in einer eigenen Kategorie kodiert (z.B.: Das Kind zeigt auf den Hund und sagt „da").
- *pleonastisch:* Die Geste und lautsprachliche Äußerung bezeichnen das Gleiche, also bekräftigen sich gegenseitig (z.B.: Das Kind zeigt auf den Hund und sagt „Hund").
- *ambiguitätsauflösend:* Die Geste löst die sprachlich ambige Äußerung (z.B. „hier", „der", „meins" oder „guck") auf (z.B.: Das Kind zeigt auf den Hund und sagt „der").
- *ergänzend:* Die sprachliche Äußerung enthält zusätzliche Informationen zur Gestenreferenz (z.B.: Das Kind zeigt auf den Hund und sagt „süß").

6.4.5.2 Kodierung der kommunikativen Funktionen des Inputs

Jede sprachliche Äußerung der PBP, abgesehen von einzeln geäußerten Interjektionen und Onomatopoetika, wurde hinsichtlich ihrer kommunikativen Funktion bewertet. Die Kategorien der kommunikativen Funktionen wurden distinkt definiert. Dennoch konnte eine Äußerung mehrere kommunikative Funktionen umfassen, allerdings nur, wenn diese seriell auftraten. So wurde beispielsweise der sprachlichen Äußerung „guck mal wie das wackelt" zwei verschiedene kommunikative Funktionen zugeteilt: Der Ausdruck „guck mal" erfüllt die Funktion der Aufmerksamkeitseinforderung wohingegen „wie das wackelt" eine beschreibende Funktion einnimmt. In Tabelle 8 sind alle kommunikativen Funktionen, die eine sprachliche Äußerung erfüllen kann, aufgeführt. Die Unterscheidung in diese Kategorien erfolgte in Anlehnung an das Vorgehen von Tamis-LeMonda, Baumwell und Cristofaro (2012).

Tabelle 8: Kategorien für die kommunikativen Funktionen des lautsprachlichen Inputs durch die PBP

Kategorie	Erläuterung	Beispiele
Aufmerksamkeitseinforderung	PBP fordert die Aufmerksamkeit des Kindes ein	„guck mal", „[Name des Kindes]?"
Benennung	Bezeichnung eines Objektes	„das ist ein Ball", „Ball"
Beschreibung	Beschreibung eines Objektes, einer Handlung, einer Funktionsweise etc.	„das ist ein roter Ball", „das kann man hier so auf und zu machen", „der Hund macht wau-wau"
Bestätigung	Bestätigung, Zustimmung einer kindlichen Äußerung oder eines Verhaltens, Lob	„ja", „genau…" „gut gemacht"
Direktive	PBP gibt eine Anweisung, Verbote	„stell das mal so hin", „das müssen wir stehen lassen" „nur gucken", „nein"
Erfahrungsbezug	Äußerungen, die neue Informationen einbringen und dabei auf etwas zurückgreifen, das das Kind weiß oder erlebt hat	„das hast du auch zu Hause", „wir waren gestern auch schaukeln"
Expansion/ Extension	syntaktische oder semantische Erweiterung der kindlichen Äußerung	Kind sagt: „Hund", PBP sagt: „das ist ein großer Hund" „und der Hund kann bellen"
Offene Frage	offene Frage	„was gibt es denn hier alles zu sehen"
Quizfrage	Quizfrage, d.h. Abfragung von Bezeichnungen oder Ort	„was ist das", „wo ist der Hund"
Ja-Nein-Frage	Ja-Nein-Frage	„ist das ein Hund"

Kategorie	Erläuterung	Beispiele
Refrainfrage	Äußerungen, die Ende durch Hinzufügungen von Ausdrücken wie „ne", „oder", „woll", „ge" usw. einen Fragecharakter bekommen	„das hast du auch zu Hause, ne" (nur die Äußerung „ne" ist als Refrainfrage zu klassifizieren)
Korrektur	Korrektur, Verbesserung der kindlichen Äußerung	„nein, das ist kein Hund, das ist eine Katze"
Modellkommunikation	PBP gibt dem Kind ein Modell der Kommunikation und spricht z.B. mit Kuscheltieren im Raum. Eine einzelne Äußerung von „bitte" und „danke" wird von der PBP oft mit einer Vorbildfunktion eingesetzt und in diesen Fällen ebenfalls als Modellkommunikation gewertet.	„hallo Huhn", „bitte", „danke"
Wiederholung	Vollständige oder partielle Wiederholung der kindlichen Äußerung	Kind sagt: „Hund"; PBP sagt: „ein Hund"
Wiederholung erbeten	PBP bittet Kind um Wiederholung der Sprachäußerung	„was hast du gesagt", „sag das nochmal"
Zuwendung	PBP geht auf das körperliche Empfinden des Kindes ein (z.B. beruhigt das Kind, wenn es quengelt)	„ja", „och du bist ja so müde"

6.4.5.3 Kodierung der Antworten der Bezugspersonen auf Pointing-Gesten der Kinder

Für jede Produktion eines Hand- oder Indexfingerpoints der Kinder in der seminatürlichen Interaktionssituation mit der PBP wurde geprüft, ob die PBP lautsprachlich darauf antwortete. Alle Phrasen, die die PBP auf einen Hand- oder Indexfingerpoint der Kinder produzierten, wurden getrennt für die beiden Handform als Antworten kodiert. Anhand der Kodierungen der kommunikativen Funktion der sprachlichen Äußerungen der PBP wurde anschließend ausgezählt, wie viele Phrasen mit welchen kommunikativen Funktionen als Antworten auf Handpoints und Indexfingerpoints produziert worden sind.

6.4.6 Intercoder-Reliabilität

Zur Sicherung der Zuverlässigkeit und Objektivität des Kodiervorgehens wurden randomisiert 10% aller Videos doppelt (bei zwei unterschiedlichen Kodiererinnen pro Variable) oder dreifach (bei drei unterschiedlichen Kodiererinnen pro

Variable) kodiert und der Krippendorff's α als Maß für die Intercoder-Reliabilität mit Hilfe des internetbasierten Reliabilitätsrechners ReCal OIR (Reliability Calculator for Ordinal, Interval, and Ratio data; Freelon, 2013) berechnet. In Tabelle 9 sind die Ergebnisse dieser Berechnungen dargestellt. Krippendorff's α gilt als sehr konservatives Maß und wird ab einem Wert von α > .800 als gut bewertet (Krippendorff, 2013). Daten mit α-Werten zwischen > .667 und < .800 sollten unter Vorbehalt interpretiert werden (Krippendorff, 2013). Nahezu alle α-Werte liegen zwischen .817 und 1.000, wodurch die Reliabilität der Kodierungen nachgewiesen ist. Lediglich für die Gestenproduktionen im Experiment zur Evozierung von deklarativ expressiv motivierten Gesten im Alter von 16 Monaten, liegt der α-Wert bei .689 und damit nicht im optimalen Bereich. Eine Betrachtung der Kodierungen gibt Aufschluss über den zustande gekommenen, niedrigeren α-Wert. Das spezifische Verhalten eines Kindes wurde von einer der drei Kodiererinnen abweichend von den anderen beiden bewertet. Das Kind produzierte eine Mischung aus einem Handpoint und einem Emblem, indem es mit einem Handpoint startete und dann damit zu Winken begann. Zwei Kodiererinnen bewerteten dieses Verhalten als Handpoints, eine Kodiererin als Embleme. Da dieses Kind das beschriebene Verhalten sehr häufig zeigte, kam es zu einer Vielzahl an unterschiedlichen Bewertungen. Da jedoch die Gestenkodierungen in den anderen Experimenten sowie zu den anderen Messzeitpunkten außerordentlich gut übereinstimmen, wird auch von der Reliabilität der Kodierungen im Experiment zur Evozierung von expressiven Gesten mit 16 Monaten ausgegangen.

Die Angaben zur Reliabilität des Antwortverhaltens der PBP auf Hand- und Indexfingerpoints ihrer Kinder im Alter von 12 Monaten sind nicht in Tabelle 9 enthalten, da das Antwortverhalten nur zu diesem einen Messzeitpunkt kodiert worden ist. Auch zur Überprüfung der Reliabilität des Kodiervorgehens hinsichtlich dieser Variablen wurden randomisiert 10% der Videoaufnahmen ausgewählt und von einer zweiten Kodiererin unabhängig kodiert. Beide Kodierungen liegen mit einem Krippendorff's α von .943 für Antworten auf Handpoints und .960 für Antworten auf Indexfingerpoints ebenfalls in einem sehr guten Bereich.

Tabelle 9: *Werte des Krippendorff's α als Maß für die Intercoder-Reliabilität*

	V. imp.	V. info.	P. imp.	P. exp.	P. info.	P. Kind d.Z.	Para. Kind	P. PBP d.Z.	K.F. PBP
12 Monate									
N Kodiererinnen	2	2	2	2	2	2	2	2	2
Krippendorff's α	1.000	.889	.922	.823	.866	.968	.973	.993	.839
14 Monate									
N Kodiererinnen	3	3	3	3	3	2	2	2	2
Krippendorff's α	.953	.957	.877	.935	.981	.932	.971	.998	.889
16 Monate									
N Kodiererinnen	3	3	3	3	3	2	2	2	2
Krippendorff's α	.989	.974	.817	.698	.968	.980	.930	.968	.936
18 Monate									
N Kodiererinnen	3	3	3	3	3	2	2	2	2
Krippendorff's α	.911	.977	.905	.998	.961	.966	.989	.997	.982
21 Monate									
N Kodiererinnen	3	3	3	3	3	2	2	2	2
Krippendorff's α	.960	1.000	.921	.819	.914	.892	.843	.984	.927

Anmerkungen. V. imp. = Verständnis für imperative Gesten, V. info. = Verständnis für informative Gesten, P. imp. = Produktion imperativer Gesten, P. exp. = Produktion expressiver Gesten, P. info. = Produktion informativer Gesten, P. Kind d.Z. = Gestenproduktionen des Kindes im dekorierten Zimmer, Para. Kind = Parallelität von Gesten-Sprachkombinationen des Kindes im dekorierten Zimmer, P. PBP d.Z. = Gestenproduktionen der PBP im dekorierten Zimmer, K.F. PBP = Kommunikative Funktionen sprachlicher Äußerungen der PBP.

6.5 Auswertung

In die Analysen konnten nicht zu allen Messzeitpunkten und zu allen Variablen Informationen von allen Kindern aufgenommen werden, da einzelne Kinder an einzelnen Teilen der Untersuchung nicht teilnahmen. Bei den Experimenten waren die ausgeschlossenen Kinder meist zu quengelig oder ungeduldig, um dem Prozedere zu folgen. Ein Kind konnte nur mit 12 und 14 Monaten an den Experimenten und nur mit 12 Monaten an der semi-natürlichen Interaktionssituation mit der PBP teilnehmen, da sich dieses Kind vor einzelnen Spielzeugen (Handpuppen, Aktionsobjekten) fürchtete. Bei den sprachlichen Testungen mit 2;0 und 2;6 Jahren schafften es einige Kinder nicht alle Untertests zu absolvieren, da sie zu müde wurden oder von den Aufgaben überfordert waren. Aus den genannten Gründen ist bei allen Berechnungen die jeweilige Stichprobengröße angegeben. Imputationsverfahren wurden nicht angewendet, da im Kern der vorliegenden Arbeit die Entwicklung auf individueller und nicht auf Gruppenebene steht. In Tabelle A1 im Anhang findet sich eine Aufstellung, die Auskunft darüber gibt, von welchen Kindern und aus welchen Gründen keine Daten in den jeweiligen Untersuchungen aufgenommen werden konnten.

Um Entwicklungsverläufe interferenzstatistisch abzusichern, wurden ein- bzw. zweifaktorielle Varianzanalysen mit Messwiederholungen auf einem Faktor mit zumeist 5 Stufen (t1–t5) durchgeführt. In vielen Analysen wurde zusätzlich der nicht wiederholte Zwischensubjektfaktor Sprachstand mit 2;0 Jahren (auffällig vs. nicht auffällig) in den Varianzanalysen berücksichtigt, um evtl. vorhandene Interaktionseffekte zwischen dem Sprachstand mit 2;0 Jahren und der gestischen Entwicklung prüfen zu können. Bei allen Varianzanalysen wurde zuvor mithilfe des Mauchly-Tests geprüft, ob eine Verletzung der Sphärizitätsannahme vorliegt oder nicht. In den Fällen, in denen von solch einer Verletzung aufgrund eines signifikanten Ergebnisses im Mauchly-Test ausgegangen werden konnte, wurden Korrekturen der Freiheitsgraden nach Greenhouse-Geisser vorgenommen (Field, 2013).

Für Vergleiche zwischen verschiedenen abhängigen Variablen innerhalb der Gesamtstichprobe ($N = 45$) sowie innerhalb der Substichprobe der sprachlich typisch entwickelten Kinder ($n = 35$) wurden T-Tests für verbundene Stichproben berechnet. Ebenso wurden für einzelne Experimente T-Tests bei einer Stichprobe durchgeführt, um zu überprüfen, ob die Kinder mit ihren Leistungen oberhalb der Ratewahrscheinlichkeit von 50% liegen. In all diesen Fällen wurden als Maß der zentralen Tendenz das arithmetische Mittel (M) und als Streumaß die Standardabweichung (SD) angegeben. Da die Gruppe der sprachlich verzögerten Kinder mit $n = 10$ recht klein ist, wurde für Vergleiche zwischen verschiedenen

Variablen innerhalb dieser Substichprobe der nicht-parametrische Wilcoxon-Test für verbundene Stichproben verwendet. Für Vergleiche zwischen den beiden Substichproben der sprachlich typisch entwickelten Kinder und der Kinder mit SEV wurde mit dem U-Rangsummentest nach Mann-Whitney ebenfalls ein nicht-parametrischer Test ausgewählt, der robuster gegenüber Verzerrungen aufgrund unterschiedlicher Stichprobengrößen ist (Bortz, 2005). Daher wurden bei einer Gegenüberstellung der beiden Substichproben oder bei Angaben über verschiedene Leistungen innerhalb der Substichprobe der Kinder mit SEV der Median (*Md*) als Maß für die zentrale Tendenz und entsprechend der Interquartilsabstand (*IQR*) als Maß für die Streuung angeführt. Für signifikante Unterschiede in den verschiedenen T-Tests wurde die Effektstärke *d* nach Cohen (1988) berechnet und interpretiert (Tabelle 10). Für die nicht-parametrischen Verfahren wurde die Effektstärke *r* mit Hilfe der Formel $r = \dfrac{z}{\sqrt{n_1 + n_2}}$ berechnet (Field, 2013) und nach Cohen (1988) interpretiert (Tabelle 10).

Tabelle 10: Interpretation der Effektstärken d und r nach Cohen (1988)

Effektstärke	*d*	*r*
kleiner Effekt	≥ 0.2	≥ 0.1
mittlerer Effekt	≥ 0.5	≥ 0.3
großer Effekt	≥ 0.8	≥ 0.5

Zusammenhänge zwischen dichotomen Variablen wurden mit Hilfe des Chi-Quadrat-Vierfeldertests statistisch geprüft. Als Zusammenhangsmaß wurde in diesen Fällen der Kontingenzkoeffizient Cramer-V berechnet. Werte über 0.1 weisen dabei auf einen schwachen Zusammenhang hin, Werte über 0.3 auf einen mittleren Zusammenhang und Werte über 0.5 weisen auf einen starken Zusammenhang hin (Cohen 1988).

Zur Analyse der prädiktiven Kraft von verschiedenen unabhängigen Variablen auf die sprachliche Entwicklung der Kinder im Alter von 2;0 und 2;6 Jahren wurden multiple Regressionen mit schrittweiser Aufnahme der unabhängigen Variablen vorgenommen. Variablen wurden dann in die Modelle aufgenommen, wenn sie signifikant zur Verbesserung der Gesamtvarianzaufklärung beitrugen. Um einen möglichen Einfluss einzelner Fälle auf die Gesamtergebnisse der Regressionsanalysen zu verhindern, wurde die Cook-Distanz für jeden Fall und jedes Modell bestimmt und überprüft, ob diese einen Wert über 1 erzielten, wonach von einem starken und damit verzerrenden Einfluss dieses Falles auf das Ergebnis hätte geschlossen werden können (Field, 2013). Die Cook-Distanz blieb in allen

Regressionsanalysen für alle Kinder unter einem Wert von 1, sodass alle Kinder von denen Werte in den unabhängigen und abhängigen Variablen vorlagen einbezogen werden konnten und eine Verzerrung der Ergebnisse aufgrund einzelner Fälle ausgeschlossen werden kann (Field, 2013).

Alle Kennwerte wurden, abgesehen von zwei Ausnahmen auf die zweite Nachkommastelle gerundet angegeben. Zur Angabe des Medians und des Interquartilabstandes wurde auf lediglich eine Nachkommastelle gerundet, da aufgrund der Berechnungsmethode dieser beiden Kennwerte in den meisten Fällen ohnehin lediglich eine Nachkommastelle existiert und demnach in nur wenigen Fällen überhaupt eine Rundung des Ergebnisses vorgenommen werden musste. Das Signifikanzniveau wurde aufgrund allgemeiner Konventionen bis auf die dritte Nachkommastelle angegeben.

7. Ergebnisse

7.1 Bildung der Substichproben typisch entwickelte Kinder und Kinder mit SEV anhand des Sprachentwicklungsstandes mit 2;0 Jahren

7.1.1 Vergleich von anamnestischen Angaben und der motorischen Entwicklung

Von den 45 Kindern der Gesamtstichprobe wurde bei 10 Kindern im Alter von 2;0 Jahren eine SEV nach den oben genannten Kriterien diagnostiziert[8]. Diese 10 Kinder waren hinsichtlich ihres Alters bei Studienbeginn, der Position in der Geschwisterreihe, der Verteilung von Jungen und Mädchen, dem Bildungsstand der Mutter und dem NÄE vergleichbar zu den 35 Kindern, die sich sprachlich typisch entwickelten (Tabelle 11). Die Väter der sprachlich typisch entwickelten Kinder waren mit einem Median von 15 Bildungsjahren (*IQR* = 5 Jahre) höher gebildet als die Väter der Kinder, die im Alter von 2;0 Jahren eine SEV haben (*Md* = 12 Jahre, *IQR* = 3 Jahre, *U* = 82.0, *p* = .025, *r* = 0.36). Für die Gesamtskala des sozioökonomischen Status fanden sich jedoch keine Unterschiede zwischen den beiden Gruppen (typisch entwickelt: *Md* = 0.1, *IQR* = 1.4, SEV: *Md* = −0.6, *IQR* = 1.0, *U* = 95.0, *p* = .101), was vermutlich aufgrund der vergleichbaren Bildungsstände der Mütter und den vergleichbaren NÄE resultierte. Die vier dizygotischen Zwillinge waren mit 2;0 Jahren alle sprachlich typisch entwickelt.

Vergleichbar viele Kinder beider Gruppen hatten vor Studienbeginn bereits eine oder mehrere Mittelohrentzündungen (Tabelle 11). Vier von den 10 sprachlich verzögerten Kindern und 5 der 35 sprachlich typisch entwickelten Kinder haben ein Elternteil oder ein Geschwister, welches erst spät zu sprechen begonnen hat oder sprachliche Auffälligkeiten im Vorschulalter hatte (familiäre Prädisposition für SEV). Dennoch haben die sprachlich verzögerten Kinder dieser Stichprobe

---

8   In drei Fällen erfolgte die Diagnosestellung unter Hinzunahme der Ergebnisse im FRAKIS (Szagun, et al., 2009) da diese Kinder nicht alle vier Untertests des SETK-2 (Grimm, 2000) absolvierten und die verbleibenden Testergebnisse keine eindeutige Klassifikation der Kinder in sprachlich typisch entwickelt oder sprachlich verzögert zuließen. In den drei erhobenen Kompetenzbereichen des FRAKIS (Szagun et al., 2009; Wortschatzumfang, Flexionsmorphologie und Syntaxkomplexität) erzielten alle drei Kinder durchschnittliche Ergebnisse, sodass diese Kinder als sprachlich typisch entwickelt klassifiziert wurden.

statisch betrachtet demnach lediglich tendenziell häufiger eine familiäre Prädisposition für eine SEV als typisch entwickelte Kinder ($\chi^2(1) = 3.21$, $p = .073$, Cramer-V $= .27$, $p = .073$). Alle Kinder zeigten im Alter von 12 Monaten trianguläre Blickkontakte zwischen der TL und einem Objekt in den Experimenten.

Tabelle 11: *Anamnestische Angaben von sprachlich verzögert und typisch entwickelten Kindern*

Anamnestische Angaben	Typisch entwickelt (n = 35)	SEV (n = 10)
Alter bei Studienbeginn in Tagen	368 (13)[a]	368 (14)[a]
Geschlecht (männlich)	54%	50%
dizygotischer Zwilling	11%	0%
Position in der Geschwisterreihe (Erstgeboren)	51%	60%
Bildungsstand Mutter		
Hauptschulabschluss	6%	10%
Realschulabschluss	17%	10%
(Fach-)Hochschulreife/(Fach-)Abitur	40%	60%
abgeschlossenes Hochschulstudium	31%	20%
Promotion	6%	0%
Bildungsstand Vater		
Hauptschulabschluss	6%	30%
Realschulabschluss	31%	40%
(Fach-)Hochschulreife/(Fach-)Abitur	26%	10%
abgeschlossenes Hochschulstudium	31%	10%
Promotion	6%	0%
keine Angabe	0%	10%
Monatliches NÄE in €	1388.89 (753.87)[a]	1388.89 (1449.53)[a]
Hatte bereits Mittelohrentzündung(en) bei Studienbeginn	9%	10%
Laufbeginn (in Monaten)	13 (2)[a]	15 (3)[a]
familiäre Prädisposition für SEV	14%	40%

Anmerkung. a = *Md (IQR)*.

Der Laufbeginn der sprachlich typisch entwickelten Kinder lag mit einem Median von 13 Monaten (*IQR* = 2) 2 Monate vor dem der sprachlich verzögerten Kinder (*Md* = 15 Monate, *IQR* = 3, *U* = 95.0, *p* = .027, *r* = 0.33). In der Skala Körpermotorik des ET 6-6 (Petermann et al., 2008), welche neben dem Stand der Laufentwicklung mit 12 Monaten auch das eigenständige Sitzen und die Fähigkeit sich an Objekten in den Stand hochzuziehen umfasst, zeigte sich bei der Verteilung der unterdurchschnittlichen, durchschnittlichen und überdurchschnittlichen Ergebnisse auf die sprachlich typisch entwickelten und sprachlich verzögerten

Kinder lediglich ein statistischer Trend zugunsten der sprachlich typisch entwickelten Kindern (Tabelle 12). Die feinmotorischen Fähigkeiten unterschieden sich zwischen den beiden Kindergruppen bei Studienbeginn nicht, wie ein Vergleich der Ergebnisse in der Skala Handmotorik des ET 6-6 (Petermann et al., 2008; Tabelle 13) zeigt. Besonders hervorzuheben aus dieser Skala ist das Testitem *Pinzettengriff*, durch welches festgestellt werden konnte, dass 80% der sprachlich typisch entwickelten Kinder und 90% der sprachlich verzögerten Kinder bereits mit 12 Monaten ihren Zeigefinger feinmotorisch präzise verwenden konnten ($\chi^2(1) = 0.53$, $p = .466$, *Cramer-V* = .11, $p = .466$).

Tabelle 12: Ergebnisse im Untertest Körpermotorik des ET 6-6 (Petermann et al., 2008) mit 12 Monaten von sprachlich verzögert und typisch entwickelten Kindern

| | | SEV mit 24 Monaten | | |
		ja	nein	gesamt
Körpermotorik	unterdurchschnittlich	3 (30%)	2 (6%)	5 (11%)
	durchschnittlich	6 (60%)	24 (69%)	30 (67%)
	überdurchschnittlich	1 (10%)	9 (26%)	10 (22%)
gesamt		10 (100%)	35 (100%)	45 (100%)

Anmerkungen. $\chi^2(2) = 5.08$, $p = .079$, *Cramer-V* = .34, $p = .079$.

Tabelle 13: Ergebnisse im Untertest Handmotorik des ET 6-6 (Petermann et al., 2008) mit 12 Monaten von sprachlich verzögert und typisch entwickelten Kindern

| | | SEV mit 24 Monaten | | |
		ja	nein	gesamt
Handmotorik	unterdurchschnittlich	1 (10%)	6 (17%)	7 (16%)
	durchschnittlich	7 (70%)	12 (34%)	19 (42%)
	überdurchschnittlich	2 (20%)	17 (49%)	19 (42%)
gesamt		10 (100%)	35 (100%)	45 (100%)

Anmerkungen. $\chi^2(2) = 4.11$, $p = .128$, *Cramer-V* = .30, $p = .128$.

7.1.2 Vergleich der Sprachentwicklung

Die Kinder, bei denen im Alter von 2;0 Jahren eine SEV diagnostiziert wurde, unterschieden sich als Gruppe betrachtet bereits ab Studienbeginn in nahezu allen erhobenen Sprachmaßen von den sprachlich typisch entwickelten Kindern. Eine Übersicht findet sich in den Tabellen A2–A5 im Anhang. Der Umfang ihres rezeptiven Wortschatzes war im Alter von 12 und 16 Monaten signifikant kleiner als der der sprachlich typisch entwickelten Kinder (Tabelle 14). Beim produktiven Wortschatzumfang lagen die Kinder mit SEV zu allen 7 Erhebungszeitpunkten unterhalb des Wortschatzes der mit 2;0 Jahren sprachlich typisch entwickelten Kinder (Abbildung 14 für eine Übersicht, Tabelle 15 für Mittelwerte. Die rezeptiven und produktiven Wortschatzumfänge korrelieren dabei zu den drei parallel erhobenen Zeitpunkten mittelgradig miteinander (12 Monate: $r = .45$, $p = .002$; 14 Monate: $r = .43$, $p = .004$; 16 Monate: $r = .49$, $p = .001$).

Tabelle 14: Vergleich des rezeptiven Wortschatzumfangs von sprachlich verzögert und typisch entwickelten Kindern

Alter in Monaten	Typisch entwickelte Kinder ($n = 35$)		Kinder mit SEV ($n = 10$)			p	
	Md	*IQR*	*Md*	*IQR*	*U*	(2-seitig)	*r*
12	26.0	34.0	11.0	14.5	84.0	.013	0.37
14	62.0	46.0	29.5	45.3	105.0	.056	0.29
16	96.0	57.0	59.5	57.0	96.5	.032	0.32

Abbildung 14: Vergleich des produktiven Wortschatzumfangs von Kindern, die mit 2;0 Jahren sprachlich typisch entwickelt oder sprachlich verzögert sind. *p < .05, **p < .01, ***p < .001

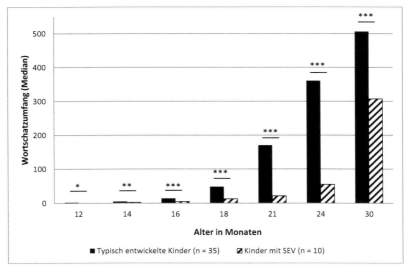

Tabelle 15: *Vergleich des produktiven Wortschatzumfangs von sprachlich verzögert und typisch entwickelten Kindern*

Alter in Monaten	Typisch entwickelte Kinder ($n = 35$)		Kinder mit SEV ($n = 10$)		U	p (2-seitig)	r
	Md	*IQR*	*Md*	*IQR*			
12	2.0	5.0	0.0	2.0	84.0	.011	0.38
14	5.0	10.0	2.5	4.3	75.5	.006	0.41
16	14.0	15.0	5.0	2.3	46.0	.000	0.53
18	48.0	60.0	13.0	11.0	33.5	.000	0.58
21	170.0	273.0	21.5	58.0	20.0	.000	0.63
24	361.0	222.0	55.0	109.0	13.0	.000	0.66
30	506.0	153.0	307.5	307.5	49.0	.001	0.51

Trotz dieser Unterschiede im rezeptiven und produktiven Wortschatz der Kinder bei Studienbeginn, erfolgte die Identifikation der sprachlich auffälligen und unauffälligen Kinder mit Hilfe des ELFRA-1 (Grimm & Doil, 2006) nur bedingt befriedigend. Siebzig Prozent der Kinder, die im Alter von 2;0 Jahren tatsächlich sprachlich verzögert sind, wurden mit 12 Monaten als Risikokind durch den ELFRA-1 (Grimm & Doil, 2006) klassifiziert, aber auch 37% der sprachlich typisch entwickelten Kinder (Tabelle 16).

Von den 10 Kindern, bei denen im Alter von 2;0 Jahren eine SEV diagnostiziert wurde, holten 5 Kinder ihre sprachliche Verzögerung bis zum Alter von 2;6 Jahren auf. Obwohl damit der RATZ-Index für den ELFRA-1 (Grimm & Doil, 2006) mit einem Wert von 0.64 in einem guten Bereich liegt, spricht der hohe Anteil an falsch positiv getesteten Kindern (40%) gegen einen sinnvollen Einsatz des ELFRA-1 (Grimm & Doil, 2006) mit 12 Monaten. Die Klassifikation der Kinder in sprachlich verzögert und typisch entwickelt sowie die Kennwerte der Güte des ELFRA-1 (Grimm & Doil, 2006) anhand der vorliegenden Stichprobe sind in den Tabellen 16 und 17 aufgeführt.

Tabelle 16: Klassifikation von Kindern als sprachverzögert oder typisch entwickelt mit 2;0 und 2;6 Jahren anhand des ELFRA-1 (Grimm & Doil, 2006) mit 12 Monaten

| | | **SEV mit 2;0 Jahren** | | | **SEV mit 2;6 Jahren** | | |
		ja	**nein**	**gesamt**	**ja**	**nein**	**gesamt**
Risikokind nach ELFRA-1	ja	7 (70%)	13 (37%)	20 (44%)	4 (80%)	16 (40%)	20 (44%)
	nein	3 (30%)	22 (63%)	25 (56%)	1 (20%)	24 (60%)	25 (56%)
gesamt		10 (100%)	35 (100%)	45 (100%)	5 (100%)	40 (100%)	45 (100%)

Anmerkungen. 2;0 Jahre: $\chi^2(1) = 3.40$, $p = .065$, *Cramer-V* $= .28$, $p = .065$; 2;6 Jahre: $\chi^2(1) = 2.88$, $p = .090$, *Cramer-V* $= .25$, $p = .090$.

Tabelle 17: Kennwerte für die Güte des ELFRA-1 (Grimm & Doil, 2006) mit 12 Monaten zur Identifikation von Kindern mit SEV im Alter von 2;0 und 2;6 Jahren

Gütekriterium	Güte des Screenings mit 2;0 Jahren	Güte des Screenings mit 2;6 Jahre
Sensitivität	0.70	0.80
Spezifität	0.63	0.60
positiver prädiktiver Wert	0.35	0.20
negativer prädiktiver Wert	0.88	0.96
Trefferquote	0.64	0.62
Zufallstrefferquote	0.53	0.54
Selektionsrate	0.44	0.44
RATZ-Index	0.46	0.64

Im Alter von 2;0 Jahren hatten 3 der 10 Kinder eine rein expressive SEV, während 7 Kinder zusätzlich Verzögerungen in ihren rezeptiven Sprachleistungen aufwiesen. Zwei der 3 Kinder mit ausschließlich expressiven Sprachauffälligkeiten holten ihren Rückstand im Laufe der folgenden 6 Monate auf, ebenso wie 3 der 7 Kinder mit expressiven und rezeptiven Verzögerungen. Zusätzlich holte 1 der 7 Kinder mit kombinierter rezeptiver und expressiver SEV zumindest seinen Rückstand im rezeptiven Bereich auf. Tabelle 18 gibt einen Überblick über die Kinder mit rein expressiven und rezeptiv-expressiven SEV zu beiden Alterszeitpunkten.

	Kinder mit SEV	
	im Alter von 2;0 Jahren	im Alter von 2;6 Jahren
Rein expressive SEV	3	2
Rezeptiv-expressive SEV	7	3

7.2 Entwicklung deiktischer Gesten

7.2.1 Verständnis für imperativ motivierte Gesten

Das Verständnis für die kommunikative Absicht einer imperativen Geste, welche in diesem Experiment durch das Ausführen einer Greifgeste operationalisiert wurde, wurde früh erworben. Bereits mit 12 Monaten hatten die Kinder ($N = 45$) in 75% der Versuche verstanden, dass der Gegenstand durch die imperative Geste eingeforderten wird und gaben ihn zurück (95%) oder zeigten eindeutig, dass sie diesen nicht abgeben möchten (z.B. mit dem Kopf schütteln und den Gegenstand ganz fest an den Körper drücken, 5%). Die Mehrheit der Reaktionen der Kinder (71%) erfolgte unmittelbar nachdem die imperative Geste ausgeführt worden war (innerhalb von max. 10 Sekunden). Ein kleiner Teil (12%) der Reaktionen erfolgte 10 bis 20 Sekunden nach dem Beginn der Gestenpräsentation. In den restlichen 17% der Reaktionen wurde nicht zwischen der Geschwindigkeit des Reaktionsverhalten der Kinder unterschieden, da in diesen Fällen die PBP in das Geschehen involviert war (hielt den Gegenstand regungslos und in der Sicht des Kindes fest oder das Kind saß auf dem Schoß der PBP). In Tabelle 19 ist die Entwicklung des Verständnisses für eine imperative Geste zusammenfassend dargestellt.

Tabelle 19: Entwicklung des Verständnisses für imperative Gesten

	12 Monate (n = 45)		14 Monate (n = 44)		16 Monate (n = 43)		18 Monate (n = 44)		21 Monate (n = 44)	
	M	*SD*	*M*	*SD*	*M*	*SD*	*M*	*SD*	*M*	*SD*
Korrekte Reaktionen	0.75	0.39	0.85	0.31	0.91	0.19	0.94	0.18	0.98	0.08
Anteil Zurückgeben	0.95	0.15	0.94	0.14	0.95	0.16	0.90	0.28	0.97	0.15
Anteil Reaktionen innerhalb der ersten 10 Sekunden	0.71	0.30	0.83	0.31	0.94	0.17	0.90	0.24	0.99	0.04
Anteil Reaktionen innerhalb von 10–20 Sekunden	0.12	0.19	0.04	0.17	0.00	0.00	0.03	0.1	0.00	0.04
Anteil Reaktionen in denen die Bezugsperson involviert ist	0.17	0.28	0.13	0.28	0.06	0.17	0.07	0.22	0.00	0.00

Wie aus Tabelle 19 ersichtlich, nahmen die korrekten Reaktionen der Kinder im Zeitverlauf zu und der Anteil an Versuchen in denen das Kind nicht reagiert von 25% auf 2% ab. Die Zunahme der korrekten Reaktionen wurde unter Berücksichtigung des Sprachstandes der Kinder mit 2;0 Jahren mit Hilfe einer zweifaktoriellen Varianzanalyse mit Messwiederholung ($n = 42$) auf dem Faktor korrekte Reaktionen (5 Stufen) und dem nicht wiederholten Zwischensubjekt-faktor Sprachstand mit 2;0 Jahren (auffällig vs. nicht auffällig) auf ihre statistische Bedeutsamkeit hin überprüft. Da der Mauchly-Test eine Verletzung der Sphärizitätsannahme anzeigte ($\chi^2(9) = 73.89$, $p < .001$) wurde eine Korrektur der Freiheitsgraden mit Hilfe der Greenhouse-Geisser Methode vorgenommen ($\varepsilon = .63$). Es zeigte sich ein signifikanter Haupteffekt für die Zunahmen der korrekten Reaktionen ($F(2.53, 101.19) = 4.68$, $p = .007$), welcher unabhängig vom Sprachentwicklungsstand der Kinder im Alter von 2;0 Jahren bestand ($F(2.53, 101.19) = 0.85$, $p = .452$). Demnach durchliefen die sprachlich typisch entwickelten Kinder und die Kinder, die im Alter von 2;0 Jahren eine SEV haben die gleiche Entwicklung im Verständnis für imperative Gesten.

Die Kinder der Gesamtstichprobe reagierten mit zunehmendem Alter häufiger mit einer erwünschten Verhaltensweise und wurden dabei immer schneller. Weniger als 1% aller erfolgten Reaktionen im Alter von 21 Monaten fanden nicht unmittelbar nach der Evozierung statt.

Betrachtet man die Kinder individuell, so ist ersichtlich, dass es hier nahezu Deckeneffekte von Beginn an gab: Mit 12 Monaten zeigten 87% der Kinder mindestens in einem der vier Versuchsdurchläufe ein korrektes Antwortverhalten und mit 14 Monaten hatten nahezu alle Kinder (43 von 44) mindestens einmal korrekt reagiert. Da die Varianz zwischen den Kindern von Beginn an so gering war, und die Zunahme der korrekten Reaktion im Zeitverlauf vergleichbar zwischen sprachlich auffälligen und unauffälligen Kindern verlief, finden sich auch im Querschnitt der einzelnen Messzeitpunkte keine Unterschiede zwischen den Kindern der beiden Subgruppen (Tabelle 20).

Tabelle 20: Vergleich korrekter Reaktionen pro Versuchsdurchlauf im Experiment zur Überprüfung des Verständnisses für imperative Gesten zwischen sprachlich verzögert und typisch entwickelten Kindern

Alter in Monaten	Typisch entwickelte Kinder (n = 34–35)		Kinder mit SEV (n = 9–10)			
	Md	*IQR*	*Md*	*IQR*	*U*	*p* (2-seitig)
12	1.0	0.5	0.9	0.8	163.5	.741
14	1.0	0.3	1.0	0.3	141.0	.583
16	1.0	0.0	1.0	0.4	125.5	.248
18	1.0	0.0	1.0	0.0	135.0	.123
21	1.0	0.0	1.0	0.0	160.0	.438

7.2.2 Verständnis für informativ motivierte Gesten

Das Verständnis für eine informative Geste entwickelte sich im Vergleich zum Verständnis für eine imperative Geste deutlich später. Mit 12 und 14 Monaten lagen die Anteile korrekten Suchverhaltens der Kinder statistisch signifikant unterhalb der 50%igen Zufallswahrscheinlichkeit (12 Monate: $M = 0.31$, $SD = 0.28$, $M_{Diff} = -0.19$, CI [−.27, −.10], $t(44) = -4.48$, $p < .001$, $d = -1.35$; 14 Monate: $M = 0.37$, $SD = 0.31$, $M_{Diff} = -0.13$, CI [−.22, −.03], $t(44) = -2.77$, $p = .008$, $d = -0.84$). Erst mit 18 und 21 Monaten lagen sie oberhalb der Zufallswahrscheinlichkeit (18 Monate: $M = 0.68$, $SD = 0.30$, $M_{Diff} = 0.18$, CI [.09, .27], $t(43) = 3.99$, $p < .001$, $d = 1.22$, 21 Monate: $M = 0.75$, $SD = 0.31$, $M_{Diff} = 0.25$, CI [.15, .34], $t(43) = 5.31$, $p < .001$, $d = 1.62$) (Abbildung 15). Eine einfaktorielle Varianzanalyse mit Messwiederholung ($n = 43$) bestätigte den signifikanten Anstieg des Verständnisses für informative Gesten ($F(4, 168) = 17.28$, $p < .001$). Die Sphärizitätsannahme war nicht verletzt (Mauchly-Tests: $\chi^2(9) = 2.52$, $p = .98$). Post-hoc-Analysen mit Bonferroni-Korrektur zeigten signifikante Unterschiede zwischen dem durchschnittlich korrekten Suchverhalten mit 12 Monaten im Vergleich zu 18 ($p < .001$) und 21 Monaten ($p < .001$) sowie zwischen dem Verhalten mit 14 Monaten im Vergleich zu ebenfalls 18 ($p < .001$) und 21 Monaten ($p < .001$).

Auf individueller Ebene betrachtet, suchten lediglich 13% der Kinder im Alter von 12 Monaten ($N = 45$) in mehr als der Hälfte der Versuche korrekt nach der Fingerhandpuppe, mit 14 Monaten ($N = 45$) waren es 20%, mit 16 Monaten

(n = 43) 42%, mit 18 Monaten (n = 44) 55% und mit 21 Monaten (n = 44) 70% der Kinder.

Abbildung 15: Entwicklung des Verständnisses für informative Gesten (n = 43–45). Standardfehler sind markiert, gestrichelte Linie markiert 50%ige Zufallswahrscheinlichkeit

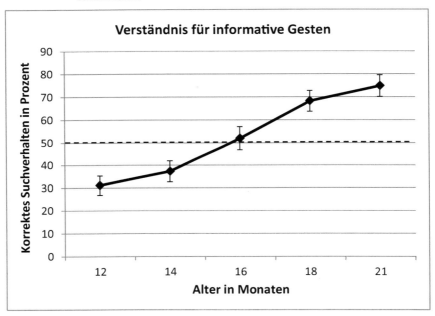

Um einen möglichen Einfluss von sprachlichen Kompetenzen auf die Entwicklung des Verständnisses für informative Gesten zu identifizieren, wurde die einfaktorielle Varianzanalyse mit Messwiederholung auf dem Faktor korrektes Suchverhalten (5 Stufen) um den Zwischensubjektfaktor Sprachstand mit 2;0 Jahren (auffällig vs. nicht auffällig) erweitert. Neben dem bereits berichteten Haupteffekt für die Zunahme des korrekten Suchverhaltens, konnte kein Interaktionseffekt der Verständnisleistung in Abhängigkeit vom Sprachstand der Kinder im Alter von 2;0 Jahren identifiziert werden ($F(4, 160) = 8.53$, $p = .493$). Die Kinder, die mit 2;0 Jahren als sprachauffällig identifiziert worden sind, durchliefen den gleichen Entwicklungsverlauf wie die sprachlich typisch entwickelten Kinder.

Bei der Analyse des Anstiegs der Verständnisleistung für informative Gesten ist darüber hinaus zu beachten, dass die Kinder insgesamt zu Beginn des Untersuchungszeitraums recht selten nach dem versteckten Spielzeug gesucht haben.

Mit 12 und 14 Monaten suchten sie durchschnittlich nur in 50% bzw. 63% der Versuche. In den restlichen 50% bzw. 37% der Versuchsdurchläufe griffen die Kinder unkontrolliert nach beiden Tüchern gleichzeitig oder zeigten keinerlei Reaktionen. Dies änderte sich mit 16 Monaten. Ab diesem Zeitpunkt suchten die Kinder in 81% bis 88% der Versuche nach dem Spielzeug. Auch diese Entwicklung wurde unter Einbezug des Zwischensubjektfaktors Sprachstand mit 2;0 Jahren (auffällig vs. nicht auffällig) hinsichtlich einer signifikanten Veränderung mittels zweifaktorieller Varianzanalyse mit Messwiederholung (n = 43) analysiert. Es zeigte sich ein signifikanter Haupteffekt für die Zunahme des Suchverhaltens ($F(2.78, 15.85)$ = 7.2, $p < .001$), welcher ebenfalls unabhängig vom Sprachstand im Alter von 2;0 Jahren bestand. Die Varianzanalyse wurde aufgrund des signifikanten Ergebnisses im Mauchly-Test und damit einer Verletzung der Sphärizitätsannahme ($\chi^2(9)$ = 33.93, $p < .001$) unter Korrektur der Freiheitsgraden mit Hilfe der Greenhouse-Geisser Methode vorgenommen (ε = .71).

Betrachtet man ausschließlich die Versuchsdurchläufe, in denen die Kinder überhaupt ein Suchverhalten gezeigt haben, so wird deutlich, dass sie von Beginn an häufiger auf der korrekten Seite im Vergleich zur Ratewahrscheinlichkeit von 50% suchten (Tabelle 21). Auch hierbei finden sich keine Unterschiede zwischen später sprachlich verzögerten und typisch entwickelten Kindern, wie die U-Rangsummentests nach Mann-Whitney bestätigen (Tabelle 22).

Tabelle 21: Vergleich korrekter Reaktionen pro Versuchsdurchlauf, in denen ein Suchverhalten gezeigt wurde, zur Ratewahrscheinlichkeit von 50% im Experiment zur Überprüfung des Verständnisses für informative Gesten

Alter in Monaten	Korrektes Suchverhalten		Differenz zur Ratewahrscheinlichkeit	95% CI			p	
	M	SD	M	UG	OG	$t(32–41)$	(2-seitig)	d
12 (n = 33)	0.63	0.32	0.13	0.01	0.24	2.29	.029	0.81
14 (n = 33)	0.60	0.28	0.10	0.00	0.20	2.07	.047	0.73
16 (n = 41)	0.60	0.33	1.00	–0.01	0.20	1.93	.060	0.61
18 (n = 43)	0.78	0.25	0.28	0.20	0.36	7.24	.000	2.23
21 (n = 42)	0.84	0.21	0.34	0.28	0.41	10.55	.000	3.30

Anmerkungen. Da jeweils nur der Anteil korrekten Suchverhaltens für die Kinder berechnet wurde, die ein Suchverhalten gezeigt haben, ergeben sich deutliche Abweichungen in der Stichprobengröße.

Tabelle 22: *Vergleich korrekter Reaktionen pro Versuchsdurchlauf, in denen ein Suchverhalten gezeigt wurde, zwischen sprachlich verzögert und typisch entwickelten Kindern im Experiment zur Überprüfung des Verständnisses für informative Gesten*

Alter in Monaten	Typisch entwickelte Kinder (*n* = 25–33)		Kinder mit SEV (*n* = 6–10)		*U*	*p* (2-seitig)
	Md	*IQR*	*Md*	*IQR*		
12	0.7	0.4	0.7	0.5	78.0	.342
14	0.5	0.5	0.5	0.3	68.5	.546
16	0.7	0.5	0.5	0.8	95.0	.215
18	1.0	0.5	0.9	0.3	156.5	.791
21	1.0	0.5	1.0	0.3	139.0	.483

Anmerkungen. Da jeweils nur der Anteil korrekten Suchverhaltens für die Kinder berechnet wurde, die ein Suchverhalten gezeigt haben, ergeben sich deutlich reduzierte Stichprobengrößen: Typisch entwickelte Kinder 12 Monate: *n* = 25, 14 Monate: *n* = 27, 16 und 18 Monate: *n* = 33, 21 Monate: *n* = 32, Kinder mit SEV 12 und 16 Monate: *n* = 8, 14 Monate: *n* = 6, 18 und 21 Monate: *n* = 10.

7.2.3 Gestenproduktion in spontaner Interaktion

Alle 45 Kinder benutzten von Beginn der Studie an Gesten, um sich kommunikativ mitzuteilen und dies sowohl in der Interaktion mit ihrer PBP als auch während der Experimente und damit in Interaktion mit der TL. In der semi-natürlichen Interaktionssituation mit der PBP verwendeten die Kinder mit 12 Monaten insgesamt 937 Gesten (*M* = 20.82, *SD* = 14.48). Diese verteilten sich auf 53% Handpoints, 45% Indexfingerpoints und weniger als jeweils 1% auf Embleme, ikonische Gesten, Greifgesten und andere, nicht weiterklassifizierbare Gesten. Damit zeigte sich deutlich, dass in dieser spezifischen Interaktionssituation, die einem Museumsbesuch ähnelt und gezielt zur Evozierung von Pointing-Gesten entwickelt worden war, mit 98% auch tatsächlich fast ausschließlich diese Art von Gesten produziert wurde. Auch wenn im Laufe der Zeit die Gesamtanzahlen an ikonischen Gesten, Greifgesten und Emblemen leicht anstiegen (Maximum ikonische Gesten mit 18 Monaten [*n* = 43]: 12 = 1%; Maximum Greifgesten mit 21 Monaten [*n* = 41]: 31 = 2%; Maximum Embleme mit 16 Monaten [*n* = 42]: 44 = 4%) blieben ihre Anteile sehr gering. Zudem ist anzumerken, dass sich beispielsweise die 44 Embleme, die im Alter von 16 Monaten produziert worden waren auf lediglich 13 Kinder verteilten, wohingegen Pointing-Gesten von allen Kindern und zu allen Alterszeitpunkten produziert wurden. Aus diesem Grund werden im weiteren Verlauf der Analysen der semi-natürlichen Interaktionssituation lediglich Hand- und Indexfingerpoints berücksichtigt.

Mit 12 Monaten haben alle bis auf zwei Kinder (96%) mindestens einmal mit der ganzen Hand auf Objekte im dekorierten Zimmer gezeigt. Durchschnittlich haben sie die ganze Hand 11.09 Mal (SD = 9.81) kommunikativ verwendet. Mit dem Zeigefinger haben zum gleichen Zeitpunkt 35 der 45 Kinder mindestens einmal gezeigt (78%). Im Durchschnitt produzierten sie 9.29 Indexfingerpoints (SD = 11.85). Die Verwendungen der ganzen Hand und des Indexfingers zum ersten Messzeitpunkt unterschieden sich demnach nicht voneinander (M_{Diff} = –1.8, CI [–6.77, 3.17], $t(44)$ = –0.73, p = .469).

Wie aus Abbildung 16 ersichtlich ist, veränderte sich das Verhältnis von Handpoints und Indexfingerpoints über die Zeit. Die Anzahl an Indexpoints nahm bis zum Alter von 21 Monaten stetig zu, während die Anzahl an Handpoints abnahm. Um zu überprüfen, ob es sich bei diesen Entwicklungen um signifikante Zu- und Abnahmen handelt, wurden zwei einfaktorielle Varianzanalysen mit Messwiederholungen auf dem Faktor Anzahl Indexfingerpoints bzw. dem Faktor Anzahl Handpoints (beide jeweils 5 Stufen) durchgeführt (n = 40). Da der Mauchly-Test eine Verletzung der Sphärizitätsannahme für beide Variablen anzeigte (Indexpoints: $\chi^2(9)$ = 17.91, p = .036; Handpoints: $\chi^2(9)$ = 22.01, p = .009) wurden Korrekturen der Freiheitsgraden mithilfe der Greenhouse-Geisser Methode vorgenommen (ε = .80 für Indexfingerpoints und ε = .76 für Handpoints). Es zeigten sich signifikante Haupteffekte für die Zunahme der Indexfingerpoints ($F(3.18, 124.07)$ = 9.89, p < .001) sowie für die Abnahme der Handpoints ($F(3.05, 118.78)$ = 2.67, p = .05). Post-hoc-Analysen mit Bonferroni-Korrektur zeigten signifikante Unterschiede zwischen der Anzahl der Indexfingerpoints mit 12 Monaten im Vergleich zu 16 (p < .001), 18 (p < .001) und 21 Monaten (p = .002) sowie zwischen der Anzahl der Indexfingerpoints mit 14 Monaten im Vergleich zu ebenfalls 16 (p = .020), 18 (p = .007) und 21 Monaten (p = .012). Ab dem Alter von 16 Monaten benutzten die Kinder deutlich mehr Indexfingerpoints zur Kommunikation mit ihrer Bezugsperson als Handpoints (Tabelle 23).

Abbildung 16: Entwicklung von Pointing-Gesten (n = 41–45). Standardfehler sind markiert

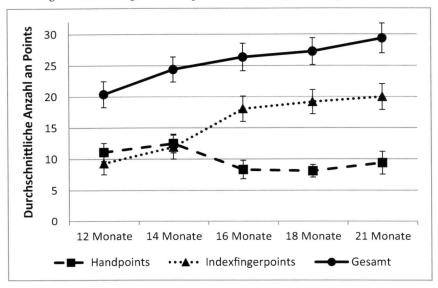

Tabelle 23: Vergleich von Indexfingerpoints und Handpoints in der Gesamtgruppe zu allen Messzeitpunkten

Alter in Monaten	Indexpoints		Handpoints		Differenz	95% CI			p	
	M	*SD*	*M*	*SD*	*M*	UG	OG	*t*(40–44)	(2-seitig)	*d*
12 (*n* = 45)	9.29	11.85	11.09	9.81	−1.80	−6.77	3.17	−0.73	.469	−0.17
14 (*n* = 44)	11.91	12.70	12.48	10.02	−0.57	−6.22	5.08	−0.20	.840	−0.05
16 (*n* = 42)	18.05	13.21	8.31	9.53	9.74	4.08	15.4	3.47	.001	0.85
18 (*n* = 43)	19.16	12.79	8.09	6.55	11.07	6.54	15.6	4.94	.000	1.09
21 (*n* = 41)	19.98	13.48	9.37	11.57	10.61	4.31	16.91	3.41	.002	0.84

Die Entwicklung der durchschnittlichen Anzahl aller Pointing-Gesten wurde hinsichtlich einer Abhängigkeit zur Sprachentwicklung analysiert. Hierzu wurde eine zweifaktorielle Varianzanalyse mit Messwiederholung auf dem Faktor Anzahl Pointing-Gesten und dem nicht wiederholten Faktor Sprachstand mit 2;0 Jahren (auffällig vs. nicht auffällig) durchgeführt. (*n* = 40). Da der Mauchly-Test eine Verletzung der Sphärizitätsannahme anzeige ($\chi^2(9) = 20.61$, $p = .015$) wurde die Greenhouse-Geisser Korrektur eingesetzt ($\varepsilon = .82$). Es zeigte sich ein signifikanter Haupteffekt für die Zunahme der Pointing-Gesten ($F(3.25, 123.48) = 12.31$, $p < .001$), welcher durch den signifikanten Interaktionseffekt zwischen der Anzahl an Pointing-Gesten und dem Sprachstand mit 2;0 Jahren (verzögert vs. typisch entwickelt) ($F_{(3.25, 123.48)}$) = 10.96, $p <$ .001) erklärt wird: Während bei den Kindern mit SEV im Alter von 2;0 Jahren ein deutlicher Zuwachs in der Gesamtanzahl der Pointing-Gesten zwischen 12 und 21 Monaten zu beobachten war, verwendeten die sprachlich typisch entwickelten Kinder nahezu konstant viele Pointing-Gesten in diesem Zeitraum (Abbildung 17).

Abbildung 17: Entwicklung von Pointing-Gesten bei sprachlich typisch entwickelnden Kindern (links, n = 31–35) und Kindern mit SEV im Alter von 2;0 Jahren (rechts, n = 10). Standardfehler sind markiert

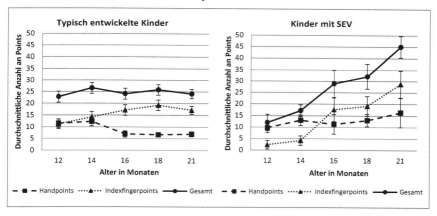

Die Verteilung der Pointing-Gesten auf die beiden Handformen war bei beiden Gruppen ebenfalls sehr unterschiedlich: Während 32 der 35 typisch entwickelten Kinder (91%) bereits mit 12 Monaten den Indexfinger zum Zeigen benutzten, verwendeten lediglich 2 der 10 Kinder mit SEV (20%) den Indexfinger in diesem frühen Alter. Als Gruppe betrachtet, verwendeten die sprachlich typisch entwickelten Kinder mit 12 und 14 Monaten die ganze Hand und den Indexfinger vergleichbar häufig zum Zeigen und ab 16 Monaten signifikant häufiger den Indexfinger als die ganze Hand (Tabelle 24). Die sprachlich verzögerten Kinder hingegen produzierten mit 12 und 14 Monaten signifikant mehr Handpoints als Indexfingerpoints (Tabelle 25). Ab 16 Monaten stieg die Anzahl der Indexpoints deutlich an (Abbildung 17), da aber, anders als bei den sprachlich typisch entwickelten Kindern, die Anzahl der Handpoints nicht abnahm, findet sich kein statistisch signifikanter Unterschied zwischen der Anzahl der beiden Pointing-Gesten im Alter von 16 bis 21 Monaten bei den Kindern mit SEV (Tabelle 25).

Tabelle 24: Verhältnis von Indexpoints zu Handpoints bei sprachlich typisch entwickelten Kindern

Alter in Monaten	Indexpoints		Handpoints		Differenz	95% CI			*p*	
	M	*SD*	*M*	*SD*	*M*	UG	OG	*t*(32–34)	(2-seitig)	*d*
12 (*n* = 35)	11.29	12.44	11.49	10.54	–0.20	–6.47	6.07	–0.07	.949	–0.02
14 (*n* = 34)	14.21	13.22	12.32	10.80	1.88	–5.00	8.76	0.56	.581	0.16
16 (*n* = 32)	18.19	12.47	7.38	7.97	10.81	4.77	16.86	3.65	.001	1.03
18 (*n* = 33)	19.18	12.79	6.61	5.17	12.58	7.35	17.80	4.90	.000	1.29
21 (*n* = 31)	17.16	10.08	7.13	6.23	10.03	5.63	14.44	4.54	.000	1.20

Tabelle 25: Verhältnis von Indexpoints zu Handpoints bei sprachlich verzögerten Kindern (*n* = 10)

Alter in Monaten	Indexpoints		Handpoints		Z	*p*	*r*
	Md	*IQR*	*Md*	*IQR*		(2-seitig)	
12	0.0	1.3	8.0	7.3	2.81	.005	–0.63
14	2.5	2.8	11.0	12.3	2.04	.041	0.46
16	15.5	16.5	6.0	12.5	0.76	.445	0.17
18	18.5	20.3	13.5	13.0	1.24	.214	0.28
21	27.0	33.5	6.5	20.3	1.02	.308	0.23

7.2.4 Produktion von imperativ motivierten Gesten

Im Experiment zur Evozierung von Gesten, welche aufgrund eines imperativen Motivs verwendet werden, produzierten alle 45 Kinder bei Studienbeginn mindestens eine imperative Geste in den vier Versuchen. Im Mittel produzierten sie 2.20 Gesten pro Versuch (*SD* = 1.60), wobei die Spannweite von 0.25 bis zu 6.50 Gesten pro Versuch reichte. Über die vier weiteren Messzeitpunkte bis zum Alter von 21 Monaten war eine geringe, aber signifikante Zunahme in der durchschnittlichen Anzahl von deiktischen Gesten, die aufgrund eines imperativen Motivs produziert wurden zu verzeichnen. Die Zunahme war unabhängig vom Sprachstand mit 2;0 Jahren. Dies konnte anhand einer zweifaktoriellen Varianzanalyse mit Messwiederholung auf dem Faktor Produktion von Gesten im imperativen Experiment und dem nicht wiederholten Zwischensubjektfaktor Sprachstand mit 2;0 Jahren (auffällig vs. nicht auffällig) gezeigt werden (*n* = 43, $F(4, 168) = 2.66$, $p = .035$), welche ohne Korrektur der Freiheitsgraden durchgeführt werden konnte, da der Mauchly-Test keine Verletzung der Sphärizitätsannahme angezeigt hatte ($\chi^2(9) = 13.52$, $p = .141$). Das heißt, dass alle Kinder, unabhängig davon, ob sie im Alter von 2;0 Jahren sprachlich typisch entwickelt sind oder eine SEV haben, im Laufe ihres zweiten Lebensjahres minimal zunehmend mehr Gesten im

Experiment zur Evozierung imperativ motivierter Gesten produzierten. Hierbei verwendeten sie zu allen Zeitpunkten vorwiegend Handpoints und Indexfingerpoints, wobei sich deren Anteile abgesehen von der Messung im Alter von 14 Monaten nicht voneinander unterschieden (Tabelle 26 für Mittelwerte, M_{Diff} = 0.66, CI [0.02, 1.31], $t(44)$ = 2.06, p = .045, d = 0.80). Der Anteil an Greifgesten war zu allen fünf Messzeitpunkten verschwindend gering (Tabelle 26).

Tabelle 26: Entwicklung von imperativen Gesten

Alter in Monaten	Gesten gesamt		Handpoints		Indexfingerpoints		Greifgesten	
	M	*SD*	*M*	*SD*	*M*	*SD*	*M*	*SD*
12 Monate (n = 45)	2.20	1.60	1.12	1.16	1.01	1.56	0.07	0.28
14 Monate (n = 45)	2.44	1.52	1.54	1.43	0.87	1.19	0.03	0.11
16 Monate (n = 43)	3.04	1.71	1.80	1.46	1.18	1.29	0.06	0.17
18 Monate (n = 44)	2.98	1.48	1.42	1.06	1.47	1.35	0.09	0.26
21 Monate (n = 44)	2.92	1.90	1.50	1.50	1.34	1.26	0.09	0.23

Für die beiden Arten von Pointing-Gesten konnten in getrennten zweifaktoriellen Varianzanalysen mit Messwiederholungen auf dem Faktor Handpoints bzw. Indexfingerpoints (jeweils 5 Stufen) und dem nicht wiederholten Faktor Sprachstand mit 2;0 Jahren (auffällig vs. nicht auffällig) weder Haupt- noch Interaktionseffekte gefunden werden (n = 43, Handpoints: Mauchly-Test: $\chi^2(9)$ = 7.96, p = .538; $F(4, 164)$ = 0.93, p = .447, Handpoints*Sprachstand: $F(4, 164)$ = 1.59, p = .181; Indexpoints: Mauchly-Test: $\chi^2(9)$ = 21.12, p = .012, Greenhouse-Geisser Korrektur: ε = .84; $F(3.35, 137.41)$ = 2.41, p = .063, Indexpoints*Sprachstand: $F(3.35, 137.41)$ = 1.19, p = .318). Demnach verwendeten die Kinder unabhängig von ihrem Sprachstand mit 2;0 Jahren gleichbleibend viele Indexfingerpoints und Handpoints zwischen 12 und 21 Monaten zum Ausdruck imperativer Motive.

Dennoch lassen sich zu Beginn der Untersuchung, im Alter von 12 und 14 Monaten, Unterschiede zwischen den sprachlich typisch entwickelten Kindern und den Kindern, die mit 2;0 Jahren eine SEV haben erkennen: Mit 12 und 14 Monaten verwendeten 20 bzw. 19 der 45 Kinder nicht den Indexfinger zum Zeigen wohingegen 10 Kinder nicht die ganze Hand zum Zeigen nutzten (Abbildung 18). Während sich die Kinder, die keinen Handpoint im imperativen Setting produzierten, unsystematisch auf die beiden Subgruppen (sprachlich typisch entwickelte Kinder, Kinder mit SEV) verteilten (12 Monate: $\chi^2(1)$ = 1.11, p = .292, *Cramer-V* = .16, p = .292, 14 Monate: $\chi^2(1)$ = 0.45, p = .502, *Cramer-V* = .10, p = .502), produzierten mit 12 und 14 Monaten signifikant weniger Kinder mit einer SEV im Alter von 2;0 Jahren Indexfinderpoints im Experiment zur Evozierung imperativer Gesten (Tabellen 27 und 28).

Abbildung 18: Nutzung unterschiedlicher Handformen zum Ausdruck imperativer Motive auf Kindebene

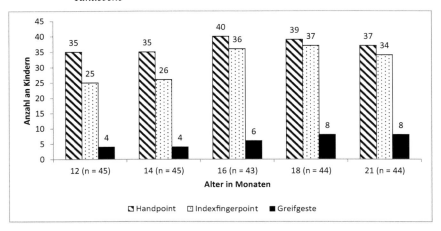

| Tabelle 27: | Produktion von imperativ motivierten Index-fingerpoints mit 12 Monaten von sprachlich verzögert und typisch entwickelten Kindern | Tabelle 28: | Produktion von imperativ motivierten Index-fingerpoints mit 14 Monaten von sprachlich verzögert und typisch entwickelten Kindern |

		SEV mit 24 Monaten		
		ja	**nein**	**gesamt**
Imperativer Indexpoint mit 12 Monaten	nein	8 (80%)	12 (34%)	20 (44%)
	ja	2 (20%)	23 (66%)	25 (56%)
gesamt		10 (100%)	35 (100%)	45 (100%)

Anmerkung. $\chi^2(1) = 6.58$, $p = .01$, *Cramer-V* = .38, $p = .01$.

		SEV mit 24 Monaten		
		ja	**nein**	**gesamt**
Imperativer Indexpoint mit 14 Monaten	nein	9 (90%)	10 (29%)	19 (42%)
	ja	1 (10%)	25 (71%)	26 (58%)
gesamt		10 (100%)	35 (100%)	45 (100%)

Anmerkung. $\chi^2(1) = 12.03$, $p = .001$, *Cramer-V* = .52, $p = .001$.

7.2.5 Produktion von deklarativ expressiv motivierten Gesten

Im Experiment zur Evozierung von Gesten mit einem deklarativ expressiven Motiv produzierten 35 der 45 Kinder mit 12 Monaten mindestens eine Geste. Dies waren vor allem Indexfingerpoints (53%) und Handpoints (43%) sowie vereinzelte Embleme (2%) und Greifgesten (2%). Im Mittel produzierten sie 1.02 Gesten pro Versuch (SD = 1.18), wobei die Kinder, die im Alter von 2;0 Jahren sprachlich typisch entwickelt sind, zum ersten Messzeitpunkt mehr Gesten innerhalb dieses Experimentes (Md = 0.75, IQR = 2) benutzten als Kinder, bei denen im Alter von 2;0 Jahren eine SEV diagnostiziert wurde (Md = 0.25, IQR = 0.56, U = 99, p = .036). Um zu überprüfen, ob sich die Anzahl der Gestenproduktionen insgesamt sowie für die einzelnen Pointing-Gesten zwischen 12 und 21 Monaten und in Abhängigkeit vom Sprachstand der Kinder mit 2;0 Jahren veränderte, wurden drei unabhängige Varianzanalysen mit Messwiederholung auf dem Faktor Gesten gesamt bzw. Handpoints bzw. Indexfingerpoints (jeweils 5 Stufen) und dem nicht wiederholten Zwischensubjektfaktor Sprachstand mit 2;0 Jahren (auffällig vs. nicht auffällig) durchgeführt. Für die Anzahl aller Gesten, die in dem Experiment zu Evozierung deklarativ expressiv motivierter Gesten produziert worden waren, zeigte sich weder ein Haupteffekt noch ein Interaktionseffekt zum Sprachstand (n = 43, Anzahl Gesten gesamt: Mauchly-Test: $\chi^2(9)$ = 13.36, p = .148; $F(4, 152)$ = 1.07, p = .375, Anzahl Gesten gesamt*Sprachstand: $F(4, 152)$ = 1.57, p = .185). Das gleiche Ergebnis konnte für die Anzahl an Handpoints gefunden werden (Handpoints: Mauchly-Test: $\chi^2(9)$ = 23.23, p = .006, Greenhouse-Geisser Korrektur: ε = .78; $F(3.1, 117.89)$ = 1.59, p = .193, Handpoints*Sprachstand: $F(3.1, 117.89)$ = 0.35, p = .797). Das heißt, dass die Kinder im Alter von 12 bis 21 Monaten ungefähr gleichbleibend viele Gesten insgesamt und gleich viele Handpoints im Setting zur Evozierung deklarativ expressiv motivierter Gesten benutzten (Abbildung 19). Die Anzahl der Indexfingerpoints nahm in diesem Zeitraum jedoch zu: In der zweifaktoriellen Varianzanalyse mit Messwiederholung auf dem Faktor Anzahl an Indexfingerpoints und dem nicht wiederholten Faktor Sprachstand mit 2;0 Jahren (auffällig vs. nicht auffällig), welche aufgrund einer Verletzung der Sphärizitätsannahme (angezeigt im Mauchly-Test: $\chi^2(9)$ = 23.92, p = .004) mit einer Korrektur der Freiheitsgraden nach Greenhouse-Geisser durchgeführt wurde (ε = .75), zeigte sich ein signifikanter Haupteffekt für die Zunahme an Indexfingerpoints innerhalb dieses Experimentes ($F(3.02, 114.6)$ = 3.31, p = .023), aber kein Interaktionseffekt zum Sprachstand mit 2;0 Jahren ($F(3.02, 114.6)$ = 2.19, p = .093). Die Kinder beider Gruppen benutzten im Experiment zur Evozierung von Gesten, die aufgrund eines deklarativ expressiven Motivs produziert werden, zunehmend mehr Indexfingerpoints pro Versuchsdurchlauf.

Abbildung 19: Entwicklung von deklarativ expressiv motivierten Pointing-Gesten bei sprachlich typisch entwickelnden Kindern (links, n = 31-35) und Kindern mit SEV im Alter von 2;0 Jahren (rechts, n = 10). Standardfehler sind markiert

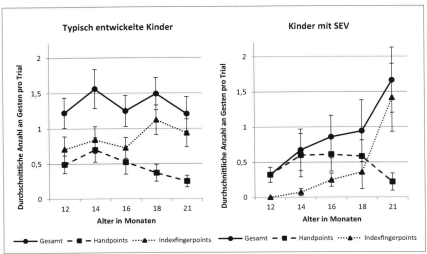

Dennoch lassen sich zwischen den Kindern, die im Alter von 2;0 Jahren sprachlich typisch entwickelt sind und den Kindern, die sprachlich verzögert sind Unterschiede in der Anzahl an Indexfingerpoints im Alter von 12, 14 und 18 Monaten finden (Tabelle 29). Die sprachlich typisch entwickelten Kinder benutzten zu diesen Zeitpunkten bereits mehr Indexfingerpoints als Kinder, die im Alter von 2;0 Jahren eine SEV haben. Mit 12 Monaten benutzte noch kein Kind, welches im Alter von 2;0 Jahren eine SEV hat einen Indexfingerpoint in diesem Experiment, während bereits knapp die Hälfte (49%) der sprachlich typisch entwickelten Kindern einen Indexfingerpoint produzierte, um mit der TL über die präsentierten Handpuppen zu kommunizieren ($\chi^2(1) = 7.81$, $p = .005$, *Cramer-V* = .42, $p = .005$).

Am Ende der experimentellen Datenerhebungen hatten die Kinder mit SEV die sprachlich typisch entwickelten Kinder in der Häufigkeit in der sie in diesem Experiment einen Indexfingerpoint verwendeten eingeholt und unterschieden sich statistisch nicht mehr voneinander.

Tabelle 29: *Vergleich von Indexfingerpoints pro Versuchsdurchlauf bei sprachlich verzögert und typisch entwickelten Kindern*

Alter in Monaten	Typisch entwickelte Kinder (*n* = 31–35)		Kinder mit SEV (*n* = 9–10)			*p*	
	Md	*IQR*	*Md*	*IQR*	*U*	(2-seitig)	*r*
12	0.0	1.3	0.0	0.0	90.0	.008	0.40
14	0.3	1.0	0.0	0.1	86.0	.010	0.38
16	0.5	1.1	0.3	0.5	103.0	.150	0.22
18	0.8	2.1	0.3	0.3	84.5	.046	0.31
21	0.8	1.5	0.8	2.3	107.0	.290	0.17

7.2.6 Produktion von deklarativ informativ motivierten Gesten

Bei Studienbeginn produzierten lediglich 19 der insgesamt 45 Kinder eine deklarativ informative Geste, sodass sie als Gesamtgruppe mit 12 Monaten durchschnittlich 0.23 (*SD* = 0.32) Gesten pro Versuch zeigten. Jeweils 10 Kinder benutzten einen Indexfingerpoint oder einen Handpoint, um der TL den Ort des heruntergefallenen Gegenstandes anzuzeigen (Abbildung 20). Ein Kind benutzte beide Handformen jeweils einmal.

Abbildung 20: Nutzung unterschiedlicher Handformen zum Ausdruck informativer Motive auf Kindebene

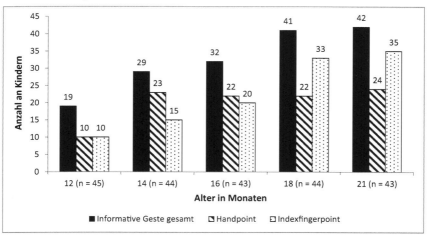

Gesten aufgrund eines informativen Motivs zu verwenden scheint im Vergleich zu anderen Motiven (imperativ und deklarativ expressiv) demnach deutlich

135

schwieriger zu sein. Eine Analyse der Entwicklung dieser gestisch-kommunikativen Kompetenz wurde mithilfe von drei unabhängigen zweifaktoriellen Varianzanalysen mit Messwiederholung auf dem Faktor Gesten gesamt bzw. Handpoints bzw. Indexfingerpoints (jeweils 5 Stufen) und dem nicht wiederholten Zwischensubjektfaktor Sprachstand mit 2;0 Jahren (auffällig vs. nicht auffällig) durchgeführt. Alle drei Varianzanalysen konnten ohne Korrekturen der Freiheitsgraden durchgeführt werden, da der Mauchly-Test keine Verletzung der Spärizitätsannahme anzeigte ($n = 43$, Anzahl Gesten gesamt: $\chi^2(9) = 16.27$, $p = .062$; Handpoints: $\chi^2(9) = 12.78$, $p = .173$; Indexfingerpoints: $\chi^2(9) = 10.57$, $p = .307$). Für die Gesamtanzahl an informativen Gesten sowie für die Anzahl an Indexfingerpoints, die in diesem Experiment von den Kindern benutzt wurden, zeigten sich signifikante Haupteffekte (Anzahl Gesten gesamt: $F(4, 160) = 20.81$, $p < .001$; Anzahl Indexfingerpoints: $F(4, 160) = 14.32$, $p < .001$), die bestätigen, dass die Kinder im Laufe ihres zweiten Lebensjahres zunehmend mehr Gesten insgesamt und mehr Indexfingerpoints für informative Zwecke nutzten. Bei diesen Entwicklungen zeigten sich keine Interaktionseffekte mit dem Sprachstand der Kinder im Alter von 2;0 Jahren (Anzahl Gesten gesamt*Sprachstand: $F(4, 160) = 0.19$, $p = .946$; Anzahl Indexfingerpoints*Sprachstand: $F(4, 160) = 1$, $p = .410$). Die Anzahl an Handpoints, die zu informativen Zwecken genutzt wurden stiegen von 12 zu 14 Monaten signifikant an (Tabelle 30 für Mittelwerte, -0.17, CI $[-0.27, -0.07]$, $t(43) = -3.49$, $p = .001$). Da die Anzahl an Handpoints ab 14 Monaten allerdings nahezu konstant blieb (Tabelle 30), verfehlte der Zuwachs an Handpoints zwischen 12 und 21 Monaten das Signifikanzniveau von 5% ($F(4, 160) = 2.19$, $p = .073$).

Tabelle 30: Entwicklung von informativen Gesten

Alter in Monaten	Gesten gesamt		Handpoints		Indexfingerpoints	
	M	SD	M	SD	M	SD
12 Monate ($N = 45$)	0.23	0.32	0.11	0.23	0.13	0.27
14 Monate ($n = 44$)	0.43	0.40	0.28	0.32	0.15	0.25
16 Monate ($n = 43$)	0.29	0.38	0.23	0.29	0.29	0.38
18 Monate ($n = 44$)	0.79	0.32	0.24	0.30	0.55	0.39
21 Monate ($n = 43$)	0.87	0.26	0.26	0.31	0.61	0.38

Der Entwicklungsverlauf von informativen Gesten bei Kindern, die im Alter von 2;0 Jahren sprachlich typisch entwickelt oder sprachlich verzögert sind, ist demnach vergleichbar. Dennoch unterschieden sich die Kinder dieser beiden Gruppen voneinander, da die sprachlich typisch entwickelten Kinder tendenziell eher begannen Gesten aufgrund eines informativen Motivs zu verwenden und insbesondere auch eher den Indexfinger dazu nutzten. So produzierten mit 12 Monaten 49% der sprachlich typisch entwickelten Kinder eine informativ motivierte Geste und lediglich 20% der Kinder, die im Alter von 2;0 Jahren eine SEV haben. Von den 49% der sprachlich typisch entwickelten Kinder, die eine informative Geste produzierten, verwendeten über die Hälfte von ihnen (59%) bereits den Indexfinger dazu. Die beiden Kinder mit SEV, die mit 12 Monaten ebenfalls eine informative Geste produzierten, benutzten hierzu ausschließlich Handpoints.

Dennoch handelt es sich bei diesen Kombinationen von Kindern mit und ohne SEV und der Produktion von informativen Gesten insgesamt ($\chi^2(1) = 2.6$, $p = .107$, Cramer-V $= .24$, $p = .107$) sowie der Produktion von informativen Indexfingerpoints ($\chi^2(1) = 3.67$, $p = .055$, Cramer-V $= .29$, $p = .055$) mit 12 Monaten nicht um signifikante Kombinationen. Erst im Alter von 18 Monaten unterschieden sich die sprachlich typisch entwickelten Kinder von den sprachlich verzögerten Kindern statistisch bedeutsam voneinander. Zwar zeigten in diesem Alter nahezu alle Kinder (93%) mindestens eine informative Geste insgesamt, sodass hierbei kein Unterschied zwischen den Kindern auf individueller Ebene bestand ($\chi^2(1) = 0.21$, $p = .650$, Cramer-V $= -.03$, $p = .650$), aber mehr sprachlich typisch entwickelte Kinder benutzten mit 18 Monaten einen Indexfingerpoint, um die TL über den Ort, an dem sich das verlorene Objekt befand zu informieren als die sprachlich verzögerten Kinder (Tabelle 31). Im Gruppenvergleich zeigt sich zudem, dass die sprachlich typisch entwickelten Kinder mit 18 Monaten sowohl häufiger informative Gesten insgesamt ($Md = 1.0$, $IQR = 0.3$) als auch häufiger Indexfingerpoints ($Md = 0.8$, $IQR = 0.3$) verwendeten und damit häufiger die TL informierten im Vergleich zu Kindern, die im Alter von 2 Jahren eine SEV haben (Gesten insgesamt: $Md = 0.8$, $IQR = 0.6$, $U = 108.0$, $p = .047$, $r = 0.30$; Indexfingerpoints: $Md = 0.1$, $IQR = 0.6$, $U = 81.5$, $p = .011$, $r = 0.38$).

Tabelle 31: Produktion von informativ motivierten Indexfingerpoints mit 12 Monaten von sprachlich verzögert und typisch entwickelten Kindern

		SEV mit 24 Monaten		
		ja	nein	gesamt
Informativer Indexpoint mit 18 Monaten	nein	5 (50%)	6 (18%)	11 (25%)
	ja	5 (50%)	28 (82%)	33 (75%)
gesamt		10 (100%)	34 (100%)	44 (100%)

Anmerkungen. $\chi^2(1) = 4.31$, $p = .038$, Cramer-V $= .31$, $p = .038$.

7.2.7 Produktion von Gesten-Sprachkombinationen in spontaner Interaktion

Die Kinder benutzten in der Interaktion mit ihren PBP bereits ab 12 Monaten parallele Kombinationen aus lautsprachlichen Äußerungen und kommunikativen Gesten (M = 7.56, SD = 7.96). Mit 12 Monaten handelte es sich bei den parallel zu den Gesten produzierten lautsprachlichen Äußerungen nahezu ausschließlich um einfache Vokalisationen, welche aus einzelnen Lauten oder Silben bzw. aus Silbenverdopplungen bestanden (69%) und aus dem proto-kommunikativen Wort „da" (26%). Komplexere Kombinationen aus einer Geste und einer lautsprachlichen Äußerungen traten auf die gesamte Gruppe betrachtet merklich erst ab 16 Monaten auf. Schaut man sich die Entwicklung von Gesten-Sprachkombinationen für die sprachlich typisch entwickelten Kinder im Vergleich zu sprachlich auffälligen Kindern an, wird deutlich, dass Kinder, die im Alter von 2;0 Jahren eine SEV haben auch in der Entwicklung von Gesten-Sprachkombinationen verlangsamt sind (Abbildung 21).

Abbildung 21: Mediane paralleler Gesten-Sprachkombinationen von typisch entwickelten Kindern (links) und Kindern mit SEV (rechts)

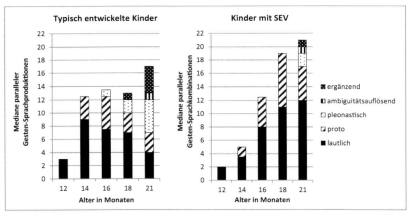

Zunächst kombinierten sprachlich verzögerte Kinder in ihrem zweiten Lebensjahr vergleichbar häufig eine Geste und eine lautsprachliche Äußerung miteinander wie sprachlich typisch entwickelte Kinder, auch wenn Abbildung 21 den Anschein vermittelt, dass dies im Alter 14 Monaten anders war. So produzierten die sprachlich typisch entwickelten Kinder (n = 34) im Median 18 (IQR = 22.3) Gesten-Sprachkombinationen in diesem Alter und die Kinder mit SEV im Median nur 7 Kombinationen (IQR = 21.8). Der U-Rangsummentest nach Mann-Whitney zeigt allerdings, dass aufgrund der großen Varianz innerhalb der Gruppen lediglich ein statistischer Trend zu Gunsten der sprachlich typisch entwickelten Kinder ($U = 103.0$, $p = .062$) bestand.

Die verzögerte Entwicklung von Gesten-Sprachkombinationen der Kinder mit SEV macht sich insbesondere qualitativ bemerkbar. Während knapp die Hälfte (49%) der mit 2;0 Jahren sprachlich typisch entwickelten Kinder bereits mit 12 Monaten eine Geste mit dem Wort „da" kombinierte (*proto*), machte dies mit 12 Monaten lediglich eins der zehn Kinder, bei denen ein Jahr später eine SEV diagnostiziert wurde. Mit 16 Monaten produzierten ebenfalls knapp die Hälfte (47%) der typisch entwickelten Kinder bereits eine Geste und ein Wort miteinander, welche sich inhaltlich *ergänzten* (z.b.: zeigt auf den Stoffhund, sagt „süß"), während dies in diesem Alter noch keins der später sprachlich auffälligen Kinder tat. Mit 18 Monaten produzierten 60% der Kinder mit SEV noch keine Gesten-Wortkombinationen, die über einfache lautliche oder proto-kommunikative Mitteilungen hinausgingen, wohingegen 89% der typisch entwickelten Kindern dies in diesem Alter bereits taten (Tabelle 32).

Tabelle 32: Produktion von komplexen Gesten-Sprachkombinationen mit 18 Monaten von sprachlich verzögert und typisch entwickelten Kindern

| | | SEV mit 24 Monaten | | |
		ja	nein	gesamt
Komplexe Gesten-Sprachkombination mit 18 Monaten	nein	6 (60%)	2 (6%)	8 (19%)
	ja	4 (40%)	31 (94%)	35 (81%)
gesamt		10 (100%)	33 (100%)	43 (100%)

Anmerkung. $\chi^2(1) = 14.75$, $p < .001$, *Cramer-V* $= .59$, $p < .001$.

Die Unterschiede in den Komplexitätsstufen von Gesten-Sprachkombinationen auf individueller Ebene spiegelten sich auch auf Gruppenebene wider. U-Rangsummentests für alle Erhebungszeitpunkte und alle Komplexitätsstufen zeigen Unterschiede zwischen den sprachlich typisch und verzögert entwickelten Kindern in sechs verschiedenen Komplexitätsstufen bzw. Alterszeitpunkten (Tabelle 33). Für sechs weitere Vergleiche wurde ein statistischer Trend gefunden und für 18 Vergleiche zeichnete sich kein Unterschied zwischen den beiden Gruppen ab (Tabellen A6–A10 im Anhang).

Tabelle 33: Vergleich von Gesten-Sprachkombinationen von sprachlich verzögert und typisch entwickelten Kindern

Erhebungsalter: Parallelität	Typisch entwickelte Kinder (n = 31–35)		Kinder mit SEV (n = 10)		U	p (2-seitig)	r
	Md	IQR	Md	IQR			
12 Monate: proto	0.0	4.0	0.0	0.0	105.0	.031	0.32
16 Monate: ergänzend	0.0	2.0	0.0	0.0	85.0	.010	0.40
18 Monate: pleonastisch	2.0	4.5	0.0	1.0	65.0	.003	0.45
21 Monate: pleonastisch	5.0	6.0	2.0	2.8	84.0	.030	0.34
21 Monate: ergänzend	4.0	4.0	1.0	1.3	44.0	.001	0.53
21 Monate: lautlich	4.0	6.0	12.0	8.5	66.5	.007	−0.42

Wie aus Tabelle 33 ersichtlich, begannen die sprachlich typisch entwickelten Kinder früher Gesten mit dem proto-kommunikativen Ausdruck „da" zu kombinieren und Gesten und Sprache in komplexerer Weise miteinander zu kombinieren als Kinder mit SEV. So nutzten sie mit 16 und 21 Monaten deutlich häufiger Gesten und sprachliche Ausdrücke, die sich inhaltlich ergänzen und mit 18 Monaten verwendeten sie deutlich häufiger Gesten und Wörter so, dass sich diese gegenseitig bekräftigen und semantisch auf das Gleiche referieren (*pleonastisch*). Kinder mit SEV produzierten zwischen 12 und 18 Monaten nahezu keine komplexen Gesten-Sprachkombinationen, bei denen die Geste eine sprachlich ambige Äußerung auflöst (*ambiguitätsauflösend*) oder bei denen Gesten und Sprachausdruck pleonastisch oder ergänzend zueinander sind. Mit 21 Monaten hingegen verwendeten Kinder mit SEV deutlich häufiger einfache Gesten-Sprachkombinationen (lautlich) als sprachlich typisch entwickelte Kinder.

7.2.8 Korrelationen zwischen den Entwicklungsbereichen deiktischer Gesten

Die bisherigen Ausführungen haben gezeigt, dass die Kinder mit 12 Monaten insbesondere in spontaner Interaktion mit einer bekannten Person und in Interaktion mit der TL zum Ausdruck imperativer Motive Gesten produzierten. Dies haben alle 45 Kinder bei Studienbeginn getan. Fünfunddreißig von ihnen haben ebenfalls bei Studienbeginn Gesten im Experiment zur Evozierung von deklarativ expressiv motivierten Gesten verwendet und 19 Kinder haben eine informative Geste im entsprechenden Experiment produziert. In Tabelle 34 sind zur Übersicht die Anzahl an sprachlich typisch entwickelten und auffälligen Kindern aufgeführt, die unterschiedliche Pointing-Gesten mindestens einmal in den verschiedenen Experimenten bei Studienbeginn produziert haben sowie die durchschnittliche Anzahl der Gestenproduktionen pro Experiment und Handform für die Gesamtgruppe der Kinder sowie für die Kinder aufgeteilt nach ihrem Sprachstand im Alter von 2;0 Jahren.

Es wird deutlich, dass die Produktion von deklarativ informativen Gesten eine komplexere Leistung darstellt, welche von den Kindern insgesamt vergleichbar zu anderen gestischen Kommunikationsverhaltensweisen später erworben wurde.

Kinder, die im Alter von 2;0 Jahren sprachlich typisch entwickelt sind produzierten deutlich eher Indexfingerpoints als Kinder, die im Alter von 2;0 Jahren eine SEV haben. Dies zeigt sich über alle vier Erhebungssituationen konsistent. Handpoints wurden von allen Kindern vergleichbar früh, nämlich bereits bei Studienbeginn genutzt.

Vergleichbar zum relativ späten Beginn von Gestenproduktionen zum Ausdruck eines informativen Motivs, wurde auch das Verständnis für eine informative Geste wie oben bereits ausgeführt deutlich später erworben als das Verständnis für eine imperativ motivierte Geste. Während sich jedoch die Gestenproduktionen der sprachlich typisch entwickelten Kinder anders entwickelten als die der sprachlich auffälligen Kinder, entwickelte sich ihr Verständnis für imperative und informative Gesten vergleichbar. Es besteht demnach keine Verbindung zwischen dem Verständnis für deiktische Gesten unterschiedlicher Motive und dem Sprachstand der Kinder mit 2;0 Jahren. Ebenso bestehen keine bedeutsamen Zusammenhänge zwischen dem Verständnis für imperative und informative Gesten und den Gestenproduktionen bei Studienbeginn (Tabelle A11 im Anhang).

Tabelle 34: Anzahl an Kindern und durchschnittliche Anzahl an Gesten in den vier verschiedenen Erhebungssituationen im Alter von 12 Monaten

	Evozierung imperativer Gesten	Evozierung deklarativ expressiver Gesten	Evozierung deklarativ informativer Gesten	Spontane Interaktion
Anzahl Kinder, die mindestens eine Geste produzieren (typisch entwickelt/SEV)	35/10	27/8	17/2	35/10
Anzahl Kinder, die mindestens einen Handpoint produzieren (typisch entwickelt/SEV)	26/9	20/7	8/2	33/10
Anzahl Kinder, die mindestens einen Indexfingerpoint produzieren (typisch entwickelt/SEV)	23/2	17/0	10/0	32/2

		Evozierung imperativer Gesten	Evozierung deklarativ expressiver Gesten	Evozierung deklarativ informativer Gesten	Spontane Interaktion
M Gesten gesamt (*SD*)	Gesamt	2.20 (1.60)	1.02 (1.18)	0.23 (0.32)	20.82 (14.48)
	typisch entwickelt	2.30 (1.65)	1.22 (1.26)	0.28 (0.35)	22.77 (14.10)
	SEV	1.85 (1.43)	0.33 (0.33)	0.08 (0.17)	12.00 (11.14)
M Handpoints (*SD*)	Gesamt	1.12 (1.16)	0.46 (0.66)	0.11 (0.23)	11.09 (9.81)
	typisch entwickelt	0.94 (1.01)	0.70 (1.03)	0.11 (0.25)	11.49 (10.54)
	SEV	1.75 (1.47)	0.60 (0.72)	0.08 (0.17)	9.70 (6.91)
M Indexfinger-points (*SD*)	Gesamt	1.01 (1.56)	0.55 (0.99)	0.13 (0.27)	9.29 (11.85)
	typisch entwickelt	1.28 (1.68)	0.71 (1.07)	0.16 (0.30)	11.29 (12.44)
	SEV	0.08 (0.17)	0.00 (0.00)	0.00 (0.00)	2.30 (5.74)

Anmerkungen. Gesamt *N* = 45, sprachlich typisch entwickelte Kinder *n* = 35, Kinder mit SEV *n* = 10.

Die durchschnittliche Anzahl an Gesten, welche im Experiment zur Evozierung von imperativen Gesten produziert worden ist korreliert bei Studienbeginn signifikant mit der durchschnittlichen Anzahl an Gesten, welche die Kinder im Setting zur Evozierung von deklarativ expressiven Gesten produzierten ($r = .622$, $p < .001$). Zu der Gesamtanzahl an Gesten, die aufgrund eines informativen Motivs zum gleichen Zeitpunkt produziert worden sind, bestehen keine bedeutsamen Zusammenhänge. Betrachtet man die Korrelationen zwischen den Gestenproduktionen aus den verschiedenen Experimenten differenzierter, so ist ersichtlich, dass die Handform und nicht das Motiv der Gestenproduktionen ausschlaggebend für die Zusammenhänge ist (Tabelle 35). Es zeigt sich, dass über die verschiedenen Erhebungssituationen mit 12 Monaten hinweg, nahezu ausschließlich bedeutsame Korrelationen zwischen den Gestenproduktionen der gleichen Handform bestehen. Eine Ausnahme hiervon stellen die Handpoints und Indexfingerpoints, die im Experiment zur Evozierung von imperativen Gesten produziert worden sind dar, da diese im Alter von 12 Monaten in einem negativen Zusammenhang zueinander stehen (Tabelle 35).

Besonders stark ist mit einem Korrelationskoeffizienten von .82 der Zusammenhang zwischen den Indexfingerpoints, die mit 12 Monaten in den Experimenten zur Evozierung von imperativ und deklarativ expressiv motivierten Gesten produziert worden sind ($p < .001$).

Tabelle 35: *Korrelationen zwischen den (durchschnittlichen) Anzahlen an Hand- und Indexfingerpoints in den vier verschiedenen Erhebungssituationen sowie den proto-kommunikativen Kombinationen aus einer Geste und dem Wort „da" in der spontanen Interaktion mit der PBP im Alter von 12 Monaten (N = 45)*

	Evozierung imperativer Gesten		Evozierung deklarativ expressiver Gesten		Evozierung deklarativ informativer Gesten		Spontane Interaktion		protokommunikative Gesten-Sprachkombinationen
	Handpoints	Indexfingerpoints	Handpoints	Indexfingerpoints	Handpoints	Indexfingerpoints	Handpoints	Indexfingerpoints	
Evozierung imperativer Gesten — Handpoints	–	-.36*	.29*	-.27	.27	-.25	.39**	-.23	-.00
Evozierung imperativer Gesten — Indexfingerpoints		–	-.04	.82***	-.17	.31*	-.22	.5***	.30*
Evozierung deklarativ expressiver Gesten — Handpoints			–	.00	.48***	-.11	.48***	-.12	.17
Evozierung deklarativ expressiver Gesten — Indexfingerpoints				–	-.12	.19	-.21	.41**	.52***
Evozierung deklarativ informativer Gesten — Handpoints					–	-.18	.43**	-.12	.17
Evozierung deklarativ informativer Gesten — Indexfingerpoints						–	-.02	.39**	.03
Spontane Interaktion — Handpoints							–	-.16	.08
Spontane Interaktion — Indexfingerpoints								–	.12
proto-kommunikative Gesten-Sprachkombination									–

Anmerkungen. *p ≤ .05, **p ≤ .01, ***p ≤ .001.

143

7.3 Prädiktion der Sprachentwicklung

Um herauszufinden, welche gestische Kompetenz prädiktiv für die Sprachentwicklung ist, wurden in einem ersten Schritt multiple, schrittweise Regressionen mit allen in Frage kommenden gestischen Maßen, die im Alter von 12 Monaten erhoben worden sind, aufgrund von bestehenden Multikollinearitäten separat voneinander, aber in Kombination mit anderen möglichen, nicht gestischen Prädiktoren berechnet. Zunächst wurde als abhängige Variable ausschließlich der produktive Wortschatz der Kinder im Alter von 2;0 Jahren, welcher anhand der Elternangaben im FRAKIS (Szagun et al., 2009) erhoben worden war, ausgewählt. Die unabhängigen Variablen, die neben jeweils einem gestischen Prädiktor in die Analysen aufgenommen wurden sind:

- *Produktive Wortschatz mit 12 Monaten*
- *Geschlecht*
- *Soziökonomischer Status der Familie*
- *Stellung in der Geschwisterreihe*
- *Familiäre Prädisposition für SEV.*

Die unabhängigen Variablen der gestischen Kommunikation sind:

- *Verständnis für imperative Gesten* (durchschnittliches, korrektes Antwortverhalten pro Versuch)
- *Verständnis für informative Gesten* (durchschnittliches, korrektes Suchverhalten pro Versuch)
- *Produktion imperativer Gesten* (durchschnittliche Anzahl an Gesten insgesamt im Experiment zur Evozierung imperativer Gesten pro Versuch)
- *Produktion deklarativ expressiver Gesten* (durchschnittliche Anzahl an Gesten insgesamt im Experiment zur Evozierung deklarativ expressiver Gesten pro Versuch)
- *Produktion deklarativ informativer Gesten* (durchschnittliche Anzahl an Gesten insgesamt im Experiment zur Evozierung deklarativ informativer Gesten pro Versuch)
- *Produktion von Gesten in spontaner Interaktion mit der PBP*
- *Produktion von imperativen Handpoints* (durchschnittliche Anzahl an Handpoints im Experiment zur Evozierung imperativer Gesten pro Versuch)
- *Produktion von deklarativ expressiven Handpoints* (durchschnittliche Anzahl an Handpoints im Experiment zur Evozierung deklarativ expressiver Gesten pro Versuch)

- *Produktion von deklarativ informativen Handpoints* (durchschnittliche Anzahl an Handpoints im Experiment zur Evozierung deklarativ informativen Gesten pro Versuch)
- *Produktion von Handpoints in spontaner Interaktion mit der PBP*
- *Produktion von imperativen Indexfingerpoints* (durchschnittliche Anzahl an Indexfingerpoints im Experiment zur Evozierung imperativer Gesten pro Versuch)
- *Produktion von deklarativ expressiven Indexfingerpoints* (durchschnittliche Anzahl an Indexfingerpoints im Experiment zur Evozierung deklarativ expressiver Gesten pro Versuch)
- *Produktion von deklarativ informativen Indexfingerpoints* (durchschnittliche Anzahl an Indexfingerpoints im Experiment zur Evozierung deklarativ informativen Gesten pro Versuch)
- *Produktion von Indexfingerpoints in spontaner Interaktion mit der PBP* (Anzahl an Indexfingerpoints)
- *Produktion von proto-kommunikativen Gesten-Sprachkombinationen in der Interaktion mit der PBP* (Anzahl an Kombinationen)

Der produktive Wortschatzumfang der Kinder im Alter von 12 Monaten wurde nicht in die Regressionsanalysen mit den gestischen Variablen *Produktion von imperativen Handpoints, Produktion von imperativen Indexfingerpoints* und *Produktion von deklarativ expressiven Indexfingerpoints* aufgenommen, da zwischen diesen Variablen bedeutsame Korrelationen bestehen (Tabelle 36).

Tabelle 36: *Korrelationen zwischen dem produktiven Wortschatzumfang mit 12 Monaten und der durchschnittlichen Anzahl an Handpoints und Indexfingerpoints mit 12 Monaten in den Experimenten zur Evozierung von imperativ und deklarativ expressiv motivierten Gesten*

	Imperative Handpoints	Imperative Indexfingerpoints	Expressive Indexfingerpoints
Produktiver Wortschatz mit 12 Monaten	–.38*	.42**	.52***

Anmerkungen. $*p < .05$, $**p < .01$, $***p < .001$.

Wie aus den bereits beschriebenen Entwicklungsverläufen der unterschiedlichen gestischen Kompetenzen zu erwarten war, stellten sich die meisten der im Alter von 12 Monaten erhobenen Variablen in den multiplen, schrittweisen Regressionsanalysen als nicht prädiktiv für den Wortschatzumfang im Alter von 2;0 Jahren heraus. Die *Produktionen von imperativen* und *deklarativ expressiven*

Indexfingerpoints mit 12 Monaten können jedoch 20% der Varianz des Wortschatzes mit 2;0 Jahren aufklären (Tabelle 37).

Tabelle 37: Varianzaufklärung des produktiven Wortschatzes im Elternfragebogen FRAKIS im Alter von 2;0 Jahren durch die durchschnittliche Anzahl an Indexfingerpoints im Experiment zur Evozierung imperativer oder deklarativ expressiver Gesten (n = 41)

Variable		Model: Imperative Indexfingerpoints	Model: Expressive Indexfingerpoints
Konstante	B (SE)	235.33*** (29.18)	242.46*** (28.05)
Imperative Indexfingerpoints	B (SE)	49.96** (15.81)	
	β	.45**	
Deklarativ expressive Indexfingerpoints	B (SE)		78.89** (25.04)
	β		.45**
R^2		.20	.20
F		9.99**	9.93**

Anmerkungen. Es werden die finalen Modelle multipler, schrittweiser Regressionsanalysen mit den unabhängigen Variablen *Geschlecht, soziökonomischer Status der Familie, Stellung in der Geschwisterreihe, familiäre Prädisposition für SEV* und *Produktion imperativer Indexfingerpoints* oder *Produktion von deklarativ expressiven Indexfingerpoints* berichtet. **$p < .01$, ***$p \leq .001$.

Die Analysen zeigen, dass die durchschnittlichen Anzahlen an Indexfingerpoints, die in den Experimenten zur Evozierung von imperativen oder deklarativ expressiven Gesten produziert worden sind, prädiktiv für den Wortschatz der Kinder ein Jahr später ist. Die durchschnittliche Anzahl an Handpoints in den beiden Experimenten und auch die Gesamtanzahl an imperativ oder deklarativ expressiv motivierten Gesten konnten nicht als Prädiktorvariable zur Varianzaufklärung des Wortschatzes mit 2;0 Jahren beitragen. Ebenso stellten sich die durchschnittliche Anzahl an Indexfingerpoints, die im Experiment zur Evozierung informativer Gesten produziert worden waren und die Anzahl an Indexfingerpoints, die die Kinder in der Interaktion mit ihrer PBP verwendeten, in Kombination mit den nicht gestischen Prädiktorvariablen als nicht prädiktiv heraus. In diesen Analysen wurde der produktive Wortschatz der Kinder im Alter von 12 Monaten als einzige, signifikante Prädiktorvariable im Modell aufgenommen und erklärt alleine 19% der Varianz des Wortschatzumfanges ein Jahr später (Tabelle 38).

Tabelle 38: *Varianzaufklärung des produktiven Wortschatzes mit 2;0 Jahren durch den produktiven Wortschatz mit 12 Monaten (n = 41)*

Variable		Wortschatz
Konstante	B (SE)	222.17*** (32.51)
Produktiver Wortschatz	B (SE)	23.49** (7.81)
mit 12 Monaten	β	.43**
R^2		.19
F		9.04**

Anmerkungen. **$p < .01$, ***$p \leq .001$.

In einem zweiten Schritt wurden die Kompetenzen des Indexfingergebrauchs zum Zeigen mit 12 Monaten in Form von dichotomen Variablen in die multiplen, schrittweisen Regressionsanalysen zusammen mit den bereits genannten, nicht gestischen unabhängigen Variablen (*produktive Wortschatz mit 12 Monaten*, das *Geschlecht*, der *soziökonomischer Status der Familie*, die *Stellung in der Geschwisterreihe* und eine *familiäre Prädisposition für SEV*) untersucht. Dieses Vorgehen wurde ausgewählt, da die Ergebnisse zur Entwicklung von Pointing-Gesten gezeigt haben, dass die sprachlich typisch entwickelten Kinder häufig eher Indexfingerpoint in einem der vier Erhebungssituationen produzierten als Kinder, die im Alter von 2;0 Jahren sprachlich verzögert waren. Insgesamt wurden demnach vier weitere schrittweise Regressionsanalysen durchgeführt mit einer der folgenden unabhängigen Variablen des gestischen Kommunikationsverhaltens:

- *mindestens ein Indexfingerpoint im Experiment zur Evozierung imperativer Gesten*
- *mindestens ein Indexfingerpoint im Experiment zur Evozierung deklarativ expressiver Gesten*
- *mindestens ein Indexfingerpoint im Experiment zur Evozierung deklarativ informativer Gesten*
- *mindestens ein Indexfingerpoint in der Interaktion mit der PBP*

Wiederum diente der produktive Wortschatzumfang im Alter von 2;0 Jahren als abhängige Variable.

Die mindestens einmalige Verwendung des Indexfingers zum Zeigen mit 12 Monaten im Experiment zur Evozierung von informativen Gesten stellte sich wie auch bereits die durchschnittliche Anzahl an Indexfingerpoints in diesem Experiment als nicht prädiktiv heraus. Die mindestens einmalige Nutzung des Indexfingers in den anderen drei Erhebungssituationen war hingegen besonders prädiktiv. In einem Modell gemeinsam mit dem produktiven

Wortschatz der Kinder im Alter von 12 Monaten (β = .35*) erklärt die Nutzung des Indexfingers im Experiment zur Evozierung von imperativen Gesten mit 12 Monaten (β = .39**) 33% der Varianz im produktiven Wortschatz mit 2;0 Jahren (vollständige Kennwerte der Analyse in Tabelle A12 im Anhang). Die Produktion mindestens eines Indexfingerpoints mit 12 Monaten im Experiment zur Evozierung von deklarativ expressiven Gesten (β = .49***) erklärt gemeinsam mit dem produktiven Wortschatz mit 12 Monaten (β = .31*) sogar 41% der Varianz im Wortschatzumfang mit 2;0 Jahren (vollständige Kennwerte der Analyse in Tabelle A12 im Anhang). Die mindestens einmalige Nutzung des Indexfingers in der spontanen Interaktion mit der PBP erklärt mit einem β = .61*** alleine bereits 38% der Varianz der Wortschatzes mit 2;0 Jahren und in einem Modell gemeinsam mit dem produktiven Wortschatz der Kinder mit 12 Monaten und dem sozioökonomischen Status der Familien sogar 54% (Tabelle 39).

Tabelle 39: *Varianzaufklärung des produktiven Wortschatzes im Alter von 2;0 Jahren durch die Produktion mindestens eines Indexfingerpoints in der Interaktion mit der PBP mit 12 Monaten, dem produktiven Wortschatz mit 12 Monaten und dem sozioökonomischen Status (n = 41)*

Variable		Wortschatz		
		Model 1	Model 2	Model 3
Konstante	B (SE)	101.18* (43.73)	69.80 (41.73)	70.08 (39.88)
mindestens ein	B (SE)	244.41*** (50.32)	220.75*** (47.05)	213.26*** (45.10)
Indexfingerpoint in der Interaktion mit der PBP	β	.61***	.55***	.54***
Produktiver Wortschatz	B (SE)		18.17** (45.10)	20.31** (6.20)
mit 12 Monaten	β		.34**	.38**
Sozioökonomischer	B (SE)			42.82* (19.94)
Status	β			.24*
R^2		.38	.49	.54
F		23.59***	17.96***	14.65***
ΔR^2			.11	.06

Anmerkungen. Es werden die signifikanten Modelle multipler, schrittweiser Regressionsanalysen mit den unabhängigen Variablen *produktiver Wortschatz mit 12 Monaten, Geschlecht, sozioökonomischer Status der Familie, Stellung in der Geschwisterreihe, familiäre Prädisposition für SEV* und *mindestens ein Indexfingerpoint in der Interaktion mit der PBP* berichtet. *p < .05, **p < .01, ***p ≤ .001.

Die mindestens einmalige Nutzung des Indexfingers zur Kommunikation mit der PBP im Alter von 12 Monaten ist unter allen möglichen gestischen Prädiktorvariablen diejenige Variable, die am stärksten prädiktiv für den Wortschatzumfang der Kinder im Alter von 2;0 Jahren ist. Daher wurde diese Variable in einem dritten Schritt gemeinsam mit den anderen nicht gestischen, aber theoretisch möglichen Prädiktorvariablen, welche ebenfalls mit 12 Monaten erhoben werden können (*Produktiver Wortschatz mit 12 Monaten, Geschlecht, soziökonomischer Status der Familie, Stellung in der Geschwisterreihe, familiäre Prädisposition für SEV*) hinsichtlich ihrer prädiktiven Kraft für alle erhobenen sprachlichen Maße (Wortschatzumfang, Flexionsmorphologie, Syntaxkomplexität; Untertests des SETK-2 [Grimm, 2000]: Wortverständnis, Satzverständnis, Wortproduktion, Satzproduktion) im Alter von 2;0 und 2;6 Jahren untersucht.

Abbildung 22 zeigt die Ergebnisse der multiplen Regressionsanalysen im Überblick, in den Tabellen A13–A18 im Anhang finden sich neben den standardisierten β-Werten auch die nicht standardisierten Regressionskoeffizienten B der Konstanten und der Prädiktoren sowie die F-Werte.

Abbildung 22: Finale Modelle schrittweiser Regressionen mit den unabhängigen Variablen mindestens ein Indexfingerpoint in der Interaktion mit der PBP mit 12 Monaten, produktiver Wortschatz mit 12 Monaten, Geschlecht, soziökonomischer Status der Familie, Stellung in der Geschwisterreihe und familiäre Prädisposition für SEV zur Prädiktion sprachlicher Kompetenzen mit 2;0 (oben) und 2;6 Jahren (unten) (n = 41, außer Wortverständnis 2;0 Jahre: n = 40, Satzverständnis 2;0 Jahre: n = 39, Satzproduktion 2;0 Jahre: n = 37). Varianzaufklärung (R^2) in Prozent in Klammern, *p < .05, **p < .01, ***p ≤ .001

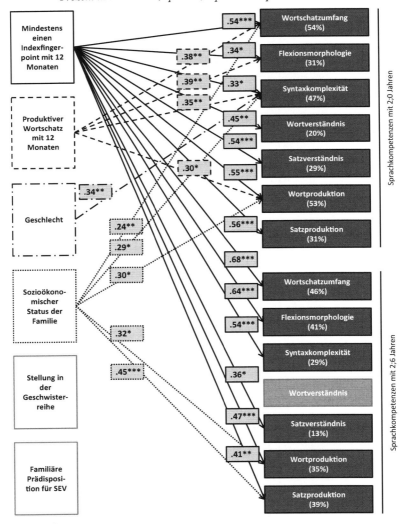

Der mindestens einmalige Gebrauch des Indexfingers zum Zeigen im Alter von 12 Monaten in Interaktion mit der PBP ist ein sehr starker Prädiktor für die verschiedenen Sprachmaße im Alter von 2;0 und 2;6 Jahren. Er stellte sich in 13 der insgesamt 14 Analysen als bedeutsamer Prädiktor heraus. Lediglich das Sprachverständnis auf Wortebene, welches mit dem SETK-2 (Grimm, 2000) erhoben wurde, konnte im Alter von 2;6 Jahren anteilig nicht durch den Indexfingergebrauch, aber auch durch keine andere Variable erklärt werden.

Am stärksten wird allein durch den kommunikativen Gebrauch des Indexfingers der produktive Wortschatz der Kinder vorhergesagt und das weitestgehend unabhängig von der Erhebungsmethode (standardisierte Sprachtestung vs. Elternfragebogen). Im Alter von 2;0 Jahren können nur durch diese Variable jeweils 38% der Varianz des produktiven Wortschatzumfanges der Kinder (Tabelle 39) sowie deren Abschneiden im Untertest *Wortproduktion* des SETK-2 (Grimm, 2000) erklärt werden (Tabelle A16 im Anhang). Im Alter von 2;6 Jahren beträgt die Varianzaufklärung für den produktiven Wortschatzumfang sogar 46% (Tabelle A17 im Anhang). Das Ergebnis im Untertest *Wortproduktion* mit 2;6 Jahren wird allein durch die Benutzung des Indexfingers zum Zeigen im Alter von 12 Monaten zu 24% erklärt (Tabelle A18 im Anhang).

Der produktive Wortschatzumfang der Kinder im Alter von 12 Monaten und der sozioökonomische Status der Familien können neben der Aufklärung des Wortschatzumfangs der Kinder im Alter von 2;0 Jahren auch zur Varianzaufklärung weiterer sprachlicher Kompetenzen mit 2;0 und 2;6 Jahren beitragen: So ist der produktive Wortschatz mit 12 Monaten neben dem kommunikativen Indexfingerbrauch mit 12 Monaten prädiktiv für die Kompetenzen im Bereich der Flexionsmorphologie (Tabelle A13 im Anhang) und der Syntaxkomplexität (Tabelle A14 im Anhang) sowie für das Ergebnis im Untertest Wortproduktion des SETK-2 (Grimm, 2000) mit 2;0 Jahren (Tabelle A16 im Anhang; Abbildung 22). Der produktive Wortschatz der Kinder mit 12 Monaten lässt jedoch keine Aussage über sprachliche Maße der Kinder im Alter von 2;6 Jahren zu. Die Varianzen in den Ergebnissen im Untertest Wortproduktion des SETK-2 (Grimm, 2000; Tabelle A16 im Anhang) und der Syntaxkomplexität mit 2;0 Jahren (Tabelle A14 im Anhang) sowie die Varianzen in den beiden Untertests zur Wort- und Satzproduktion des SETK-2 (Grimm, 2000) mit 2;6 Jahren (Tabelle A18 im Anhang) werden neben dem kommunikativen Indexfingergebrauch auch durch den sozioökonomischen Status der Familie anteilig erklärt (Abbildung 22). Zusätzlich ist im Alter von 2;0 Jahren in Bezug auf die Komplexität von Satzproduktionen das Geschlecht der Kinder prädiktiv (Abbildung 22, Tabelle A14 im Anhang). Die Position in der Geschwisterreihe und eine familiäre Prädisposition für SEV sind in Bezug auf keine abhängige Variable prädiktiv.

Generell können durch die vorhandenen unabhängigen Variablen die Varianzen der Sprachverständnisleistungen auf Wort- und Satzebene zu beiden Alterszeitpunkten deutlich weniger gut erklärt werden als die produktiven Sprachkompetenzen (Abbildung 22, Tabellen A13–A18 im Anhang).

7.4 Identifikation von Kindern mit erhöhtem Risiko für eine SEV anhand des kommunikativen Indexfingergebrauchs mit 12 Monaten

Wie bereits aufgeführt produzierten mit 12 Monaten 91% der sprachlich typisch entwickelten Kinder mindestens einen Indexfingerpoint in der Interaktion mit ihrer PBP, wohingegen dies lediglich 20% der Kinder taten, bei denen ein Jahr später eine SEV diagnostiziert wurde. Aus diesem Grund kann der kommunikative Gebrauch des Indexfingers im Alter von 12 Monaten als Screeninginstrument zur Identifikation von Kindern mit erhöhtem Risiko für eine SEV im Alter von 2;0 und 2;6 Jahren haben herangezogen werden (Tabelle 40): Mit einer Trefferquote von 89% wurden im Alter von 2;0 Jahren auffällige und unauffällige Kinder korrekt identifiziert, woraus bei der vorhandenen Grundrate von 22% auffälligen Kindern innerhalb dieser Stichprobe ein relativer Anstieg der Trefferquote gegenüber der Zufallstrefferquote (RATZ-Index) von 74% resultiert. Da mit 2;6 Jahren keines der Kinder, die im Alter von 12 Monaten mindestens einen Indexfingerpoint produziert hatten, sprachlich verzögert war, steigt die Sensitivität des Screenings von 80% auf 100%, wobei die Spezifität von 91% auf 85% abfällt. Mit einem negativen prädiktiven Wert von 1 und einem positiven prädiktiven Wert von 0.46 bedeutet dies, dass kein Kind, dass im Alter von 12 Monaten mindestens einen Indexfingerpoint verwendet hat mit 2;6 Jahren eine SEV hat. Ein Kind hingegen, welches den Indexfinger mit 12 Monaten nicht kommunikativ genutzt hat, weist im Alter von 2;6 Jahren mit einer Wahrscheinlichkeit von 46% eine SEV auf. Die RATZ-Indices für beide Diagnostikzeitpunkte von 74% und 100% dokumentieren die Validität des Screenings noch deutlicher (alle Güteindices in Tabelle 41).

Tabelle 40: *Klassifikation von Kindern als sprachverzögert oder typisch entwickelt mit 2;0 und 2;6 Jahren anhand des kommunikativen Indexfingergebrauchs in spontaner Interaktion mit 12 Monaten*

| | | SEV mit 2;0 Jahren | | | SEV mit 2;6 Jahren | | |
		ja	nein	gesamt	ja	nein	gesamt
Indexfingerpoint mit 12 Monaten	nein	8 (80%)	3 (9%)	11 (24%)	5 (100%)	6 (15%)	11 (24%)
	ja	2 (20%)	32 (91%)	34 (76%)	0 (0%)	34 (85%)	34 (76%)
gesamt		10 (100%)	35 (100%)	45 (100%)	5 (100%)	40 (100%)	45 (100%)

Anmerkungen. 2;0 Jahre: $\chi^2(1) = 21.49$, $p < .001$, *Cramer-V* $= .69$, $p < .001$; 2;6 Jahre: $\chi^2(1) = 17.39$, $p < .001$, *Cramer-V* $= .62$, $p < .001$.

Tabelle 41: *Kennwerte für die Güte des Indexfingerpointings als Screeninginstrument mit 12 Monaten zur Identifikation von Kindern mit SEV im Alter von 2;0 und 2;6 Jahren*

Gütekriterium	Güte des Screenings mit 2;0 Jahren	Güte des Screenings mit 2;6 Jahren
Sensitivität	0.80	1.00
Spezifität	0.91	0.85
positiver prädiktiver Wert	0.73	0.46
negativer prädiktiver Wert	0.94	1.00
Trefferquote	0.89	0.87
Zufallstrefferquote	0.64	0.70
Selektionsrate	0.24	0.24
RATZ-Index	0.74	1.00

Exkurs 1: Gestenentwicklung eines Kindes mit chronischen Mittelohrentzündungen

Wie in der Stichprobenbeschreibung bereits angeführt, wurden von einem weiteren Kind alle genannten Daten erhoben. Diese wurden jedoch nicht zusammen mit der Gesamtstichprobe berichtet, da es sich bei diesem Kind um einen Jungen handelt, welcher ab dem Alter von ca. 17 Monaten chronische Mittelohrentzündungen hatte. Er ist das zweite von zwei Kindern und lebt mit beiden Elternteilen, welche über einen hohen Bildungsabschluss in Form der allgemeinen oder Fachhochschulreife sowie über ein durchschnittliches NÄE verfügen.

153

Innerhalb des ersten Verwandtschaftsgrades liegt bei dem Jungen keine familiäre Prädisposition für eine SEV vor. Bis zum Alter von 12 Monaten verlief die allgemeine Entwicklung des Jungen vollkommen unauffällig. Die Produktion der ersten beiden Wörter wurde bei der zweiten Datenerhebung mit 14 Monaten berichtet. Danach verlief seine Wortschatzentwicklung zunächst recht langsam, so konnte zwischen 14 und 16 Monaten kein Zuwachs des produktiven Wortschatzes verzeichnet werden. Kurz nach dieser dritten Datenerhebung wurde eine Mittelohrentzündung beidseitig beim Jungen festgestellt, welche weiterhin für einen langsamen Wortschatzzuwachs bis zum Alter von 18 Monaten sorgte. In diesem Alter produzierte der Junge laut Angaben der PBP 15 verschiedene Wörter. Da sich die Mittelohrentzündung trotz medikamentöser Behandlung nicht deutlich verbesserte, wurden dem Jungen im Alter von 19 Monaten erstmalig beidseitig Paukenröhrchen gelegt. Die PBP berichtete, dass sie das Gefühl hatte, dass ihr Sohn unmittelbar danach bessere Hörleistungen zeigte und schneller auf Ansprache reagierte, aber auch, dass dieser Effekt bereits einige Wochen danach wieder deutlich nachgelassen hätte. Der Junge sprach im Alter von 2 Jahren 55 verschiedene Wörter laut Angaben der PBP und schnitt mit T-Werten von 30–35 in allen vier Untertests des SETK-2 (Grimm, 2000) weit unterdurchschnittlich ab. Zu diesem Zeitpunkt hatte der Junge bereits erneut mehrere Mittelohrentzündungen gehabt, welche aufgrund ihres chronischen Status im Alter von 29 Monaten durch das erneute Einlegen von Paukenröhrchen behandelt worden sind.

Der Junge produzierte bereits bei Studienbeginn Indexfingerpoints in allen vier Settings zur Erfassung von Gestenproduktionen. In der Interaktion mit der PBP benutzte er 6 Indexfingerpoints, durchschnittlich einen Indexfingerpoint zum Ausdruck imperativer Motive pro Versuchsdurchlauf und 0.25 Indexfingerpoints pro Versuch im Experiment zur Evozierung deklarativ expressiv motivierter Gesten. Im Setting zur Evozierung informativer Gesten produzierte der Junge mit 12 Monaten in drei von vier Versuchsdurchläufen eine informative Pointing-Geste, zweimal mit dem Indexfinger und einmal mit der ganzen Hand. Der Junge war demnach bei Studienbeginn bereits recht weit in der Entwicklung von Pointing-Gesten vorangeschritten und entspricht eher dem Verhalten, welches die sprachlich typisch entwickelten Kinder in diesem Alter gezeigt haben.

Eine korrekte Identifikation des Jungens als Risikokind für eine SEV im Alter von 12 Monaten wäre anhand des kommunikativen Indexfingergebrauchs nicht möglich.

Exkurs 2: Erfassung von Indexfingerpoints im Alter von 12 Monaten durch Elternbefragung

Sowohl im ELFRA-1 (Grimm & Doil, 2006) als auch im ET 6-6 (Petermann et al., 2008) wird mit jeweils einer Frage an die Eltern erfasst, ob das Kind den Indexfinger zum kommunikativen Zeigen benutzt. Im ELFRA-1 (Grimm & Doil, 2006) lautet das Item: „Kann Ihr Kind mit dem Zeigefinger zeigen? Beispiel: Das Kind zeigt beim Bilderbuch-Angucken mit dem Zeigefinger auf ein Bild." Das entsprechende Item im ET 6-6 (Petermann et al., 2008) lautet: „Ihr Kind zeigt mit dem Zeigefinger irgendwo hin und lenkt dadurch Ihre Aufmerksamkeit."

Beide Fragen wurden von jeweils 37 der 45 PBP mit „ja" beantwortet und von 8 PBP mit „nein". Jedoch antworteten die PBP nicht zwingend konsistent auf diese Fragen. So gaben 6 PBP in einem der beiden Fragebögen an, dass ihr 12 Monate altes Kind bereits mit dem Indexfinger zeigt, während sie in dem zweiten Fragebogen angaben, dass ihr Kind dies noch nicht tue. Beim Vergleich der Angaben der PBP über das Zeigeverhalten der Kinder und den videographierten Beobachtungen in der spontanen Interaktion des Kindes mit seiner/ihrer PBP kommt es in 7 bzw. 9 Fällen zu widersprüchlichen Ergebnissen (Tabellen 42 und 43). Kinder, die im Alter von 2;0 Jahren sprachlich verzögert waren, können mit Hilfe der beiden Befragungsinstrumente im Alter von 12 Monaten deutlich schlechter identifiziert werden als es durch direkte Beobachtungen der Fall ist (Tabellen 44 und 45 im Vergleich zu Tabelle 40).

Tabelle 42: Übereinstimmung der beobachteten Produktion des Indexfingerpoints und der Angabe im ELFRA-1 (Grimm & Doil, 2006) mit 12 Monaten

Indexfingerpoint laut ELFRA-1-Angabe			
	nein	ja	gesamt
Indexfingerpoint beobachtet nein	6 (75%)	5 (14%)	11 (24%)
Indexfingerpoint beobachtet ja	2 (25%)	32 (86%)	34 (76%)
gesamt	8 (100%)	37 (100%)	45 (100%)

Tabelle 43: Übereinstimmung der beobachteten Produktion des Indexfingerpoints und der Angabe im ET 6-6 (Petermann et al., 2008) mit 12 Monaten

Indexfingerpoint laut ET 6-6-Angabe			
	nein	ja	gesamt
Indexfingerpoint beobachtet nein	5 (62.5%)	6 (16%)	11 (24%)
Indexfingerpoint beobachtet ja	3 (37.5%)	31 (84%)	34 (76%)
gesamt	8 (100%)	37 (100%)	45 (100%)

Tabelle 44:	Klassifikation von Kindern als sprachverzögert oder typisch entwickelt mit 2;0 Jahren anhand der Elternangaben im ELFRA-1 (Grimm & Doil, 2006) zur Produktion von Indexfingerpoints mit 12 Monaten

		SEV mit 24 Monaten		
		ja	nein	gesamt
Indexpoint laut ELFRA-1-Angabe	nein	4 (40%)	4 (11%)	8 (18%)
	ja	6 (60%)	31 (89%)	37 (82%)
gesamt		10 (100%)	35 (100%)	45 (100%)

Anmerkung. $\chi^2(1) = 4.34$, $p = .037$, Cramer-V = .31, $p = .037$.

Tabelle 45:	Klassifikation von Kindern als sprachverzögert oder typisch entwickelt mit 2;0 Jahren anhand der Elternangaben im ET 6-6 (Petermann et al., 2008) zur Produktion von Indexfingerpoints mit 12 Monaten

		SEV mit 24 Monaten		
		ja	nein	gesamt
Indexpoint laut ET 6-6-Angabe	nein	5 (50%)	3 (9%)	8 (18%)
	ja	5 (50%)	32 (91%)	37 (82%)
gesamt		10 (100%)	35 (100%)	45 (100%)

Anmerkung. $\chi^2(1) = 9.13$, $p = .003$, Cramer-V = .45, $p = .003$.

7.5 Bedeutung des Inputs

7.5.1 Bedeutung des gestischen Inputs

Im dekorierten Zimmer verwendeten bei der ersten Datenerhebung alle bis auf 3 PBP Gesten in der Interaktion mit ihren 12 Monate alten Kindern. Insgesamt benutzten sie 494 Gesten, welche nahezu ausschließlich Indexfingerpoints (94%) umfassten. Die restlichen 6% an Gesten verteilten sich vorwiegend auf ikonische Gesten und Embleme sowie jeweils eine Greifgeste und eine Geste mit dem Fuß (andere Geste). Die PBP nutzten keine Handpoints in der Interaktion mit den Kindern. Da die deutliche Mehrheit der Gesten der PBP aus Indexfingerpoints bestand, werden auch nur diese Gesten und ihr Einfluss auf die gestische und sprachliche Entwicklung der Kinder untersucht.

Im Mittel benutzten die PBP 10.29 ($SD = 6.64$) Indexfingerpoints in der Interaktion mit ihren Kindern während der ersten gemeinsamen Betrachtung von Objekten im dekorierten Zimmer. Hierbei unterschieden sich die PBP von Kindern, die im Alter von 2;0 Jahren sprachlich verzögert sind ($Md = 10.50$, $IQR = 12.25$) nicht von den PBP sprachlich typisch entwickelter Kinder ($Md = 9.00$, $IQR = 10.00$, $U = 158.50$, $p = .652$). Und auch im weiteren Verlauf der Datenerhebungen produzierten die PBP gleichbleibend viele Indexfingerpoints ihren 12 bis 21 Monate alten Kindern gegenüber (Tabelle 46 für Mittelwerte), unabhängig davon, ob diese im Alter von 2;0 Jahren sprachlich typisch oder verzögert sind. Dies konnte anhand einer zweifaktoriellen Varianzanalyse mit Messwiederholung auf dem Faktor Anzahl an Indexfingerpoints und dem nicht wiederholten Zwischensubjektfaktor Sprachstand (auffällig vs. nicht auffällig) bestätigt werden (n = 40, Anzahl Indexfingerpoints: Mauchly-Test: $\chi^2(9)$ = 23.09, p = .006, Greenhouse-Geisser Korrektur: ε = .73; $F(2.91, 110.39)$ = 0.98, p = .402, Anzahl Indexfingerpoints*Sprachstand: $F(2.91, 110.39)$ = 0.66, p = .572).

Tabelle 46: Durchschnittliche Anzahl an Indexfingerpoints der PBP in der Interaktion mit ihren 12 bis 21 Monate alten Kindern

Alter der Kinder in Monaten	Gesamtgruppe (n = 41–45)		PBP von typisch entwickelten Kindern (n = 31–35)		PBP von Kindern mit SEV (n = 10)	
	M	SD	Md	IQR	Md	IQR
12	10.29	6.64	9.0	10.0	10.5	12.3
14	10.34	6.53	10.5	9.8	8.5	11.0
16	9.67	7.04	7.5	8.8	7.5	5.0
18	11.42	6.90	12.0	11.5	10.0	9.3
21	12.02	8.67	12.0	13.0	9.5	15.3

Die sprachlichen Fähigkeiten der Kinder schienen sich demnach unabhängig vom gestischen Input der PBP zu entwickeln. Und auch die Anzahl an Indexfingerpoints der Kinder entwickelte sich im Zeitraum zwischen 12 und 21 Monaten scheinbar unabhängig davon, ob die PBP viele Indexfingerpoints benutzte oder eher wenige (Tabelle 47). Vielmehr scheint es so zu sein, dass Kinder, die mit 12 Monaten viele Indexfingerpoints nutzten, dies auch mit 14 und 16 Monaten taten und in etwas weniger starken Zusammenhang auch mit 18 Monaten. Die Anzahl an Indexfingerpoints, die die Kinder mit 21 Monaten produzierten korreliert nicht mehr mit der Anzahl an Indexfingerpoints zu einem früheren Zeitpunkt. Bei den PBP scheint es so zu sein, dass sie unabhängig vom Alter und damit auch unabhängig von den sprachlichen Kompetenzen der Kinder eher viele oder eher wenige Indexfingerpoints in der Interaktion mit ihnen benutzten. Lediglich die Anzahl an Indexfingerpoints der PBP zum ersten Messzeitpunkt korreliert leicht, aber signifikant mit der Anzahl an Indexfingerpoints des Kindes einen Messzeitpunkt später, also im Alter von 14 Monaten (Tabelle 47).

Tabelle 47: *Korrelationen zwischen den Anzahlen an Indexfingerpoints der Kinder und der PBP in spontaner Interaktion zu allen fünf Messzeitpunkten*

Alter der Kinder in Monaten		12		14		16		18		21	
		Kind	PBP	Kind	PBP	Kind	PBP	Kind	PBP	Kind	PBP
12 (N = 45)	Kind	–	.11	.58***	.14	.50***	.12	.35*	.07	–.12	.18
	PBP		–	.31*	.61***	–.03	.61***	.08	.48***	–.12	.31
14 (n = 44)	Kind			–	.06	.42**	.24	.33*	.08	.04	.20
	PBP				–	–.16	.67***	–.09	.67***	–.09	.49***
16 (n = 42)	Kind					–	.08	.46**	–.11	–.02	–.12
	PBP						–	.09	.60***	.11	.45**
18 (n = 43)	Kind							–	–.26	.13	–.25
	PBP								–	.05	.75***
21 (n = 41)	Kind									–	.12
	PBP										–

Anmerkungen. *p < .05, **p ≤ .01, ***p ≤ .001.

7.5.2 Bedeutung des sprachlichen Inputs

In den sechs Minuten der spontanen Interaktion zwischen PBP und dem Kind produzierten die PBP bei Studienbeginn im Durchschnitt 105.62 (SD = 24.07) Phrasen, in den darauffolgenden Datenerhebungen benutzten sie 100.95 (SD = 30.12), dann 106.17 (SD = 22.86), 127.05 (SD = 23.87) und schließlich 131.68 (SD = 24.57) Phrasen in der Interaktion mit ihren Kindern. Eine zweifaktorielle Varianzanalyse mit Messwiederholung auf dem Faktor Anzahl an Phrasen und dem nicht wiederholten Zwischensubjektfaktor Sprachstand der Kinder mit 2;0 Jahren (auffällig vs. nicht auffällig) wurde durchgeführt, um herauszufinden, ob es sich hierbei um signifikante Zuwächse handelt und ob diese in Abhängigkeit vom Sprachstand der Kinder im Alter von 2;0 Jahren bestehen (n = 40). Da der Mauchly-Test keine Verletzung der Sphärizitätsannahme anzeigte ($\chi^2(9)$ = 16.25, p = .062) konnte die Varianzanalyse ohne Korrektur der Freiheitsgrade durchgeführt werden. Es zeigte sich ein signifikanter Haupteffekt für die Zunahme der Phrasenanzahl der PBP ($F(4, 152)$ = 20.25, p < .001), welcher unabhängig vom Sprachstand der Kinder mit 2;0 Jahren (verzögert vs. typisch entwickelt) besteht ($F(4, 152)$ = 1.22, p = .304). Die PBP benutzten demnach im Laufe des zweiten Lebensjahres ihrer Kinder mehr Phrasen in der Interaktion mit ihnen und das unabhängig davon, ob sich das Kind sprachlich typisch oder verlangsamt entwickelte. Nicht nur die Zunahmen der Phrasenanzahl ist von PBP von sprachlich typisch entwickelten Kindern und von sprachlich verzögert entwickelten Kindern vergleichbar, sondern auch zu den einzelnen Messzeitpunkten finden sich keine Unterschiede in der Anzahl an Phrasen wie U-Rangsummentests nach Mann-Whitney zeigen (Tabelle 48).

Tabelle 48: Vergleich der Anzahl an Phrasen von PBP von sprachlich verzögert und sprachlich typisch entwickelten Kindern

Alter der Kinder in Monaten	PBP typisch entwickelter Kinder ($n = 31$–35)		PBP von Kindern mit SEV ($n = 10$)			p (2-seitig)
	Md	*IQR*	*Md*	*IQR*	*U*	
12 Monate	101.0	44.0	99.5	36.3	160.0	.682
14 Monate	101.5	45.0	104.5	39.8	154.0	.654
16 Monate	107.5	28.5	110.0	32.3	141.0	.575
18 Monate	127.0	29.5	118.0	35.5	153.5	.741
21 Monate	129.0	37.0	131.0	35.3	147.5	.820

Quantitativ betrachtet finden sich im Laufe des zweiten Lebensjahres der Kinder also keine Unterschiede im Input zwischen PBP von Kindern, die sich sprachlich typisch oder verlangsamt entwickelten. Eine Analyse der kommunikativen Funktionen (eingeteilt in 16 Kategorien), die die PBP mit ihren sprachlichen Äußerungen erfüllten, zeigen zudem, dass es darüber hinaus auch nahezu keine Unterschiede in der Qualität des Inputs zwischen den PBP der sprachlich typisch entwickelten und sprachlich verzögerten Kinder im Alter zwischen 12 und 21 Monaten gab (Tabellen A19–A23 im Anhang). Lediglich in vier der insgesamt 80 Vergleiche ließen sich bedeutsame Unterschiede zwischen dem Input der PBP der beiden Kindergruppen feststellen: PBP von Kindern, die mit 2;0 Jahren sprachlich typisch entwickelt sind, stellten mehr Quizfragen an ihre 16 Monate alten Kinder ($n = 32$, $Md = 10.0$, $IQR = 7.8$), wiederholten ($n = 31$, $Md = 7.0$, $IQR = 6.0$) und erweiterten ($n = 31$, $Md = 0.0$, $IQR = 1.0$) häufiger die sprachliche Äußerung ihres Kindes im Alter von 21 Monaten im Vergleich zu den PBP von Kindern, die im Alter von 2;0 Jahren sprachlich verzögert sind ($n = 10$; Quizfragen 16 Monate: $Md = 8.0$, $IQR = 5.0$, $U = 93.5$, $p = .049$, $r = -0.30$; Wiederholungen kindlicher Äußerung 21 Monate: $Md = 2.0$, $IQR = 5.3$, $U = 84.0$, $p = .031$, $r = -0.34$; Erweiterung kindlicher Äußerung 21 Monate: $Md = 0.0$, $IQR = 0.0$, $U = 85.0$, $p = .012$, $r = -0.39$). Die PBP der Kinder, die im Alter von 2;0 Jahren sprachlich verzögert sind benannten häufiger Objekte in der Interaktion mit ihren Kindern, wenn diese 21 Monate alt waren ($n = 10$, $Md = 29.5$, $IQR = 14.5$) im Vergleich zu den PBP von sprachlich typisch entwickelten Kindern ($n = 31$, $Md = 17.0$, $IQR = 11.0$, $U = 41.5$, $p = .001$, $r = -0.54$).

7.5.3 Bedeutung des Antwortverhaltens der PBP auf Pointing-Gesten des Kindes

Zu Beginn der Untersuchung unterschieden sich weder der gestische noch der lautsprachliche Input der PBP quantitativ oder qualitativ zwischen PBP von Kindern, die im Alter von 2;0 Jahren sprachlich typisch entwickelt sind oder eine SEV haben. In einem dritten Schritt der Analysen zum Einfluss des Inputs der PBP auf die Sprachentwicklung der Kinder wurde daher zusätzlich das Antwortverhalten der PBP auf Pointing-Gesten der Kinder im Alter von 12 Monaten untersucht. Da die Analysen der gestischen Entwicklung der Kinder gezeigt haben, dass der Gebrauch des Indexfingers zum Zeigen in diesem Alter prädiktiv für die Sprachentwicklung ist, nicht aber die Produktion von Handpoints, könnte die Annahme verfolgt werden, dass Indexfingerpoints der Kinder häufiger sprachliche Antworten und damit mehr sprachlichen Input bei den PBP evozieren und/oder qualitativ wertvolleren Input erhalten, in dem die PBP beispielsweise besonders viele Benennungen und Beschreibungen von Objekten oder Erweiterungen kindlicher Äußerungen benutzen. Demnach wurde die Antworthäufigkeit der PBP auf Indexfingerpoints der Kinder mit der Antworthäufigkeit auf Handpoints der Kinder im Alter von 12 Monaten untersucht. In der Analyse konnten nur die Daten von den PBP aufgenommen werden, deren Kinder sowohl mindestens einen Indexfingerpoint als auch einen Handpoint mit 12 Monaten produzierten ($n = 32$). Es zeigt sich, dass die PBP vergleichbar häufig auf einen Indexfingerpoint ($M = 1.71$, $SD = 0.82$) der Kinder im Alter von 12 Monaten wie auf einen Handpoint ($M = 1.53$, $SD = 0.67$, M_{Diff} 0.17, CI [-0.10, 0.45], $t(31) = 1.28$, $p = .211$) antworteten. Und auch qualitativ lassen sich bei Vergleichen der kommunikativen Funktionen, die als Antworten auf Indexfinger- und Handpoints geäußert wurden, keine Unterschiede bei Studienbeginn finden (Tabelle 49). Demnach antworteten die PBP in der semi-natürlichen Interaktionssituation im dekorierten Zimmer vergleichbar häufig und mit den gleichen kommunikativen Funktionen auf die Handpoints und Indexfingerpoints ihrer Kinder.

Tabelle 49: Vergleich der Anteile kommunikativer Funktionen als Antworten der PBP auf Indexfinger- und Handpoints der Kinder im Alter von 12 Monaten (n = 31)

Kommunikative Funktion	Indexpoints		Handpoints		Differenz	CI			p
	M	SD	M	SD	M	UG	OG	t(30)	(2-seitig)
Aufmerksamkeits-einforderung	.05	.10	.04	.05	.01	−.03	.05	0.59	.563
Benennung	.27	.16	.25	.17	.02	−.06	.10	0.50	.624
Beschreibung	.20	.14	.25	.17	−.05	−.11	.01	−1.58	.124
Bestätigung	.08	.11	.13	.22	−.05	−.14	.04	−1.11	.277
Direktive	.02	.06	.02	.05	.00	−.03	.03	0.08	.933
Erfahrungsbezug	.03	.06	.02	.04	.01	−.02	.04	0.73	.471
Expansion/ Extension	.00	.00	.00	.00	–	–	–	–	–
Offene Frage	.04	.08	.03	.08	.01	−.03	.05	0.05	.650
Quizfrage	.10	.19	.06	.07	.05	−.02	.12	1.33	.194
Ja-Nein-Frage	.10	.13	.09	.11	.00	−.04	.05	0.20	.842
Refrainfrage	.10	.11	.09	.10	.01	−.04	.06	0.33	.746
Korrektur	.00	.01	.01	.06	−.01	−.03	.01	−0.90	.375
Modellkommuni-kation	.00	.00	.00	.01	−.00	−.00	.00	−1.00	.325
Wiederholung	.01	.02	.00	.01	.00	−.01	.01	0.70	.492
Wiederholung erbeten	.00	.00	.00	.00	–	–	–	–	–
Zuwendung	.00	.00	.00	.00	–	–	–	–	–

8. Diskussion

Ziel der vorliegenden Studie war es, differenzierte Informationen über den Zusammenhang der gestischen und lautsprachlichen Entwicklung von Kindern zwischen 12 und 30 Monaten zu erhalten. Bei den Analysen wurde ein dezidiert klinischer Fokus gesetzt. So wurde überprüft, wie sich im zweiten Lebensjahr die gestischen Kompetenzen von Kindern, welche mit 2;0 Jahren als sprachlich verzögert identifiziert werden, entwickeln und ob Unterschiede in ihrer Gestenentwicklung im Vergleich zu sprachlich unauffälligen Kindern bestehen. Die Handformen und Motive von deiktischen Gestenproduktionen im Alter von 12 Monaten wurden hinsichtlich ihrer prädiktiven Kraft für sprachliche Fähigkeiten der Kinder im Alter von 2;0 und 2;6 Jahren untersucht. Hieraus abgeleitet wurde geprüft, ob eine gestische Kompetenz der Kinder im Alter von 12 Monaten zur Identifikation von Risikokindern für eine SEV mit 2;0 und 2;6 Jahren genutzt werden kann. Da die kindliche Gesten- und Sprachentwicklung in einer gestischen und sprachlichen Umwelt stattfindet, wurde darüber hinaus die Bedeutung des Inputs durch die PBP untersucht. Hierbei wurde geprüft, ob PBP von Kindern, die mit 2;0 Jahren eine SEV haben, einen quantitativ oder qualitativ anderen gestischen und lautsprachlichen Input liefern als PBP von sprachlich typisch entwickelten Kindern.

Die Ergebnisse zeigen, dass sich Kinder, die mit 2;0 Jahren eine SEV haben, bereits in ihrer gestischen Entwicklung im zweiten Lebensjahr von sprachlich typisch entwickelten Kindern unterscheiden. Mit 12 Monaten benutzen deutlich weniger Kinder mit SEV bereits Indexfingerpoints, um sich an Kommunikation zu beteiligen. Diesen Resultaten entsprechend, stellte sich die Produktion von Indexfingerpoints im Alter von 12 Monaten als starker Prädiktor für sprachliche Kompetenzen der Kinder im Alter von 2;0 und 2;6 Jahren heraus. So erklärt die mindestens einmalige, spontane Produktion eines Indexfingerpoints in der Interaktion mit der PBP mit 12 Monaten fast die Hälfte der Varianz des produktiven Wortschatzes der Kinder mit 2;6 Jahren. Auch als Indikator für ein hohes Risiko für eine SEV mit 2;0 und 2;6 Jahren konnte der mindestens einmalige kommunikative Gebrauch des Indexfingers mit 12 Monaten bei der vorliegenden Stichprobe genutzt werden. So hat kein Kind, welches mit 12 Monaten einen Indexfingerpoint produziert hat, im Alter von 2;6 Jahren eine SEV. Kinder hingegen, die mit 12 Monaten noch keinen Indexfingerpoint produzierten, haben mit einer Wahrscheinlichkeit von 46% eine SEV mit 2;6 Jahren.

Im Folgenden werden die Ergebnisse der vorliegenden Studie differenziert auf Grundlage des aktuellen Forschungsstandes diskutiert.

8.1 Entwicklung von deiktischen Gesten

Die gestischen Kompetenzen von Kindern wurden detailliert zwischen 12 und 21 Monaten untersucht, um zum einen weitergehende Erkenntnisse über die Entwicklung von deiktischen Gesten in Abhängigkeit der Modalität (Verständnis/ Produktion), der Handform und dem Motiv von Gestenproduktionen zu erhalten. Zum anderen wurde die Analyse genutzt, um zu prüfen, ob sich Kinder, welche sich sprachlich verzögert entwickeln bereits in ihrer Gestenentwicklung im zweiten Lebensjahr von sprachlich typisch entwickelten Kindern unterscheiden.

Die Ergebnisse demonstrieren, dass sich das Verständnis für unterschiedlich motivierte deiktische Gesten und die Produktion dieser Gesten zu verschiedenen Zeitpunkten entwickeln. Ebenfalls zu unterschiedlichen Zeitpunkten benutzen die Kinder verschiedene Handformen zur Produktion von Pointing-Gesten (Abbildung 23). In diesen Entwicklungsprozessen konnten einige Unterschieden zwischen Kindern, die im Alter von 2;0 Jahren eine SEV haben und typisch entwickelten Kindern gefunden werden.

Abbildung 23: Erwerbszeitpunkte gestischer Kompetenzen. Da von Beginn an alle Kinder sowohl Handpoints als auch imperative Gesten produzierten, überlagern sich die beiden Datenreihen vollständig

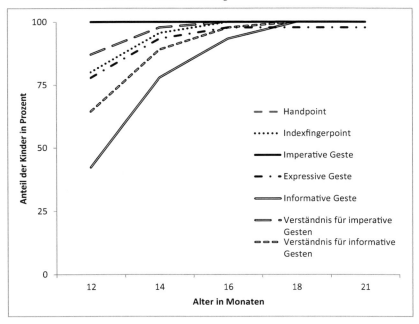

Das Verständnis für deiktische Gesten, welche imperativ motiviert sind, ist bei allen Kindern bereits bei Studienbeginn ausgeprägt und entwickelt sich im Laufe der folgenden neun Monate nur noch minimal weiter. Es zeigt sich, dass die Kinder zunehmend häufiger und schneller mit dem gewünschten Verhalten auf die Aufforderung der TL reagieren. Diese Entwicklung findet dabei unabhängig vom Sprachstand der Kinder im Alter von 2;0 Jahren statt. Somit haben alle Kinder – mit oder ohne eine SEV im Alter von 2;0 Jahren – bereits mit 12 Monaten ein gut ausgeprägtes Verständnis für imperative Gesten. Die Ergebnisse der vorliegenden Stichprobe bestätigen die Befunde von Camaioni und Kolleginnen (2004), wonach das Verständnis für imperativ motivierte Geste im Vergleich zu anderen Kompetenzbereichen der Gestenentwicklung mit 12 Monaten bereits am besten entwickelt ist.

Das Verständnis für informativ motivierte Gesten entwickelt sich im Vergleich zum Verständnis für imperative Gesten etwas später. Erst mit 18 Monaten suchte die Mehrheit der Kinder häufiger als per Zufall auf der korrekten Seite nach der Fingerhandpuppe. Ursächlich für diese niedrigen Leistungen der Kinder zu Beginn der Studie könnte sein, dass die Kinder mit 12 Monaten in gerademal der Hälfte der Versuche überhaupt ein Suchverhalten zeigten. In den anderen 50% der Trials reagierten die Kinder nicht auf das Verhalten der TL und den Versuchsaufbau oder nahmen die Tücher, welche zum Verstecken der Spielzeuge in diesem Experiment genutzt wurden, zeitgleich von ihren Positionen und spielten mit diesen. Betrachtet man nur die Trials, in denen die Kinder ein Suchverhalten gezeigt haben, wird aber deutlich, dass die Kinder bereits ab 12 Monaten deutlich häufiger auf der richtigen Versteckseite im Vergleich zur falschen Seite und im Vergleich zur Ratewahrscheinlichkeit nach den Fingerhandpuppen suchten. Dieser Befund deckt sich mit den Ergebnissen von Behne, Liszkowski, Carpenter und Tomasello (2012). Dennoch bleibt offen, warum die Kinder in der vorliegenden Studie so viel seltener ein Suchverhalten zeigten, als in der Referenzstudie (Behne et al., 2012). Mögliche Erklärungen liefern drei methodische Abweichungen im Vergleich zur Studie von Behne et al. (2012): Zum einen wurden in der hier präsentierten Studie mit jedem Kind jeweils zwei Aufwärmtrials zur Gewöhnung an die Versuchsbedingung durchgeführt (jede Seite einmal), während bei Behne et al. (2012) die Aufwärmtrials für Kinder, die nicht auf beiden Seiten ein Suchverhalten gezeigt haben, wiederholt wurden. Zum anderen wurden in der Originalstudie (Behne et al., 2012) sieben Kinder von den Analysen ausgeschlossen, die keinerlei Suchverhalten in den Aufwärmtrials gezeigt hatten, was in der vorliegenden Studie nicht so gehandhabt wurde. Als dritte Abweichung vom Vorgehen in der Referenzstudie (Behne et al., 2012) ist eine erneute Ansprache des Kindes zu nennen. Die TL in der Studie von Behne et al. (2012) sprach das Kind, nachdem sie das Spielzeug versteckt hatte, namentlich an und stellte Augenkontakt mit dem Kind her, bevor sie die Pointing-Geste auf das korrekte Versteck ausführte. In der hier präsentierten Studie wurde zwar auch Augenkontakt zum Kind hergestellt, jedoch ohne das Kind zusätzlich mit Namen anzusprechen. Der Vergleich mit den Ergebnissen von Behne et al. (2012) ist daher nur eingeschränkt möglich. Da die Untersuchungsbedingungen innerhalb der vorliegenden Studie allerdings gleich waren, sind die beobachteten Entwicklungsverläufe uneingeschränkt interpretierbar.

Beim Vergleich der Kinder mit und ohne eine SEV im Alter von 2;0 Jahren zeigten sich keine Unterschiede in der Entwicklung des Verständnisses für informativ motivierte Gesten. Die Kinder beider Gruppen suchten gleich häufig nach den versteckten Fingerhandpuppen.

Im Gegensatz zur Entwicklung des Verständnisses für unterschiedlich motivierte Gesten, zeigen sich bei den produktiven Kompetenzen der gestischen Entwicklung eine Vielzahl an Unterschieden zwischen Kindern, die im Alter von 2;0 Jahren eine SEV haben oder typisch entwickelt sind. Zunächst ist festzuhalten, dass alle Kinder bei Studienbeginn im Alter von 12 Monaten deiktische Gesten, insbesondere Pointing-Gesten, sowohl in der Interaktion mit ihrer PBP als auch mit der TL produzierten. Alle Kinder verwendeten von Beginn an Handpoints. Indexfingerpoints hingegen nutzten mit 12 Monaten zur Kommunikation mit ihrer PBP jedoch nur 20% der Kinder mit SEV, aber 91% der sprachlich typisch entwickelten Kinder. Dieser Unterschied in der Verwendung des Indexfingers für kommunikative Zwecke kann auch in allen drei Experimenten zur Evozierung von deiktischen Gesten mit unterschiedlichen Motiven gefunden werden. Zum Ausdruck von deklarativ expressiven und deklarativ informativen Intentionen nutze mit 12 Monaten noch *kein* Kind mit SEV einen Indexfingerpoint. Diese Ergebnisse bestätigen bisherige Befunde zur Entwicklung von Pointing-Gesten in Abhängigkeit ihrer Handform. Bereits Lock et al. (1990) konnten zeigen, dass Kinder mit bereits durchschnittlich 7 Monaten Handpoints produzieren, aber erst knapp 3 Monate später auch Indexfingerpoints. Diese Angaben könnten auf die typisch entwickelten Kinder der vorliegenden Stichprobe in ähnlicher Weise zutreffen, da über 90% von ihnen bei Studienbeginn mit 12 Monaten beide Pointing-Gesten sicher verwendeten. Für Kinder mit SEV findet sich der gleiche Entwicklungsverlauf, jedoch zeitlich verzögert. So benutzten alle Kinder mit SEV mit 12 Monaten Handpoints zum Ausdruck verschiedener Intentionen, Indexfingerpoints dagegen aber erst ab 14 Monaten, zwei Kinder erst ab 16 Monaten.

Die Kinder beider Gruppen produzierten im Laufe des zweiten Lebensjahres zunehmend mehr Indexfingerpoints und konnten dadurch auch zunehmend mehr kommunikativ verschiedene Intentionen ausdrücken. Bei der Verwendung von Handpoints ergibt sich ein heterogeneres Bild. Zum Ausdruck eines imperativen Motivs verwendeten die Kinder im zweiten Lebensjahr vergleichbar viele Hand- und Indexfingerpoints. Dieses Ergebnis steht im Kontrast zu bisherigen Befunden (Cochet & Vauclair, 2010a, 2010b; Esteve-Gibert & Prieto, 2014), welche eine Dominanz an Handpoints zum Ausdruck imperativer Motive nahelegen. Diese Dominanz von Handpoints konnte in der vorliegenden Studie lediglich im Alter von 14 Monaten gefunden werden, was eine Ausnahme von den anderen Messzeitpunkten darstellt. Ein abschließender Vergleich der vorliegenden Studie mit den drei bereits vorausgegangenen Studien erscheint nicht zielführend, da große methodische Unterschiede zwischen allen vier Studien bestehen. Während Cochet und Vauclair (2010a; 2010b) die Kinder nicht längsschnittlich sondern mit durchschnittlich knapp 2 Jahren und einem großen Altersrange (11–38 Monate) untersuchten und die Ergebnisse altersunabhängig präsentierten, analysierten Esteve-Gibert und Prieto (2014) die Gestenproduktionen der vier betrachteten Kinder zwar längsschnittlich zwischen 11 und 19 Monaten, jedoch innerhalb einer Freispielsituation und nicht wie hier präsentiert innerhalb eines standardisierten Experimentes. Das gestische Verhalten der Kinder scheint sehr stark von der spezifischen kommunikativen Situation abzuhängen, wie sowohl die Daten aus den unterschiedlichen Erhebungssituationen innerhalb dieser Studie als auch der bisherige Forschungsstand verdeutlichen. Die Distanz zum erfragten Objekt sowie die Erwartungen des Kindes über das Verhalten des/der Interaktionspartner/in könnten beispielsweise einen Einfluss darauf haben, ob ein Kind im zweiten Lebensjahr eher einen Handpoint oder einen Indexpoint zum Ausdruck imperativer Intentionen verwendet.

In den beiden Experimenten zur Evozierung deklarativ expressiver oder informativer Gesten zeigten sich ebenfalls Unterschiede zwischen Kindern, die im Alter von 2;0 Jahren eine SEV haben im Vergleich zu typisch entwickelten Kindern. Auch hier sind die Unterschiede insbesondere auf die unterschiedlich frühe und häufige Verwendung von Indexfingerpoints zurückzuführen. Im Alter von 12 Monaten produzierten die sprachlich typisch entwickelten Kinder insgesamt mehr Pointing-Gesten um ihre Emotionen über die im Experiment verwendeten Handpuppen mit der TL zu teilen als Kinder mit einer SEV. Werden die einzelnen Handformen der Gestenproduktionen betrachtet, so zeigt sich ausschließlich in der Anzahl an Indexfingerpoints ein Unterschied zwischen den beiden Gruppen an Kindern. Auch mit 14 und 18 Monaten benutzten die sprachlich typisch entwickelten Kinder mehr Indexfingerpoints im Vergleich zu Kindern, die im Alter von 2;0 Jahren eine SEV haben. Dagegen unterschieden sich die Kinder beider Gruppen zu keinem Zeitpunkt in der durchschnittlichen Anzahl an Handpoints zum Ausdruck deklarativ expressiver Intentionen.

Als letzten Schritt in der gestischen Entwicklung verwendeten Kinder Pointing-Gesten zum Ausdruck informativer Motive. Mit 12 Monaten taten dies knapp die Hälfte der sprachlich typisch entwickelten Kinder und 20% der Kinder mit SEV. Damit zeigten die Kinder innerhalb dieser Studie mit 12 Monaten deutlich seltener aufgrund eines informativen Motivs im Vergleich zu den Kindern der Originalstudie von Liszkowski et al. (2006). Mit 18 Monaten benutzten jedoch exakt 93% der Kinder beider Stichproben Pointing-Gesten aufgrund eines informativen Motivs. Die Unterschiede zwischen den beiden Studien im Alter von 12 Monaten könnten möglicherweise auf individuelle Unterschiede der Kinder zurückgeführt werden, da bei Liszkowski et al. (2006) zwei unterschiedliche Gruppen an Kindern querschnittlich mit 12 oder mit 18 Monaten untersucht worden waren und nicht im längsschnittlichen Verlauf. Aber auch minimale Änderungen in den Durchführungen der Experimente (z.B. anderes Material) oder die Tatsache, dass in der vorliegenden Studie das Experiment zur Evozierung von informativ motivierten Gesten nach bereits vier anderen Experimenten durchgeführt wurde, könnten die unterschiedlichen Ergebnissen erklären. Dennoch zeigt sich im Zeitverlauf der vorliegenden Studie, dass die Kinder ohne und mit einer SEV zunehmend häufiger informativ motivierte Gesten benutzten und hierzu zunehmend mehr Indexfingerpoints verwendeten. Mit 18 Monaten waren die sprachlich typisch entwickelten Kinder, den Kindern, die sich sprachlich verzögert entwickelten überlegen und produzierten mehr informative Pointing-Gesten insgesamt und insbesondere mehr Indexfingerpoints.

Neben der situationsübergreifenden Feststellung, dass sprachlich typisch entwickelte Kinder früher beginnen, Indexfingerpoints zu benutzen, konnten die Analysen der spontanen Interaktionen zwischen den Kindern und ihren PBP zeigen, dass Kinder mit einer SEV, anders als typisch entwickelte Kinder, im Laufe ihres zweiten Lebensjahres die Anzahl an Handpoints nicht verringern. Während die häufige Verwendung von Handpoints mit 12 und 14 Monaten bei den Kindern beider Gruppen beobachtet werden konnte, benutzten nur die Kinder mit SEV auch im Alter von 18 und 21 Monaten noch eine Vielzahl an Handpoints in der Interaktion mit ihrer PBP. Sie verwendeten am Ende ihres zweiten Lebensjahres damit insgesamt deutlich mehr Gesten als sprachlich typisch entwickelte Kinder. Diese Angaben unterstützen die Beobachtungen bei älteren Kindern mit USES, welche im Grundschulalter mehr Gesten, vor allem mehr ikonische Gesten, beim Nacherzählen eines kurzen Zeichentrickfilms benutzten als sprachlich unauffällige Kinder (Mainela-Arnold et al., 2014). Ähnliche Beobachtungen finden sich auch in Bezug auf die Entwicklung von Gesten-Sprachkombinationen in der vorliegenden Studie. Während sprachlich typisch entwickelte Kinder bereits mit 12 Monaten deutlich häufiger eine Geste mit dem protokommunikativen

Ausdruck „da" kombinierten und früher begannen komplexe Kombinationen aus sprachlichem und gestischem Ausdruck zu kombinieren, verwendeten die Kinder, die im Alter von 2;0 Jahren eine SEV haben am Ende ihres zweiten Lebensjahres deutlich mehr einfache Kombinationen aus Gesten und unspezifischen Vokalisationen.

Zusammengefasst bedeutet dies, dass sprachlich typisch entwickelte Kinder früher Indexfingerpoints benutzen und Gesten mit sprachlichen Äußerungen kombinieren als Kinder mit SEV. Die Ergebnisse der vorliegenden Studie weisen darauf hin, dass im Alter von 12 Monaten Indexfingerpoints und protokommunikative Gesten-Sprachkombinationen Anzeichen für eine typische Sprachentwicklung sind. Dagegen sind im Alter von 21 Monaten viele Handpoints und einfache Kombinationen aus Gesten und Vokalisationen Anzeichen für eine verzögerte Sprachentwicklung. Bislang lagen so umfangreiche Daten zur Entwicklung erster kommunikativer Gesten bei Kindern mit SEV im Vergleich zu typisch entwickelten Kindern nicht vor. Die einzige, aber häufig zitierte Studie von Thal, Tobias und Morrison (1991) bezog sich auf ältere Kinder und betrachtete eher Nachahmungshandlungen als vielmehr natürliche Gesten. Zudem konnten die Ergebnisse dieser Studie nicht repliziert werden (Thal & Tobias, 1994).

Die differenzierte Analyse der Entwicklung des Verständnisses und der Produktion von unterschiedlich motivierten Gesten bei Kindern mit und ohne eine SEV ermöglicht eine Erweiterung des aktuellen Kenntnisstandes um die Komplexität unterschiedlicher Motive und Handformen von deiktischen Gesten. Kinder im Alter von 12 Monaten haben ein ausgeprägtes Verständnis für imperativ motivierte Gesten und produzieren deiktische Gesten zum Ausdruck imperativer Motive selbst bereits sicher. Ebenfalls mit 12 Monaten benutzen alle Kinder Handpoints zum Ausdruck unterschiedlicher Intentionen. Mit 14 Monaten verwenden die allermeisten Kinder zudem Indexfingerpoints und deiktische Gesten zum Ausdruck deklarativ expressiver Intentionen. Mit 16 bis 18 Monaten verstehen und produzieren die meisten Kinder dann deiktische Gesten mit einem informativen Motiv (Abbildung 23).

8.2 Prädiktion der Sprachentwicklung

Das kommunikative Verhalten von Kindern ist aus klinischer Perspektive insbesondere im Alter von 12 Monaten bedeutsam, da in diesem Alter in Deutschland routinemäßig die Entwicklung von Kindern im Rahmen einer kinderärztlichen Vorsorgeuntersuchung überprüft wird. Aus diesem Grund wurden die Kompetenzen der gestischen Entwicklung mit 12 Monaten hinsichtlich ihrer Eignung als Prädiktoren für sprachliche Kompetenzen mit 2;0 und 2;6 Jahren untersucht.

Bereits beim Vergleich der gestischen Entwicklung von Kindern mit und ohne eine SEV hatte sich die Produktion von Indexfingerpoints als bedeutsamer Unterschied im Alter von 12 Monaten herausgestellt. Die Produktion von Indexfingerpoints erwies sich demnach auch als geeigneter Prädiktor für spätere sprachliche Kompetenzen.

Die durchschnittlichen Anzahlen an Indexfingerpoints, welche die Kinder in den Experimenten zur Evozierung von imperativ oder deklarativ expressiv motivierten Gesten ausführten, stellten sich als bedeutsame Prädiktoren für den produktiven Wortschatzumfang der Kinder im Alter von 2;0 Jahren heraus. Demnach haben Kinder, die mit 12 Monaten viele Indexfingerpoints zum Ausdruck eines imperativen Motivs oder zum Ausdruck eines expressiven Motivs benutzten im Alter von 2;0 Jahren einen größeren Wortschatz als Kinder, die im Alter von 12 Monaten noch keine oder nur sehr wenige Indexfingerpoints in den beiden Experimenten produzierten. Die gefundene prädiktive Kraft der deklarativ expressiv motivierten Indexfingerpoints deckt sich mit den Befunden der Metaanalyse von Colonnesi et al. (2010). Auch hier zeigte sich, dass Kinder, die früh viele Pointing-Gesten aufgrund deklarativer Motive produzierten, umfangreichere Sprachkompetenzen zu einem späteren Zeitpunkt hatten (Colonnesi et al., 2010). Im Gegensatz zu den Befunden in der Metaanalyse (Colonnesi et al., 2010), konnte jedoch der gleiche prädiktive Effekt für Indexfingerpoints gefunden werden, welche aufgrund eines imperativen Motivs produziert worden waren. Damit erweitern die Ergebnisse der vorliegenden Studie die bisherige Befundlage deutlich, da gezeigt werden konnte, dass die Handform und weniger das Motiv einer Pointing-Geste das entscheidende Merkmal für die prädiktive Kraft von Pointing-Gesten darstellt. Denn in den Studien, welche in der Metaanalyse berücksichtigt worden waren, wurde nicht zwischen Indexfingerpoints und Handpoints unterschieden (Colonnesi et al., 2010), sodass der eigentliche Zusammenhang zwischen der Handform und den sprachlichen Fähigkeiten durch die gemeinsame Betrachtung der Handformen und Motive der Gesten verdeckt wurde. Zudem betrachteten nur 3 der insgesamt 25 analysierten Studien imperative Gesten. Ergebnisse zu imperativ motivierten Gesten waren demnach bislang deutlich unterrepräsentiert. In einer später veröffentlichten Studie (Murillo & Belinchón, 2012) konnte ebenfalls ein positiver Zusammenhang zwischen der Anzahl an Indexfingerpoints mit 12 Monaten und den lexikalischen Fähigkeiten der Kinder im Alter von 15 Monaten gefunden werden. Murillo und Belinchón (2012) fanden zudem einen positiven Zusammenhang zwischen der Anzahl an Handpoints mit 9 Monaten und den lexikalischen Fähigkeiten der Kinder im Alter von 15 Monaten. Dieser bestand jedoch nicht mehr zwischen den Handpoints mit 12 Monaten und den lexikalischen Fähigkeiten mit 15 Monaten. Dies stützt den bereits diskutierten Entwicklungsverlauf von

Hand- und Indexfingerpoints sowie die hier präsentierten Ergebnisse zur prädiktiven Kraft von Indexfingerpoints mit 12 Monaten.

Als bester Prädiktor für sprachliche Maße der Kinder im Alter von 2;0 und 2;6 Jahren stellte sich die mindestens einmalige Produktion eines Indexfingerpoints in der spontanen Interaktion mit der PBP heraus. Durch diese Variable konnten sowohl Kompetenzen des Sprachverständnisses als auch der Sprachproduktion anteilig erklärt werden. Insgesamt ist die prädiktive Kraft früher Indexfingerpoints für sprachproduktive Kompetenzen größer als in Bezug auf Verständnisleistungen. Die Varianz des Lexikonumfangs der Kinder im Alter von 2;0 Jahren konnte nur durch diese Variable zu 38% und im Alter von 2;6 Jahren sogar zu 46% erklärt werden. Auch bedeutsame Anteile (20–41%) der Varianzen der morphologisch-syntaktischen Kompetenzen zu beiden Alterszeitpunkten wurden durch den mindestens einmaligen kommunikativen Indexfingergebrauch mit 12 Monaten erklärt. Dieser Befund stellt ebenfalls eine Erweiterung bislang vorliegender Erkenntnisse zum Zusammenhang von gestischer und sprachlicher Entwicklung dar. Bei Rowe und Goldin-Meadow (2009b) war die Anzahl verschiedener Bedeutungen, welche Kinder im Alter von 18 Monaten durch gestische Referenz auf Objekte oder Handlungen ausdrückten, prädiktiv für den rezeptiven Wortschatzumfang mit 3;6 Jahren, aber nicht für die syntaktische Komplexität ihrer Äußerungen. Die Varianz der Syntaxkomplexität konnte allerdings durch die Anzahl sich ergänzender Gesten-Wortkombinationen im Alter von 18 Monaten anteilig erklärt werden. Die mindestens einmalige Produktion eines Indexfingerpoints mit 12 Monaten in der hier vorliegenden Studie hingegen ist ein Prädiktor für lexikalische, morphologische und syntaktische Kompetenzen der Kinder mit 2;0 und 2;6 Jahren und damit allen anderen bislang bekannten Prädiktoren (z.B. Geschlecht, sozioökonomischer Status, produktiver Wortschatz mit 12 Monaten) überlegen.

Was also macht Indexfingerpoints so besonders im Vergleich zu Handpoints? Sowohl phylogenetisch als auch ontogenetisch betrachtet, treten Handpoints in der Entwicklung früher auf (Leavens & Hopkins, 1999; Lock et al., 1990). So verwenden auch Menschenaffen in spontaner Interaktion Handpoints, nicht aber Indexfingerpoints (Leavens & Hopkins, 1999), sodass Indexfingerpoints als eine spezifisch menschliche Kommunikationsform angesehen werden können (Tomasello, 2008). Diese Kommunikationsform findet sich kultur- und sprachübergreifend (Liszkowski et al., 2012). Die Produktion von Indexfingerpoints scheint demnach ein bedeutender Marker für den sozial- sowie kommunikativ-kognitiven Entwicklungsstand des Kindes darzustellen. Die Kinder in der Stichprobe von Liszkowski und Tomasello (2011), welche mit 12 Monaten bereits Indexfingerpoints produzierten, kombinierten ihre Gestenproduktionen häufiger mit Vokalisationen und zeigten ein besseres Verständnis für unterschiedlich motivierte Pointing-Gesten als Kinder, die im gleichen Alter ausschließlich Handpoints verwendeten. Die Entwicklung kommunikativer Kompetenzen, zu der beispielsweise der Ausdruck von Intentionalität und die Verwendung unterschiedlicher Kommunikationsformen gehören, findet kontinuierlich statt. Indexfingerpoints sind die gestische Kommunikationsform, welche Erwachsene vorwiegend verwenden. Sie können demnach, anders als Handpoints, welche bei erwachsenen Sprechern/innen kaum oder gar nicht beobachtet werden können, als eine der ersten konventionalisierten Kommunikationsformen angesehen werden. Kinder, die bereits Indexfingerpoints produzieren, sind dabei, diese Konvention anzunehmen. Hierdurch zeigen Kinder ebenfalls einen Fortschritt in der Entwicklung ihrer Intentionalität. Eine ganze Reihe von experimentellen Untersuchungen (u.a. Liebal et al., 2010; Liszkowski & Albrecht et al., 2008) konnte zeigen, dass Kinder im zweiten Lebensjahr auf immer komplexere Weise gemeinsam erworbenes Wissen mit einem/r Kommunikationspartner/in berücksichtigen, um sich intentional mitzuteilen. Die Verwendung von Indexfingerpoints als eine erste konventionalisierte Kommunikationsform könnte die erweiterte Intentionalität der Kinder im Vergleich zu Kindern, die bislang noch ausschließlich Handpoints produzieren, reflektieren.

8.3 Identifikation von Kindern mit erhöhtem Risiko für eine SEV anhand des kommunikativen Indexfingergebrauchs mit 12 Monaten

Eine valide Identifikation von Risikokindern für eine SEV war im Alter von 12 Monaten bislang nicht möglich (Feldman et al., 2000; Fenson et al., 2000; Sachse & Suchodoletz, 2011). Die vorliegende Studie belegt das Potential gestischer Marker: Durch das Kriterium des mindestens einmaligen kommunikativen Indexfingergebrauchs mit 12 Monaten konnten in der vorliegenden Stichprobe ein RATZ-Index von 74% in Bezug auf den Sprachstand der Kinder mit 2;0 Jahren und ein RATZ-Index von 100% in Bezug auf die Sprachleistungen der Kinder im Alter von 2;6 Jahren erzielt werden. Dies stellt einen deutlichen Gewinn des Screenings gegenüber der Zufallstrefferquote dar (Jansen et al., 2002), womit dieses Kriterium allen bislang vorliegenden Screenings überlegen ist (Feldman et al., 2000; Fenson et al., 2000; Sachse & Suchodoletz, 2011). Kein Kind, das im Alter von 12 Monaten mindestens einen Indexfingerpoint in der Interaktion mit der PBP benutzte, hatte im Alter von 2;6 Jahren eine SEV (94% im Alter von 2;0 Jahren). Kinder, die mit 12 Monaten hingegen noch keine Indexfingerpoints produzierten, hatten im Alter von 2;0 Jahren mit einer Wahrscheinlichkeit von 73% eine SEV und im Alter von 2;6 Jahren mit einer Wahrscheinlichkeit von 46%.

Welche Konsequenzen können demnach aus der vorliegenden Studie gezogen werden? Die Stichprobe ist ausreichend groß, um wichtige Aussagen über die gestische Entwicklung von Kindern mit und ohne eine SEV sowie über die prädiktive Kraft gestischer Parameter mit 12 Monaten für sprachliche Leistungen mit 2;0 und 2;6 Jahren treffen zu können. Sie ist allerdings deutlich zu klein, um auf ihrer Basis die Überprüfung von Indexfingerpoints im Alter von 12 Monaten als flächendeckendes Screening zur Identifikation von Risikokindern für eine SEV zu empfehlen. Eine repräsentative Längsschnittstudie, die gezielt die prognostische Validität eines Screenings auf Grundlage der hier präsentierten Ergebnisse überprüft wäre notwendig, um abschließend beurteilen zu können, ob das Fehlen von Indexfingerpoints mit 12 Monaten als Kriterium zur Frühidentifikation von Risikokindern für eine SEV herangezogen werden sollte. Eine solche Untersuchung scheint hochgradig relevant, da aktuell Kinder in Deutschland deutlich zu spät als sprachlich verzögert identifiziert werden, meist in einem Alter zwischen 3 und 4 Jahren. Nach einer Diagnosestellung dauert es im Schnitt weitere 10 Monate bis das Kind eine entsprechende sprachtherapeutische Unterstützung erhält (Göllner, 2002). Die Interventionsforschung hingegen fokussiert insbesondere junge Kinder zwischen 2 und 4 Jahren (Metaanalysen: Law et al., 2004; Roberts & Kaiser, 2011). Dies entspricht genau dem Alter, in dem man bereits jetzt mit den aktuell vorhandenen Screening- und Diagnostikverfahren zuverlässig Kinder mit spezifischen sprachlichen Auffälligkeiten identifizieren könnte (Suchodoletz, 2012). Die Ergebnisse der Interventionsforschung zeigen positive Effekte auf sprachliche Kompetenzen sowohl durch kindzentrierte Sprachtherapien als auch durch spezifische Elterntrainingsprogramme (Law et al., 2004; Roberts & Kaiser, 2011).

Eine Intervention sollte möglichst früh beginnen, intensiv und innerhalb eines recht kurzen Zeitraumes stattfinden (Roberts & Kaiser, 2011; Siegmüller et al., 2010). Die Anleitung der Eltern ist für viele Familien eine geeignete Interventionsform (Law et al., 2004; Roberts & Kaiser, 2011). Aufbauend auf diesen Interventionskonzepten und den Erkenntnissen über ihre Effektivität, könnten kürzere Beratungsangebote geplant und bereits sekundärpräventiv bei einjährigen Kindern mit erhöhtem Risiko für eine SEV durchgeführt werden. Hierdurch könnten ggf. noch größere Effekte auf die sprachliche Entwicklung der Kinder erzielt werden. Wichtig ist, dass so nicht nur Kinder mit ausgewiesenen SEV, welche sich in eine USES manifestieren von solchen sekundärpräventiven Angeboten profieren könnten, sondern auch die Kinder, die zwar eigenständig den klinisch bedeutsamen Bereich einer SEV bzw. USES verlassen, im frühen Bildungssystem aber wieder durch geringe sprachliche Leistungen auffällig werden (Miniscalco et al., 2005; Rescorla, 2002, 2009). Förderprogramme in

Kindergärten zur Steigerung sprachlicher Kompetenzen vor der Einschulung, welche zuweilen nur geringe oder keine Effekte auf die Sprachkompetenzen der Kinder zeigen (Hofmann, Polotzek & Schöler, 2008), könnten so möglicherweise für einen Teil der Kinder irrelevant werden.

Eine Überprüfung der in dieser Längsschnittstudie gefundenen Ergebnisse zur Identifikation von Risikokindern für eine SEV im Alter von 12 Monaten sollte daher an einer repräsentativen Stichprobe erfolgen. Innerhalb einer solchen Untersuchung wäre es wichtig auf die beiden in den Exkursen dargestellten Ergebnisse einzugehen. Das Fallbeispiel des Kindes mit chronischer Mittelohrentzündung verdeutlicht, wie wichtig Abklärungen anderer Entwicklungsbereiche sind. Allgemeine Entwicklungsverzögerungen oder Einschränkungen der auditiven Funktionen können das Kriterium des Indexfingerpointens außer Kraft setzen und mögliche Ergebnisse verzerren.

Auch die Erhebungsmethode scheint von großer Bedeutung zu sein. Bereits in vorliegenden Elternfragebögen werden der Gebrauch des Indexfingers zu kommunikativen Zwecken erfragt (ELFRA-1, Grimm & Doil, 2006; ET 6-6, Petermann et al., 2008). Ein Vergleich der Angaben der PBP in den beiden eingesetzten Fragebögen (ELFRA-1, Grimm & Doil, 2006; ET 6-6, Petermann et al., 2008) untereinander sowie mit den parallel erhobenen Beobachtungsdaten zeigen allerdings, dass die PBP die Produktion von Indexfingerpoints ihrer Kinder abhängig von der Fragestellung teilweise unterschiedlich beantworten und deren Antworten nicht immer mit den Beobachtungsdaten übereinstimmen. Ein direkter Vergleich der beiden Erhebungsmethoden (Fragebogenitems und Beobachtung) zeigt, dass eine Identifikation der Kinder, die ein erhöhtes Risiko für eine SEV haben, anhand der beiden Fragebogenitems weniger gut als durch die Beobachtungen erfolgt. Es wäre daher zu prüfen, wie ein Beobachtungssetting im klinischen Alltag etabliert werden könnte, welches vergleichbar gut dazu geeignet ist deiktische Gesten von einjährigen Kindern zu evozieren, wie das hier eingesetzte Vorgehen (vgl. Liszkowski & Tomasello, 2011) und ob eine oder mehrere Fragen so formuliert werden können, dass auch Einschätzungen durch Eltern als vergleichbar gutes Screening eingesetzt werden könnten.

8.4 Bedeutung des Inputs

Die PBP in der vorliegenden Studie verwendeten, wie bereits in anderen Studien gezeigt (Clark & Estigarribia, 2011; Iverson et al., 1999; Liszkowski & Tomasello, 2011; Rowe, 2000; Zammit & Schafer, 2011), eine Vielzahl an Gesten, insbesondere Indexfingerpoints, in der Interaktion mit ihren 12 bis 21 Monate alten Kindern. Die Bezugspersonen verwendeten unabhängig vom Alter und Sprachstand der Kinder nahezu gleichbleibend viele Indexfingerpoints über die Zeit. PBP, die zu Beginn der Datenerhebungen viele Indexfingerpoints verwendeten, taten dies auch im Verlauf der Studie, während andere PBP eher weniger Gesten benutzten. Die Anzahl der Indexfingerpoints der PBP hing nicht mit der Anzahl an Indexfingerpoints der Kinder zum jeweiligen gleichen Zeitpunkt zusammen. Dies hatten bereits Rowe (2000) sowie Liszkowski und Tomasello (2011) in ähnlicher Weise durch Interaktionsanalysen von Eltern und ihren 12 bzw. 14 Monate alten Kindern gefunden. Rowe und Goldin-Meadow (2009a) hingegen berichteten einen positiven Zusammenhang zwischen der Anzahl an Bedeutungen, welche durch gestische Referenz von der Bezugsperson vermittelt worden waren und der Anzahl an Bedeutungen, welche ihre 14 Monate alten Kinder ebenfalls durch gestische Referenz ausgedrückt hatten. Möglicherweise ist hier die unterschiedliche Operationalisierung der gestischen Kommunikation ausschlaggebend für die unterschiedlichen Ergebnisse. Rowe (2000) konnte zeigen, dass Bezugspersonen, die mehr mit ihren 14 Monate alten Kindern kommunizierten, das Sprachverständnis ihrer Kinder besser einschätzten als Mütter, die weniger mit ihren Kindern kommunizierten. Dies könnte möglicherweise auch auf die Ergebnisse von Rowe und Goldin-Meadow (2009a) zutreffen. Die Bezugspersonen, die mit ihren Kindern über vielfältige Inhalte gestisch kommunizierten, schätzten vielleicht das Sprachverständnis ihrer Kinder ebenfalls als weiter entwickelt ein. Dies könnte wiederum zutreffend gewesen sein, da diese Kinder bereits von sich aus über viele verschiedene Inhalte kommunizierten. Der gefundene Zusammenhang zwischen der Anzahl an Bedeutungen, welche die Bezugspersonen in der Interaktion mit ihren 14 Monate alten Kindern ausgedrückt hatten und den Bedeutungen, die ihre Kinder gestisch vermittelt hatten, könnte durch unterschiedlich weit entwickelte Sprachverständnisleistungen erklärt werden. Zusammenfassend zeigen die Ergebnisse der vorliegenden Studie, dass Kinder, die viele Gesten in der Interaktion mit ihren Bezugspersonen beobachten können, nicht automatisch auch selbst viele Gesten benutzen.

Auch längsschnittlich betrachtet gab es nur zu einem Zeitpunkt einen geringen Zusammenhang zwischen der Anzahl der Indexfingerpoints der PBP und ihrer Kinder. Kinder, deren PBP in der Interaktion mit ihnen im Alter von 12 Monaten viele Gesten benutzt hatten, verwendeten zwei Monate später mehr Indexfingerpoints als Kinder, deren PBP in der ersten Interaktionssituation weniger Indexpoints produziert hatten. Einen Unterschied zwischen der Anzahl an Indexfingerpoints der PBP von typisch entwickelten Kindern und Kindern mit SEV konnte nicht gefunden werden.

Ebenso bestanden nahezu keine Unterschiede im sprachlichen Input der PBP von Kindern mit und ohne eine SEV. Rein quantitativ betrachtet produzierten die

PBP in der Interaktion mit ihren sich sprachlich typisch bzw. verlangsamt entwickelnden Kindern vergleichbar viele Phrasen. Hinsichtlich der Qualität konnten nur minimale Unterschiede im Input von PBP von Kindern mit typischer und auffälliger Sprachentwicklung gefunden werden, welche wie bereits in anderen Studien zum Input von Eltern von Kindern mit und ohne SEV, auf Unterschiede der kindlichen Kompetenzen zurückgeführt werden können (Metaanalyse: Blackwell et al., 2015). In der Studie von Paul und Elwood (1991) benutzten die Mütter von Kindern mit SEV deutlich weniger Expansionen und Extensionen kindlicher Äußerungen im Vergleich zu Müttern von typisch entwickelten Kindern. Dabei ist allerdings anzumerken, dass die 20–34 Monate alten Kinder mit SEV auch deutlich weniger verständliche Äußerungen produzierten, welche eine semantische oder syntaktische Erweiterung ermöglicht hätten, sodass der Unterschied im Input auf die unterschiedlichen kindlichen Äußerungen zurückgeführt werden können. Beim Vergleich der Anzahl an Expansionen und Extensionen pro verständlicher Äußerung der Kinder ist kein Unterschied zwischen den Müttern beider Gruppen zu finden (Paul & Elwood, 1991). So erscheinen die Befunde in der vorliegenden Studie nachvollziehbar, wonach PBP von sprachlich typisch entwickelten Kindern mehr Quizfragen an ihre Kinder im Alter von 16 Monaten richten als PBP von Kindern, die sich sprachlich langsamer entwickeln, da bei sprachlich typisch entwickelten Kindern eher zu erwarten ist, dass sie solche Quizfragen in diesem Alter bereits beantworten können. Vergleichbar zu den Ergebnissen von Paul und Elwood (1991) wiederholten und erweiterten die PBP von sprachlich typisch entwickelten Kindern in der vorliegenden Studie häufiger die Äußerungen ihrer Kinder im Alter von 21 Monaten als es die PBP der Kinder mit SEV taten. Die PBP dieser Kinder benannten zum gleichen Zeitpunkt allerdings häufiger die im Raum befindenden Objekte und Bilder in der Interaktion. Diese wenigen Unterschiede im sprachlichen Input der PBP scheinen demnach in Zusammenhang zu den kindlichen Kompetenzen zu stehen und werden wie bereist von anderen Autoren/innen als sinnvolle Anpassung der Bezugspersonen an ihre Kinder interpretiert (Blackwell et al., 2015; Conti-Ramsden & Friel-Patti, 1983; Paul & Elwood, 1991).

Der gestische und der lautsprachliche Input von PBP von Kindern mit und ohne eine SEV kann demnach nicht zur Erklärung oder als Ursache für die sprachlichen Unterschiede der beiden Kindergruppen herangezogen werden. Denkbar wäre jedoch, dass PBP quantitativ und/oder qualitativ unterschiedlich auf Hand- und Indexfingerpoints reagieren und hierdurch die Sprachentwicklung beeinflussen. Einige Studien legen eine enge Verbindung zwischen kindlichem gestischen Verhalten und den sprachlichen Reaktionen der Bezugspersonen darauf nahe (Goldin-Meadow et al., 2007; Olson & Masur, 2013; Slaughter et al., 2009). Olson und Masur (2013) zeigten, dass kommunikative Verhaltensweisen von 13 Monate alten Kindern, welche deiktische Gesten beinhalteten häufiger von einer sprachlichen Reaktion ihrer Mütter beantwortet wurden im Vergleich zu anderen Kommunikationsformen. Goldin-Meadow et al. (2007) konnten sogar einen direkten Einfluss des Elternantwortverhaltens auf kindliche Gesten in Bezug auf das Erlernen neuer Wörter bei Kindern zwischen 10 und 24 Monaten finden. Wörter von Objekten, auf die Kinder im Laufe der Studie gestisch referiert hatten und welche daraufhin von den Müttern benannt worden waren, wurden von den Kindern deutlich häufiger in ihren Wortschatz aufgenommen als Wörter von Objekten, auf die die Kinder zwar referiert, die Mütter aber nicht benannt hatten. Eine Analyse des Antwortverhaltens der PBP auf gestische im Vergleich zu anderen kommunikativen Verhaltensweisen der Kinder der vorliegenden Stichprobe wäre durchaus interessant, wurde aber aufgrund einer klinischen Fokussierung im Rahmen der vorliegenden Studie nicht durchgeführt. Die für die vorliegende Studie relevante Frage, ob ein unterschiedliches Antwortverhalten der PBP auf Hand- und Indexfingerpoints zu den unterschiedlichen sprachlichen Kompetenzen der Kinder mit und ohne SEV geführt haben könnten, kann jedoch klar verneint werden. Die PBP reagierten gleich häufig und mit den gleichen kommunikativen Funktionen auf einen Handpoint wie auf einen Indexfingerpoint ihrer 12 Monate alten Kinder. Aufgrund dieser Ergebnisse kann angenommen werden, dass die PBP die kommunikativen Intentionen ihrer Kinder, welche sie mit Hilfe der beiden unterschiedlichen Pointing-Gesten ausdrückten, gleich interpretierten und demnach in gleicher Weise auf sie reagierten.

Diese Befunde könnten erklären, wie es zu den widersprüchlichen Angaben der PBP und den gemachten Beobachtungen über das Pointing-Verhalten der Kinder kommen konnte. Die PBP haben möglicherweise auch bei der Beantwortung der Fragen zur Produktion von Pointing-Gesten mit dem Indexfinger ihrer Kinder nicht zwischen den unterschiedlichen Handformen unterschieden, sondern die durch Pointing-Gesten zum Ausdruck gebrachte kommunikative Absicht ihres Kindes als relevante Kompetenz interpretiert und auf dieser Grundlage die Fragen beantwortet. In einer möglichen Folgestudie, sollte, wie bereits ausgeführt, neben der Überprüfung, ob das Fehlen von Indexfingerpoints mit 12 Monaten ein valider Indikator für eine spätere SEV ist, auch untersucht werden, ob das Pointing-Verhalten der Kinder zuverlässig durch Elternfragbögen erhoben werden könnte. Demnach sollten diese Fragebögen die gleichen Fragen für beide Handformen enthalten, damit Eltern leichter zwischen den kommunikativen Funktionen, die die Kinder bereits mitteilen können und den Handformen, die die Kinder verwenden, unterscheiden können. Die Tatsache, dass zumindest einige Bezugspersonen von einjährigen Kindern nicht zwischen den beiden

Handformen von Pointing-Gesten unterscheiden, stellt eine Herausforderung bei der Entwicklung eines möglichen Screeninginstrumentes dar. Für die Förderung der kindlichen Sprachentwicklung ist es allerdings von Vorteil, dass Eltern keinen Unterschied zwischen Hand- und Indexfingerpoints vornehmen, da sie so auf beide Kommunikationsformen ihrer Kinder reagieren und wertvollen Input für ihre Kinder liefern. Auch durch die Produktion von Handpoints kann das Kind Situationen von gemeinsamer Aufmerksamkeit initiieren, was relevant für die Sprachentwicklung ist (Beuker et al., 2013).

8.5 Klassifikation von Kindern als sprachauffällig oder typisch entwickelt

Wie bereits in Kapitel 2.3.1 ausgeführt, gibt es kein einheitliches diagnostisches Vorgehen zur Diagnosestellung einer SEV. Klassifikationen von Kindern als *late talkers* wurden in den vergangenen Jahren oftmals herangezogen und fokussierten ausschließlich die sprachproduktiven Kompetenzen der Kinder (Desmarais et al., 2008; Kademann, 2009; Kauschke, 2000; Langen-Müller et al., 2011). Verzögerungen der sprachrezeptiven Kompetenzen gerieten hierdurch oftmals in den Hintergrund bzw. führten in machen Studien sogar zum Ausschluss der Kinder (Rescorla et al., 1997; Thal & Bates, 1988), obwohl gerade bei diesen Kindern von einer hohen Persistenz der Sprachstörung ausgegangen werden kann (Desmarais et al., 2008; Hecking & Schlesiger, 2010; Miniscalco et al., 2005). In der vorliegenden Studie wurde in Anlehnung an Sachse (2007) ein Vorgehen gewählt, welches Verzögerungen im Bereich der Rezeption und der Produktion als Diagnosekriterium berücksichtigte und unabhängig von der Stichprobe erfolgte. So wurde eine SEV diagnostiziert, wenn das Kind in mindestens einem der vier Untertests des standardisierten Diagnostikverfahrens SETK-2 (Grimm, 2000) mindestens 1.5 Standardabweichungen und in mindestens einem weiteren Untertests mindestens 1 Standardabweichung unterhalb des Mittelwertes lag. Auf diese Weise wurden 10 Kinder im Alter von 2;0 Jahren und 5 Kinder im Alter von 2;6 Jahren als sprachlich verzögert klassifiziert. Diese Klassifikationen deckten sich zum jeweiligen Zeitpunkt mit den spontan von den Kindern gezeigten Sprachleistungen. Ein anderes Kriterium, beispielsweise das klassische Kriterium zur Definition eines Kindes als *late talker* hätte zu anderen Ergebnissen geführt und so insbesondere Kinder mit rezeptiven Sprachverzögerungen nicht erfasst. Von den 10 Kindern, bei denen im Alter von 2;0 Jahren eine SEV diagnostiziert wurde, hatten lediglich die Hälfte von ihnen laut Angaben der PBP im FRAKIS (Szagun et al., 2009) einen produktiven Wortschatz unter 50 Wörtern. Von diesen 5 Kindern holten 3 Kinder (2 rein expressive SEV, 1 rezeptiv-expressive SEV) ihre sprachliche Verzögerung bis zum Alter von 2;6 Jahren auf. Andere Kinder hingegen, welche laut Angaben der PBP im Alter von 2;0 Jahren bereits über 100 Wörter sprechen sollten, jedoch im SETK-2 (Grimm, 2000) weit unterdurchschnittliche Ergebnisse im Sprachverständnis und der Sprachproduktion erzielten, holten hingegen nicht auf.

Der produktive Wortschatz im Alter von 2;0 Jahren ist unbestritten ein wichtiger Indikator für die sprachliche Entwicklung von Kindern (vgl. Desmarais et al., 2008; Kademann, 2009; Rescorla, 1989, 2002; Rescorla et al., 1997; Sachse, 2007). Dennoch verdeutlichen sowohl die vorliegenden Ergebnisse als auch Befunde anderer Studien, dass eine Diagnosestellung nicht ausschließlich auf Grundlage dieses Kriteriums erfolgen sollte (vgl. Rescorla et al., 1997). Insbesondere auch im Hinblick auf die Erforschung effektiver Interventionsansätze ist der häufige Ausschluss von Kindern mit rezeptiv-expressiven SEV wie er bislang häufig erfolgte (vgl. Metaanalyse: Law et al., 2004) kritisch zu betrachten und sollte in Zukunft vermieden werden.

8.6 Grenzen der Studie und Forschungsdesiderate

Die Studie weist einige Grenzen auf, welche bei der Verwertung der Ergebnisse berücksichtigt werden sollten. Aus diesen Grenzen ergeben sich zudem einige Forschungsdesiderate, deren Bearbeitung lohnenswert erscheint.

Zunächst wurden im Rahmen dieser Studie die Gestenproduktionen der Kinder auf Grundlage ihrer Handform kodiert. Die Operationalisierung der Intentionen für die Gestenproduktionen wurde anhand der experimentellen Bedingungen vorgenommen. Die verwendeten Experimente hatten sich in anderen Studien sowie in den eigenen Pilotierungen als geeignet zur Evozierung von deiktischen Gesten mit den betrachteten Motiven (imperativ, deklarativ expressiv und deklarativ informativ) erwiesen (Behne et al., 2005; Behne et al., 2012; Camaioni et al., 2004; Liszkowski et al., 2007; Liszkowski & Carpenter et al., 2008; Liszkowski & Tomasello, 2011). Dennoch ist es möglich und sogar wahrscheinlich, dass ein Teil der Gestenproduktionen der Kinder innerhalb der durchgeführten Experimente nicht aufgrund des beabsichtigten Motivs produziert worden ist. So ist nicht auszuschließen, dass die Kinder im Experiment zur Evozierung von imperativen Gesten beispielsweise Gesten aus einem deklarativ expressiven Motiv heraus benutzten und umgekehrt. In anderen Studien wurde ein anderes Kodiervorgehen vorgenommen, bei dem Gesten aufgrund von begleitenden Verhaltensweisen des Kindes als imperativ oder deklarativ interpretiert und entsprechend kodiert worden waren (u.a. Camaioni et al., 2004; Carpenter et al., 1998). So wurden beispielsweise ein Lächeln und die Produktion eines Protowortes parallel zur Gestenproduktion als Indizien für eine deklarative Intention von Camaioni et al. (2004) angesehen und das nach vorne Lehnen eines Kindes in Richtung des Objektes oder eine erfragende Vokalisation als Anzeichen für imperative Intentionen des Kindes gewertet. Auch während der Datenerhebungen mit den Kindern der hier präsentierten Studie konnten diese unterschiedlichen Verhaltensweisen vielfach beobachtet werden und dies zumeist auch erwartungskonform in den entsprechenden Experimenten. Aufgrund der Forschungsfragestellungen wurde jedoch der differenzierten Kodierung der Handform von Pointing-Gesten der Vorrang gegeben. Eine vergleichbar differenzierte Kodierung hinsichtlich der Motive der Gestenproduktionen konnte daher aus Ressourcengründen nicht erfolgen. Demnach kann nicht mit Sicherheit gesagt werden, dass alle Gestenproduktionen innerhalb der spezifischen Experimente auch tatsächlich die evozierte Intention widerspiegelten.

Weiterhin können keine Aussagen über den Zusammenhang von frühen deiktischen Gestenproduktionen mit anderen als den hier auf Grundlage von Liszkowski et al. (2007) betrachteten Intentionen und der Sprachentwicklung von Kindern getroffen werden. Das Vorhandensein eines interrogativen Motivs wird seit einiger Zeit diskutiert (Baldwin & Moses, 1996; Begus & Southgate, 2012; Liszkowski, 2005, 2010; Southgate et al., 2007). Bislang lagen jedoch keine experimentellen Versuchsanordnungen vor, die Gesten mit diesem Motiv überzeugend erfassen konnten. In einer erst kürzlich veröffentlichten Studie allerdings wird eine Manipulation eines Experimentes vorgestellt, die das Vorhandensein von interrogativ motivierten Gesten bekräftigt und eine Möglichkeit zur Elizitierung dieser Gesten darstellt (Kovács, Tauzin, Téglás, Gergely & Csibra, 2014). Der Zusammenhang zwischen interrogativ motivierten Pointing-Gesten (Hand- vs. Indexfingerpoints) und der sprachlichen Entwicklung der Kinder sollte in zukünftigen Projekten Berücksichtigung finden.

Ein weiterer Kritikpunkt an der vorliegenden Studie ergibt sich durch einige Änderungen in den experimentellen Settings im Vergleich zu den herangezogenen Originalstudien (Behne et al., 2012; Camaioni et al., 2004; Liszkowski et al., 2007; Liszkowski & Carpenter et al., 2008; Liszkowski & Tomasello, 2011). Diese Änderungen waren notwendig, um mit den Kindern zu allen Alterszeitpunkten alle sechs betrachteten Entwicklungsbereiche gestischer Kompetenzen erfassen zu können. So mussten beispielsweise die Anzahl an Versuchsdurchläufen häufig reduziert und auch auf umfangreichere Einführungsphasen verzichtet werden. Wie in Kapitel 8.1 bereits diskutiert, kam es hierdurch zu Abweichungen der hier präsentierten Ergebnisse im Vergleich zu bisherigen Angaben. Diese Anpassungen scheinen jedoch gerechtfertigt und erfolgreich gewesen zu sein, da auch die 12 Monate alten Kinder so an allen Experimenten aktiv teilnehmen konnten. Bei der Planung und Interpretation von experimentellen Studien mit so kleinen

Kindern ist es wichtig für die Bedeutung selbst kleiner Variationen im Vorgehen sensibel zu sein.

Die Notwendigkeit des Ausschlusses einiger Kinder von einzelnen Erhebungssituationen und zu bestimmten Alterszeitpunkten lässt darüber hinaus generelle Aussage für die Planung vergleichbarer Studien zu. Das Experiment zur Evozierung von deklarativ expressiven Gesten sowie die semi-natürliche Interaktionssituation des Kindes mit seiner PBP unter Einbezug von Aktionsobjekten scheinen für Kinder zwischen 12 und 14 Monaten interessante und freudige Situationen dazustellen. Im Alter von 16 und 18 Monaten führten diese Situationen jedoch zu ängstlichen Reaktionen bei einzelnen Kindern. Das spontane Auftauchen der Handpuppen im Experiment zur Evozierung von deklarativ expressiven Gesten und die per Zeitschaltuhren automatisch aktivierten Aktionsobjekte im dekorierten Zimmer waren für manche Kinder sehr überraschend und offenbar unangenehm, sodass diese Situationen abgebrochen wurden. Aus diesem Grund wurden im Alter von 21 Monaten keine Aktionsobjekte mehr im dekorierten Zimmer präsentiert. Aufgrund der Erfahrungen mit 18 Monaten, konnten einige Kinder dennoch nicht die semi-natürliche Interaktion mit ihrer PBP im Alter von 21 Monaten durchführen. Eine mögliche Erklärung für die Angstreaktionen könnte darin liegen, dass sich die Kinder aufgrund ihrer entwickelnden kognitiven Kompetenzen immer bewusster wurden, dass Dinge nicht von alleine geschehen, sondern von einer Person ausgelöst werden müssen (Verständnis des Ursache-Wirkungsprinzips). In den beiden genannten Situationen allerdings waren die auslösenden Personen für die Kinder nicht zu sehen. Bei einem Kind war die Angstreaktion so stark, dass es ab 16 Monaten an keinen Datenerhebungen zur Erfassung der gestischen Kompetenzen mehr teilnehmen konnte. Das Kind wurde dennoch nicht aus der Studie ausgeschlossen, da die gestischen Parameter zu Studienbeginn, welche zentral für diese Arbeit waren, sowie alle sprachlichen Daten vorlagen. Das dekorierte Zimmer sollte mit Kindern ab etwa 16 Monaten ohne das Vorhandensein von Aktionsobjekten durchgeführt werden.

Eine weitere zuvor bereits erwähnte Grenze der vorliegenden Studie ist die Stichprobengröße. Diese ist mit 45 Kindern deutlich zu klein, um nachweisen zu können, dass das Fehlen eines Indexfingerpoints im Alter von 12 Monaten ein valides Kriterium zur Identifikation von Risikokindern mit SEV darstellt. Insbesondere der Anteil an Kindern, welche im Alter von 2;0 und 2;6 Jahren eine SEV haben ist mit 10 Kindern zu gering. Im übergeordneten Gesamtprojekt wurde bereits versucht den Anteil an Kindern mit SEV zu erhöhen, in dem gezielt auch in Familien mit einer familiären Prädisposition für SEV und USES rekrutiert wurde, da dies die Wahrscheinlichkeit für die Entwicklung einer SEV bei einem

Kind erhöht (u.a. Law et al., 2009; Lindgren et al., 2009; Rice et al., 2009). Hierdurch konnte einer Grundrate an Kindern mit SEV innerhalb der vorliegenden Stichprobe von 22% erreicht werden, welche damit leicht über den üblichen 15–20% liegt (Horwitz et al., 2003; Reilly et al., 2007). Dennoch wäre eine noch stärkere Erhöhung der Grundrate wünschenswert gewesen. In einem Folgeprojekt zur Überprüfung der Tauglichkeit des Indexfingerpointings im Alter von 12 Monaten als Screeninginstrument zur Identifikation von Risikokindern für eine SEV, ist eine repräsentative Stichprobe notwendig

Neben der Stichprobengröße ergeben sich auch aus dem gesetzten Erhebungszeitraum einige Einschränkungen. So bleiben Fragen zur gestischen Entwicklung der Kinder vor dem Alter von 12 Monaten, wie sie beispielsweise von Carpenter et al. (1998) und Kraljević et al. (2014) betrachtet wurden, unberücksichtigt, obwohl gerade hier für die meisten Kinder der Erwerbszeitpunkt für Indexfingerpoints liegt. Interessant wäre es zu analysieren, ob das Erwerbsalter von Indexfingerpoints ebenfalls ein guter oder möglicherweise ein noch besserer Prädiktor für die Sprachentwicklung darstellt.

Ebenso wäre eine Fortsetzung der Studie mit der vorliegenden Stichprobe sehr sinnvoll, um die prädiktive Kraft gestischer Kompetenzen für spätere sprachliche Kompetenzen, aber auch für andere Entwicklungsbereiche untersuchen zu können. Studien, die frühe deiktische Gesten als Prädiktoren für die Sprachentwicklung untersuchten, liegen vorwiegend für Kinder bis 2 Jahren, in vereinzelten Studien bis maximal 4;6 Jahren vor (Beuker et al., 2013; Brooks & Meltzoff, 2008, Carpenter et al., 1998, 1998; Cartmill et al., 2014; Colonnesi et al., 2010; Fasolo & D'Odorico, 2012; Goldin-Meadow et al., 2007; Iverson & Goldin-Meadow, 2005; Kraljević et al., 2014; Kuhn et al., 2014; McEachern & Haynes, 2004; Murillo & Belinchón, 2012, Rowe & Goldin-Meadow, 2009a, 2009b; Rowe et al., 2008; Sansavini et al., 2010). Über dieses Alter hinaus können bislang keine Aussagen über die prädiktive Kraft von frühen deiktischen Gesten auf die Sprachentwicklung von Kindern getroffen werden. Ebenso wäre eine weitere Untersuchung der gestischen Entwicklung höchst relevant, um prüfen zu können, ob Kinder, die in ihrem zweiten Lebensjahr vergleichsweise erst spät wichtige gestischen Kompetenzen erworben haben (z.B. Produktion von Indexfingerpoints, Verständnis für informative Gesten), sich auch in ihrer weiteren gestischen Entwicklung von anderen Kindern unterscheiden und beispielsweise erst später das Verständnis für ikonische Gesten erwerben. Auch zur Entwicklung des Verständnisses für ikonische Gesten liegen bislang nur wenige Daten aus querschnittlichen Untersuchungen vor (Tolar, Lederberg, Gokhale & Tomasello, 2008). Die Studientreue der teilnehmenden Familien der hier präsentierten Studie ist überdurchschnittlich hoch und wäre daher besonders geeignet, um auch über einen weiteren Zeitraum Daten in einem umfangreichen und damit aussagekräftigen Maße generieren zu können.

In eine Fortführung der Studie sollten zudem weitere Analysen der bereits erhobenen Daten zur prädiktiven Kraft gestischer Verhaltensweisen der Kinder zwischen 14 und 21 Monaten integriert werden. Insbesondere die Entwicklung von immer komplexeren Kombinationen von gestischen und sprachlichen Ausdrücken der Kinder könnten als Prädiktoren für spätere sprachliche Maße bis zum Vorschulalter überprüft werden (vgl. Cartmill et al., 2014; Fasolo & D'Odorico, 2012; Iverson & Goldin-Meadow, 2005; McEachern & Haynes, 2004; Rowe & Goldin-Meadow, 2009b). Weiterhin könnten in diesem Rahmen die Bedeutung des sprachlichen Inputs und das Antwortverhalten der PBP auf die Gestenproduktionen der Kinder zwischen 14 und 21 Monaten differenzierter analysiert werden. Mit 12 Monaten ließen sich keinerlei Unterschiede im Input der PBP bei sprachlich typisch entwickelten Kindern und Kindern mit SEV finden und ebenso antworteten die PBP gleich häufig und in gleicher Weise auf einen Hand- oder Indexfingerpoint ihrer 12 Monate alten Kinder. Hier wäre zu überprüfen, ob mit steigendem Alter der Kinder eine Verschiebung im Input der PBP stattfindet, da PBP beispielsweise Handpoints gegen Ende des zweiten Lebensjahres häufiger als imperativ motiviert interpretieren und daher häufiger mit einer Direktiven darauf antworten. Es liegen Daten in einer sehr hohen Qualität vor, aus welchen durch vertiefende Videoanalysen, weitere wichtige Erkenntnisse zum Zusammenhang der gestischen und lautsprachlichen Entwicklung von Kindern gezogen werden könnten.

8.7 Schlussfolgerungen für die Praxis

Aus den Ergebnissen der präsentierten eineinhalb Jahre andauernden Längsschnittstudie können bedeutsame Schlussfolgerungen zum kommunikativen Umgang mit Kindern unter 2;0 Jahren gezogen werden. Zunächst ist zu betonen, dass deiktische Gesten ein wichtiger und natürlicher Bestandteil von Interaktionen zwischen Erwachsenen und Kindern im zweiten Lebensjahr sind. Insbesondere durch Pointing-Gesten können Referenzen auf Objekte, Personen und Handlungen hergestellt und somit Situationen von geteilter Aufmerksamkeit geschaffen werden, welche relevante Lernsituationen darstellen und eng mit der Sprachentwicklung der Kinder verknüpft sind (Beuker et al., 2013; Iverson & Goldin-Meadow, 2005; Mundy et al., 2007; Tomasello, 1995). Durch die Verwendung von deiktischen Gesten kann das Kind zunehmend Intentionen spezifisch und für andere Personen verständlich mitteilen und so immer aktiver am Kommunikationsprozess teilnehmen (Bates et al., 1975; Carpenter et al., 1998; Liszkowski, 2011). Diese

Kommunikationsbeiträge des Kindes sollten stets durch Bezugspersonen aufgegriffen und sprachlich beantwortet werden. Hierdurch können die Kinder erleben, dass sie kommunikativ wirksam sind, und dass ihre Intentionen verstanden und von einem/r kompetenten Kommunikationspartner/in beantwortet werden. Hierdurch erhalten die Kinder die Möglichkeit, neue kommunikative und sprachliche Kompetenzen zu erwerben. Wichtig bei der Reaktion auf die Gesten der Kinder ist es, keinen Unterschied zwischen Indexfinger- und Handpoints zu machen. Eltern über die hier präsentierten Ergebnisse zu informieren, ohne ihnen ebenfalls mitzuteilen, dass auch Handpoints wichtige Kommunikationsbeiträge ihres Kindes darstellen und als solche gleichwertig zu Indexfingerpoints berücksichtigt werden sollten, könnte zu negativen Konsequenzen führen. Ähnlich wie die Mitteilung an Eltern, dass ihr Kind sprachlich verzögert ist, ohne entsprechende Informationen zum hilfreichen Umgang mit dieser Situation anzubieten, könnten Sorgen, Verunsicherungen und negative und unbeabsichtigte Konsequenzen im Umgang der Eltern mit ihren Kindern nach sich ziehen (vgl. Ritterfeld, 2007). Gerade Kinder, die im Alter von 12 Monaten ausschließlich Handpoints verwenden, sind auf einen sprachförderlichen Input angewiesen, welcher ihnen hochfrequent semantisch, lexikalisch, morphologisch und syntaktisch bedeutsame Informationen zur Aneignung des sprachlichen Systems liefert. Natürlicherweise interpretieren und reagieren Bezugspersonen auf Hand- und Indexfingerpoints ihrer 12 Monate alten Kinder in gleicher Weise und reagieren demnach auch vergleichbar auf diese Kommunikationsbeiträge. Dieser natürliche Zustand sollte keinesfalls negativ beeinflusst werden.

Für Personen, die professionell mit kleinen Kindern in Kontakt kommen (Pädiater/innen, Erzieher/innen, Sprachtherapeuten/innen), können die vorgelegten Ergebnisse allerdings einen Hinweis auf den frühen Kommunikations- und Sprachstand von Kindern liefern. Die Verwendung von Indexfingerpoints stellt hierbei einen bedeutsamen Meilenstein dar, welcher bis zum Ende des ersten Lebensjahres erreicht werden sollte. Kinder, die mit 12 Monaten ausschließlich Handpoints verwenden, haben ein deutlich erhöhtes Risiko für eine SEV im Alter von 2;0 und 2;6 Jahren, sodass ihre Entwicklung differenziert betrachtet und die Eltern beim Auftreten von Sorgen über die Sprachentwicklung ihrer Kinder ernst genommen werden sollten. Eine frühzeitige und kompetente Beratung der Eltern sollte in diesen Fällen gewährleistet werden.

Literaturverzeichnis

ASHA (American Speech-Language-Hearing Association). (2007). *Childhood apraxia of speech. Technical Report.* Zugriff am 15.01.2015. Verfügbar unter http://www.asha.org/policy/TR2007-00278/#sec1.2

Baldwin, D. A. & Moses, L. J. (1996). The ontogeny of social information gathering. *Child Development, 67,* 1915–1939.

Baron-Cohen, S., Allen, J. & Gillberg, C. (1992). Can autism be detected at 18 months? The needle, the haystack, and the CHAT. *The British journal of psychiatry, 161,* 839–843.

Bates, E. (1976). *Language and context: the aquisition of pragmatics.* New York: Academic Press.

Bates, E., Camaioni, L. & Volterra, V. (1975). The acquisition of performatives prior to speech. *Merrill-Palmer Quartely, 21,* 205–226.

Baxendale, J. & Hesketh, A. (2003). Comparison of the effectiveness of the Hanen Parent Programme and traditional clinic therapy. *International Journal of Language & Communication Disorders, 38,* 397–415.

Begus, K. & Southgate, V. (2012). Infant pointing serves an interrogative function. *Developmental Science, 15,* 611–617.

Behne, T., Carpenter, M. & Tomasello, M. (2005). One-year-olds comprehend the communicative intentions behind gestures in a hiding game. *Developmental Science, 8,* 492–499.

Behne, T., Liszkowski, U., Carpenter, M. & Tomasello, M. (2012). Twelve-month-olds' comprehension and production of pointing. *British Journal of Developmental Psychology, 30,* 359–375.

Betz-Morhard, K. & Suchodoletz, W. von. (2011). Sprachscreening im Säuglingsalter. Früherkennung von Sprachentwicklungsstörungen? *pädiatrische praxis, 7* (4), 623–632.

Beuker, K. T., Rommelse, N. N., Donders, R. & Buitelaar, J. K. (2013). Development of early communication skills in the first two years of life. *Infant Behavior and Development, 36,* 71–83.

Bishop, D. V. M. & Edmundson, A. (1987). Language-Impaired 4-Year-Olds. *Journal of Speech and Hearing Disorders, 52,* 156.

Bishop, D. V. M. (2006). What causes specific language impairment in children? *Current Directions in Psychological Science, 15,* 217–221.

Bishop, D. V. M. & Adams, C. (1990). A prospective study of the relationship between specific language impairment, phonological disorders and reading retardation. *Journal of child psychology and psychiatry, and allied disciplines, 31*, 1027–1050.

Bishop, D. V. M., North, T. & Donlan, C. (1995). Genetic basis of specific language impairment: Evidence from a twin study. *Developmental medicine and child neurology, 37*, 56–71.

Blackwell, A. K. M., Harding, S., Babayiğit, S. & Roulstone, S. (2015). Characteristics of parent-child interactions: A systematic review of studies comparing children with primary language impairment and their typically developing peers. *Communication Disorders Quarterly, 36*, 67–78.

Bockmann, A.-K. & Kiese-Himmel, C. (2012). *ELAN-R - Eltern Antworten-Revision: Elternfragebogen zur Wortschatzentwicklung im frühen Kindesalter.* Göttingen: Beltz Test.

Bornstein, M. H., Tamis-LeMonda, C. S., Hahn, C.-S. & Haynes, O. M. (2008). Maternal responsiveness to young children at three ages: Longitudinal analysis of a multidimensional, modular, and specific parenting construct. *Developmental Psychology, 44*, 867–874.

Bortz, J. (2005). *Statistik für Human- und Sozialwissenschaftler* (6. Aufl.). Heidelberg: Springer Medizin.

Botting, N., Riches, N., Gaynor, M. & Morgan, G. (2010). Gesture production and comprehension in children with specific language impairment. *British Journal of Developmental Psychology, 28,* 51–69.

Briscoe, J., Chilvers, R., Baldeweg, T. & Skuse, D. (2012). A specific cognitive deficit within semantic cognition across a multi-generational family. *Proceedings. Biological sciences / The Royal Society, 279* (1743), 3652–3661.

Brooks, R. & Meltzoff, A. N. (2008). Infant gaze following and pointing predict accelerated vocabulary growth through two years of age: a longitudinal, growth curve modeling study. *Journal of Child Language, 35,* 207–220.

Broomfield, J. & Dodd, B. (2011). Is speech and language therapy effective for children with primary speech and language impairment? Report of a randomized control trial. *International Journal of Language & Communication Disorders, 46,* 628–640.

Bühler, K. (1934). *Sprachtheorie: die Darstellungsfunktion der Sprache.* Jena: Fischer.

Buschmann, A., Jooss, B., Rupp, A., Feldhusen, F., Pietz, J. & Philippi, H. (2008). Parent based language intervention for 2-year-old children with specific expressive language delay: a randomised controlled trial. *Archives of Disease in Childhood, 94,* 110–116.

Buschmann, A. & Neubauer, M. (2012). Prädiktoren für den Entwicklungsverlauf spät sprechender Kinder. *Sprache · Stimme · Gehör, 36,* 135–141.

Buschmann, A. (2011). *Heidelberger Elterntraining zur frühen Sprachförderung. Trainermanual* (2. Aufl.). München: Urban & Fischer in Elsevier.

Camaioni, L., Perucchini, P., Bellagamba, F. & Colonnesi, C. (2004). The role of declarative pointing in developing a theory of mind. *Infancy, 5*, 291–309.

Capone, N. C. & McGregor, K. K. (2004). Gesture development: A review for clinical and research practices. *Journal of Speech, Language, and Hearing Research, 47*, 173–186.

Capone, N. C. & McGregor, K. K. (2005). The effect of semantic representation on toddlers' word retrieval. *Journal of Speech and Hearing Research, 48*, 1468–1480.

Capone Singleton, N. (2012). Can semantic enrichment lead to naming in a word extension task? *American Journal of Speech-Language Pathology, 21*, 279–292.

Carlson, S. M. & Moses, L. J. (2001). Individual differences in inhibitory control and children's theory of mind. *Child Development, 72*, 1032–1053.

Carpenter, M., Nagell, K. & Tomasello, M. (1998). Social cognition, joint attention, and communicative competence from 9 to 15 months of age. *Monographs of the Society for Research in Child Development, 63*, 1–174.

Cartmill, E. A., Hunsicker, D. & Goldin-Meadow, S. (2014). Pointing and naming are not redundant: Children use gesture to modify nouns before they modify nouns in speech. *Developmental Psychology, 50*, 1660–1666.

Caselli, M. C., Bates, E., Casadio, P., Fenson, J., Fenson, L., Sanderl, L. et al. (1995). A cross-linguistic study of early lexical development. *Cognitive Development, 10*, 159–199.

Cattell, R. B. & Vogelmann, S. (1977). A comprehensive trial of the Scree and Kg criteria for determining the number of factors. *Multivariate Behavioral Research, 12*, 289–325.

Chomsky, N. (2006). *Language and mind* (3rd ed). Cambridge: Cambridge University Press.

Clahsen, H. (1986). *Die Profilanalyse. Ein linguistisches Verfahren für die Sprachdiagnose im Vorschulalter* (Logotherapia, Bd. 3). Berlin: Marhold.

Clark, E. V. & Estigarribia, B. (2011). Using speech and gesture to introduce new objects to young children. *Gesture, 11*, 1–23.

Clark, H. H. & Schaefer, E. F. (1987). Collaborating on contributions to conversations. *Language and Cognitive Processes, 2*, 19–41.

Clearfield, M. W. (2011). Learning to walk changes infants' social interactions. *Infant behavior & development, 34*, 15–25.

Clegg, J., Hollis, C., Mawhood, L. & Rutter, M. (2005). Developmental language disorders-a follow-up in later adult life. Cognitive, language and psychosocial outcomes. *Journal of child psychology and psychiatry, and allied disciplines, 46*, 128–149.

Cochet, H. & Vauclair, J. (2010a). Features of spontaneous pointing gestures in toddlers. *Gesture, 10*, 86–107.

Cochet, H. & Vauclair, J. (2010b). Pointing gestures produced by toddlers from 15 tp 30 months: Different functions, hand shapes and laterality patterns. *Infant Behavior & Development, 33*, 431–441.

Colgan, S. E., Lanter, E. & McComish, C. (2006). Analysis of social interaction gestures in infants with autism. *Child Neuropsychology*, 307–319.

Colonnesi, C., Rieffe, C., Koops, W. & Perucchini, P. (2008). Precursors of a theory of mind: A longitudinal study. *British Journal of Developmental Psychology, 26*, 561–577.

Colonnesi, C., Stams, G. J. J., Koster, I. & Noom, M. J. (2010). The relation between pointing and language development: A meta-analysis. *Developmental Review, 30*, 352–366.

Conti-Ramsden, G., Botting, N., Simkin, Z. & Knox, E. (2001). Follow-up of children attending infant language units: Outcomes at 11 years of age. *International Journal of Language & Communication Disorders, 36*, 207–219.

Conti-Ramsden, G. (1990). Maternal recasts and other contingent replies to language-impaired children. *Journal of Speech and Hearing Disorders, 55*, 262–274.

Conti-Ramsden, G. & Friel-Patti, S. (1983). Mothers' discourse adjustments to language-impaired and non-language-impaired children. *Journal of Speech and Hearing Disorders, 48*, 360–367.

Crais, E. R., Douglas, D. D. & Campbell, C. C. (2004). The intersection of the development of gestures and intentionality. *Journal of Speech, Language, and Hearing Research, 47*, 678–694.

Crais, E. R., Watson, L. R. & Baranek, G. T. (2009). Use of gesture development in profiling children's prelinguistic communication skills. *American Journal of Speech-Language Pathology, 18*, 95–108.

Dale, P. S., Price, T. S., Bishop, D. V. M. & Plomin, R. (2003). Outcomes of early language delay: I. Predicting persistent and transient language difficulties at 3 and 4 years. *Journal of Speech Language and Hearing Research, 46*, 544.

Desmarais, C., Sylvestre, A., Meyer, F., Bairati, I. & Rouleau, N. (2008). Systematic review of the literature on characteristics of late-talking toddlers. *International Journal of Language & Communication Disorders), 43*, 361–389.

Dollaghan, C. A., Campbell, T. F., Paradise, J. L., Feldman, H. M., Janosky, J. E., Pitcairn, D. N. et al. (1999). Maternal education and measures of early speech and language. *Journal of Speech, Language, and Hearing Research, 42*, 1432–1443.

Dromi, E. (1999). Early lexical development. In M. Barrett (Hrsg.), *The development of language* (S. 99–131). Hove: Psychology Press.

Ellis Weismer, S. & Hesketh, L. J. (1993). The influence of prosodic and gestural cues on novel word acquisition by children with specific language impairment. *Journal of Speech, Language, and Hearing Research, 36*, 1013–1025.

Esteve-Gibert, N. & Prieto, P. (2014). Infants temporally coordinate gesture-speech combinations before they produce their first words. *Speech Communication, 57*, 301–316.

Farrington, D. P. & Loeber, R. (1989). Relative improvement over chance (RIOC) and phi as measures of predictive efficiency and strength of association in 2×2 tables. *Journal of Quantitative Criminology, 5*, 201–213.

Fasolo, M. & D'Odorico, L. (2012). Gesture-plus-word combinations, transitional forms, and language development. *Gesture, 12*, 1–15.

Feldman, H. M., Dollaghan, C. A., Campbell, T. F., Kurs-Lasky, M., Janosky, J. E. & Paradise, J. L. (2000). Measurement properties of the MacArthur communicative development inventories at ages one and two years. *Child Development, 71*, 310–322.

Fenson, L., Bates, E., Dale, P., Goodman, J., Reznick, J. S. & Thal, D. (2000). Measuring variability in early child language: Don't shoot the messenger. *Child Development, 71*, 323–328.

Fenson, L., Dale, P., Reznick, J. S., Thal, D., Bates, E., Hartung, J. P. et al. (2007). *MacArthur-Bates Communicative Development Inventories. User's guide and technical manual* (2. Aufl.). Baltimore: Paul H. Brookes Pub. Co.

Fenson, L., Dale, P. S., Reznick, J. S., Bates, E., Thal, D. J. & Pethick, S. J. (1994). Variability in early communicative development. *Monographs of the Society for Research in Child Development, 59*, 1–185.

Fernald, A., Taeschner, T., Dunn, J., Papousek, M., Boysson-Bardies, B. de & Fukui, I. (1989). A cross-language study of prosodic modifications in mothers' and fathers' speech to preverbal infants. *Journal of Child Language, 16*, 477–501.

Fey, M. E., Krulik, T. E., Loeb, D. F. & Proctor-Williams, K. (1999). Sentence recast use by parents of children with typical language and children with specific language impairment. *American Journal of Speech-Language Pathology, 8*, 273–286.

Field, A. (2013). *Discovering statistics using IBM SPSS statistics. And sex and drugs and rock 'n' roll* (4th edition). Los Angeles: Sage.

Field, T. (1994). The effects of mother's physical and emotional unavailability on emotion regulation. *Monographs of the Society for Research in Child Development, 59* (2–3), 208–227.

Fisher, S. E. (2005). Dissection of molecular mechanisms underlying speech and language disorders. *Applied Psycholinguistics, 26*, 111–128.

Fitzpatrick, E. M., Thibert, J., Grandpierre, V. & Johnston, J. C. (2014). How HANDy are baby signs? A systematic review of the impact of gestural communication on typically developing, hearing infants under the age of 36 months. *First Language, 34*, 486–509.

Fogel, A. & Hannan, T. A. (1985). Manual actions of 9- to 15- week-old human infants during face-to-face interaction with their mothers. *Child Development, 56*, 1271–1279.

Freelon, D. (2013). ReCal OIR: Ordinal, interval, and ratio intercoder reliability as a web service. *International Journal of Internet Science, 8*, 10–16.

Gemeinsamer Bundesausschuss. (2011). *Richtlinien des Bundesausschusses der Ärzte und Krankenkassen über die Früherkennung von Krankheiten bei Kindern bis zur Vollendung des 6. Lebensjahres („Kinder-Richtlinien")*. Verfügbar unter https://www.g-ba.de/downloads/62-492-506/RL_Kinder_2010-12-16.pdf.

Girolametto, L., Pearce, P. S. & Weitzman, E. (1996). Interactive Focused Stimulation for Toddlers With Expressive Vocabulary Delays. *Journal of Speech Language and Hearing Research, 39*, 1274–1283.

Goldfield, B. A. & Reznick, S. J. (1990). Early lexical acquisition: Rate, content, and the vocabulary spurt. *Journal of Child Language, 17*, 171–184.

Goldin-Meadow, S. (2003). *Hearing gesture. How our hands help us think*. Cambridge: Belknap Press of Harvard University Press.

Goldin-Meadow, S., Goodrich, W., Sauer, E. & Iverson, J. (2007). Young children use their hands to tell mothers what to say. *Developmental Science, 10*, 778–785.

Göllner, B. (2002). *Qualität der Betreuung sprachentwicklungsgestörter Kinder aus Sicht der Eltern*. (Suchodoletz, W. von, Hrsg.). Stuttgart: Kohlhammer.

Goodwyn, S. W., Acredolo, L. P. & Brown, C. A. (2000). Impact of symbolic gesturing on early language development. *Journal of Nonverbal Behavior, 24* (2), 81–103.

Grimm, H. (2000). *SETK-2. Sprachentwicklungstest für zweijährige Kinder*. Göttingen: Hogrefe.

Grimm, H. (2003). *Störungen der Sprachentwicklung. Grundlagen - Ursachen - Diagnose - Intervention - Prävention*. Göttingen: Hogrefe.

Grimm, H. & Doil, H. (2006). *ELFRA. Elternfragebögen für die Früherkennung von Risikokindern*. Göttingen: Hogrefe.

Grimminger, A. (in Vorb.). *Zur Rolle der Familiarisierung auf das verbale und gestische kommunikative Verhalten von Eltern und Kindern in seminatürlichen Interaktionen und deren Zusammenhang mit der sprachlichen Entwicklung*. Unveröffentlichte Dissertation, Universität Bielefeld.

Grimminger, A., Rohlfing, K. J. & Stenneken, P. (2010). Children's lexical skills and task demands affect gestural behavior in mothers of late-talking children and children with typical language development. *Gesture, 10,* 251–278.

Gullberg, M., Bot, K. de & Volterra, V. (2008). Gestures and some key issues in the study of language development. *Gesture, 8,* 149–179.

Haisken-DeNew, J. P. & Frick, J. R. (2005). *DTC - Desktop companion to the German Socio-Economic Panel (SOEP)*. Zugriff am 25.08.2014. Verfügbar unter http://www.diw.de/documents/dokumentenarchiv/17/diw_01.c.38951. de/dtc.409713.pdf

Hammer, C. S., Tomblin, J. B., Zhang, X. & Weiss, A. L. (2001). Relationship between parenting behaviours and specific language impairment in children. *International Journal of Language & Communication Disorders, 36,* 185–205.

Hart, B. & Risley, T. R. (1995). *Meaningful differences in the everyday experience of young American children.* Baltimore, Maryland: Paul H. Brrokes Publishing Co.

Hecking, M. & Schlesiger, C. (2010). Late Bloomer oder Sprachentwicklungsstörung? Diagnostik und Beratung für Familien mit Late-Talkern nach dem Dortmunder Konzept. *Forum Logopädie, 24* (1), 6–15.

Hirsh-Pasek, K. & Golinkoff, R. M. (1996). *The origins of grammar. Evidence from early language comprehension.* Cambridge, Mass.: MIT Press.

Hoff, E. (2003). The specificity of environmental influence: socioeconomic status affects early vocabulary development via maternal speech. *Child Development, 74,* 1368–1378.

Hoff, E. & Naigles, L. (2002). How children use input to acquire a lexicon. *Child Development, 73,* 418–433.

Hoff-Ginsberg, E. (1986). Function and structure in maternal speech: their relation to the child's development of syntax. *Developmental Pschology, 22,* 155–163.

Hofmann, N., Polotzek, S. & Schöler, H. (2008). Sprachförderung im Vorschulalter - Evaluation dreier Sprachförderkonzepte. *Diskurs Kindheits- und Jugendforschung* (3), 291–300.

Höhle, B. (2004). Sprachwahrnehmung und Spracherwerb im ersten Lebensjahr. *Sprache - Stimme - Gehör, 28,* 2–7.

Hollich, G. J., Hirsh-Pasek, K., Golinkoff, R. M., Brand, R. J., Brown, E., Chung, H. L. et al. (2000). Breaking the language barrier: an emergentist coalition model for the origins of word learning. *Monographs of the Society for Research in Child Development, 65,* i–vi, 1–123.

Horwitz, S. M., Irwin, J. R., Briggs-Gowan, M. J., Bosson Heenan, J. M., Mendoza, J. & Carter, A. S. (2003). Language delay in a community cohort of young children. *Journal of the American Academy of Child and Adolescent Psychiatry, 42,* 932–940.

Hurst, J. A., Baraitser, M., Auger, E., Graham, F. & Norell, S. (1990). An extended Family with a Dominantly Inherited Speech Disorder. *Developmental Medicine & Child Neurology, 32*, 352–355.

Huttenlocher, J., Haight, W., Bryk, A., Seltzer, M. & et al. (1991). Early vocabulary growth: Relation to language input and gender. *Developmental Psychology, 27*, 236–248.

Iverson, J. M., Capirci, O., Longobardi, E. & Caselli, M. C. (1999). Gesturing in mother-child interactions. *Cognitive Development, 14*, 57–75.

Iverson, J. M. & Goldin-Meadow, S. (2005). Gesture paves the way for language development. *Psychological Science, 16*, 367–371.

Iverson, J. M., Longobardi, E., Spampinato, K. & Caselli, M. C. (2006). Gesture and speech in maternal input to children with Down's syndrome. *International Journal of Language & Communication Disorders, 41*, 235–251.

Jakubíková, J., Kabátová, Z., Pavlovcinová, G. & Profant, M. (2009). Newborn hearing screening and strategy for early detection of hearing loss in infants. *International journal of pediatric otorhinolaryngology, 73*, 607–612.

Jansen, H., Mannhaupt, G., Marx, H. & Skowronek, H. (2002). *Bielefelder Screening zur Früherkennung von Lese-Rechtschreibschwierigkeiten (BISC)*. Göttingen: Hogrefe.

Johnston, J. C. (2005). Teaching gestural signs to infants to advance child development: A review of the evidence. *First Language, 25*, 235–251.

Kademann, S. (2009). *Was wird aus Late Talkers? Neuropsychologische Untersuchungen im Quer- und Längsschnitt von früher Kindheit bis Kindergartenalter*. München: Dr. Hut.

Kamtsiuris, P., Bergmann, E., Rattay, P. & Schlaud, M. (2007). Inanspruchnahme medizinischer Leistungen. Ergebnisse des Kinder- und Jugendgesundheitssurveys (KiGGS). *Bundesgesundheitsblatt, Gesundheitsforschung, Gesundheitsschutz, 50* (5–6), 836–850.

Kannengieser, S. (2009). *Sprachentwicklungsstörungen. Grundlagen, Diagnostik und Therapie*. München: Elsevier Urban & Fischer.

Kauschke, C. (2000). *Der Erwerb des frühkindlichen Lexikons. Eine empirische Studie zur Entwicklung des Wortschatzes im Deutschen*. Tübingen: Gunter Narr.

Kauschke, C. (2012). *Kindlicher Spracherwerb im Deutschen. Verläufe, Forschungsmethoden, Erklärungsansätze* (Germanistische Arbeitshefte, Bd. 45). Berlin: De Gruyter.

Kauschke, C. & Siegmüller, J. (2010). *Patholinguistische Diagnostik bei Sprachentwicklungsstörungen (PDSS)* (2. Aufl.). München: Urban & Fischer.

Kirk, E., Pine, K. J. & Ryder, N. (2011). I hear what you say but I see what you mean: The role of gestures in children's pragmatic comprehension. *Language and Cognitive Processes, 26*, 149–170.

Kirk, E., Howlett, N., Pine, K. J. & Fletcher, B. C. (2013). To sign or not to sign? The impact of encouraging infants to gesture on infant language and maternal mind-mindedness. *Child Development, 84*, 574–590.

Klann-Delius, G. (2008). *Spracherwerb* (2. Aufl.). Weimar: J.B. Metzler.

Ko, E.-S. (2012). Nonlinear development of speaking rate in child-directed speech. *Lingua, 122*, 841–857.

Kovács, Á. M., Tauzin, T., Téglás, E., Gergely, G. & Csibra, G. (2014). Pointing as epistemic request: 12-month-olds point to receive new information. *Infancy, 19*, 543–557.

Kraljević, J. K., Cepanec, M. & Simleša, S. (2014). Gestural development and its relation to a child's early vocabulary. *Infant behavior & development, 37*, 192–202.

Krippendorff, K. (2013). *Content analysis. An introduction to its methodology* (3. Aufl.). Los Angeles: Sage.

Kuhn, L. J., Willoughby, M. T., Wilbourn, M. P., Vernon-Feagans, L. & Blair, C. B. (2014). Early communicative gestures prospectively predict language development and executive function in early childhood. *Child Development, 85*, 1898–1914.

Lai, C. S., Fisher, S. E., Hurst, J. A., Vargha-Khadem, F. & Monaco, A. P. (2001). A forkhead-domain gene is mutated in a severe speech and language disorder. *Nature, 413* (6855), 519–523.

Langen-Müller, U. de, Kauschke, C., Kiesel-Himmel, C., Neumann, K. & Noterdaeme, M. (2011). *Diagnostik von Sprachentwicklungsstörungen (SES), unter Berücksichtigung umschriebener Sprachentwicklungsstörungen (USES). Interdisziplinäre S2k-Leitlinie.* Verfügbar unter http://www.awmf.org/uploads/tx_szleitlinien/049-006l_S2k_Sprachentwicklungsstoerungen_Diagnostik_2013-06_01.pdf

Launonen, K. (1996). Enhancing communication skills of children with Down Syndrome: Early use of manual signs. In S. von Tetzchner & M. H. Jensen (Hrsg.), *Augmentative and alternative communication. European perspectives* (S. 213–231). San Diego, Calif.: Singular Pub. Group.

Law, J., Garrett, Z. & Nye, C. (2004). The efficacy of treatment for children with developmental speech and language delay/disorder. *Journal of Speech Language and Hearing Research, 47*, 924–943.

Law, J., Rush, R., Schoon, I. & Parsons, S. (2009). Modeling developmental language difficulties from school entry into adulthood: Literacy, mental health, and employment outcomes. *Journal of Speech Language and Hearing Research,* *52,* 1401–1416.

Leavens, D. A. & Hopkins, W. D. (1999). The whole-hand point: The structure and function of pointing from a comparative perspective. *Journal of Comparative Psychology, 113,* 417–425.

Leonard, L. B. (2014). *Children with Specific Language Impairment.* Cambridge, Mass.: MIT Press.

Lewis, B. A., Freebairn, L. A. & Taylor, H. G. (2000). Academic outcomes in children with histories of speech sound disorders. *Journal of communication disorders, 33,* 11–30.

Lewis, B. A. & Thompson, L. A. (1992). A study of developmental speech and language disorders in twins. *Journal of speech and hearing research, 35,* 1086–1094.

Liebal, K., Behne, T., Carpenter, M. & Tomasello, M. (2009). Infants use shared experience to interpret pointing gestures. *Developmental Science, 12,* 264–271.

Liebal, K., Carpenter, M. & Tomasello, M. (2010). Infants' use of shared experience in declarative pointing. *Infancy, 15,* 545–556.

Lindgren, K. A., Folstein, S. E., Tomblin, J. B. & Tager-Flusberg, H. (2009). Language and reading abilities of children with autism spectrum disorders and specific language impairment and their first-degree relatives. *Autism Research, 2,* 22–38.

Liszkowski, U. (2005). Human twelve-month-olds point cooperatively to share interest with and helpfully provide information for a communicative partner. *Gesture, 5,* 135–154.

Liszkowski, U. (2008). Before L1. A differentiated perspective on infant gestures. *Gesture, 8,* 180–196.

Liszkowski, U. (2010). Deictic and other gestures in infancy. *Acción psicológica, 7* (2), 21–33.

Liszkowski, U. (2011). Three lines in the emergence of prelinguistic communication and social cognition. *Journal of Cognitive Education and Psychology, 10,* 32–43.

Liszkowski, U., Albrecht, K., Carpenter, M. & Tomasello, M. (2008). Infants' visual and auditory communication when a partner is or is not visually attending. *Infant Behavior & Development, 31,* 157–167.

Liszkowski, U., Brown, P., Callaghan, T., Takada, A. & Vos, C. de. (2012). A prelinguistic gestural universal of human communication. *Cognitive Science, 36,* 698–713.

Liszkowski, U., Carpenter, M., Henning, A., Striano, T. & Tomasello, M. (2004). Twelve-month-olds point to share attention and interest. *Developmental Science, 7,* 297–307.

Liszkowski, U., Carpenter, M., Striano, T. & Tomasello, M. (2006). Twelve- and eighteen-month-olds point to provide information for others. *Journal of Cognition and Development, 7*, 173–187.

Liszkowski, U., Carpenter, M. & Tomasello, M. (2007). Pointing out new news, old news, and absent referents at 12 months of age. *Developmental Science, 10* (2), F1–F7.

Liszkowski, U., Carpenter, M. & Tomasello, M. (2008). Twelve-month-olds communicate helpfully and appropriately for knowledgeable and ignorant partners. *Cognition, 108*, 732–739.

Liszkowski, U. & Tomasello, M. (2011). Individual differences in social, cognitive, and morphological aspects of infant pointing. *Cognitive Development, 26*, 16–29.

Lock, A., Young, A., Service, V. & Chandler, P. (1990). Some observations on the origins of the pointing gesture. In V. Volterra & C. Erting (Hrsg.), *From gesture to language in hearing and deaf children* (S. 42–55). Berlin: Springer.

Longobardi, E., Spataro, P. & Rossi-Arnaud, C. (2014). The relationship between motor development, gestures and language production in the second year of life: a mediational analysis. *Infant behavior & development, 37*, 1–4.

Lüke, C., Grimminger, A., Rohlfing, K. J., Liszkowski, U. & Ritterfeld, U. (2014a). *Kodierschema „decorated room".* Unveröffentlichtes Kodierschema, Technische Universität Dortmund.

Lüke, C., Grimminger, A., Rohlfing, K. J., Liszkowski, U. & Ritterfeld, U. (2014b). *Kodierschema „experimentelle Settings".* Unveröffentlichtes Kodierschema, Technische Universität Dortmund.

Lüke, C. & Ritterfeld, U. (in Druck). The influence of iconic and arbitrary gestures on novel word learning in children with and without language delay. *Gesture.*

Lüke, C. & Ritterfeld, U. (2011). Mehrsprachige Kinder in sprachtherapeutischer Behandlung: eine Bestandsaufnahme. *Heilpädagogische Forschung, 37*, 188–197.

Mainela-Arnold, E., Alibali, M. W., Hostetter, A. B. & Evans, J. L. (2014). Gesture-speech integration in children with specific language impairment. *International Journal of Language & Communication Disorders, 49*, 761–770.

Marx, P. & Lenhard, W. (2011). Diagnostische Merkmale von Screening-Verfahren zur Früherkennung möglicher Probleme beim Schriftspracherwerb. In M. Hasselhorn & W. Schneider (Hrsg.), *Frühprognose schulischer Kompetenzen* (Tests und Trends, S. 68–84). Göttingen: Hogrefe.

Mawhood, L., Howlin, P. & Rutter, M. (2000). Autism and developmental receptive language disorder--a comparative follow-up in early adult life. I: Cognitive and language outcomes. *Journal of child psychology and psychiatry, and allied disciplines, 41*, 547–559.

McEachern, D. & Haynes, W. O. (2004). Gesture-speech combinations as a transition to multiword utterances. *American Journal of Speech-Language Pathology,* *13,* 227–235.

McGregor, K. K., Rohlfing, K. J., Bean, A. & Marschner, E. (2009). Gesture as a support for word learning: the case of under. *Journal of Child Language,* *36,* 807–828.

McNeill, D. (1985). So you think gestures are nonverbal? *Psychological Review,* *92,* 350–371.

McNeill, D. (1992). *Hand and Mind.* Chicago: University of Chicago Press.

Mehler, J., Jusczyk, P., Lambertz, G., Halsted, N., Bertoncini, J. & Amiel-Tison, C. (1988). A precursor of language acquisition in young infants. *Cognition,* *29,* 143–178.

Menyuk, P. (2000). Wichtige Aspekte der lexikalischen und semantischen Entwicklung. In H. Grimm (Hrsg.), *Enzyklopädie der Psychologie* (Bd. 3, S. 171–192). Göttingen: Hogrefe.

Mesman, J., van IJzendoorn, M. H. & Bakermans-Kranenburg, M. J. (2009). The many faces of the Still-Face Paradigm: A review and meta-analysis. *Developmental Review, 29,* 120–162.

Miniscalco, C., Westerlund, M. & Lohmander, A. (2005). Language skills at age 6 years in Swedish children screened for language delay at 2½ years of age. *Acta Paediatrica, 94,* 1798–1806.

Moon, C., Cooper, R. P. & Fifer, W. P. (1993). Two-day-olds prefer their native language. *Infant Behavior and Development, 16,* 495–500.

Mundy, P., Delgado, C., Block, J., Venezia, M., Hogan, A. & Seibert, J. (2003). *A manual for the Abridged Early Social Communication Scales (ESCS),* University of Miami Psychology Department. Zugriff am 22.08.2014. Verfügbar unter http://www.ucdmc.ucdavis.edu/mindinstitute/ourteam/faculty_staff/escs.pdf

Mundy, P., Block, J., Delgado, C., Pomares, Y., van Vaughan Hecke, A. & Venezia Parlade, M. (2007). Individual differences and the development of joint attention in infancy. *Child Development, 78,* 938–954.

Murillo, E. & Belinchón, M. (2012). Gestural-vocal coordination: Longitudinal changes and predictive value on early lexical development. *Gesture, 12,* 16–39.

Nagy, E., Compagne, H., Orvos, H., Pal, A., Molnar, P., Janszky, I. et al. (2005). Index finger movement imitation by human neonates: motivation, learning, and left-hand preference. *Pediatric research, 58,* 749–753.

Olson, J. & Masur, E. F. (2013). Mothers respond differently to infants' gestural versus nongestural communicative bids. *First Language, 33,* 372–387.

Oudgenoeg-Paz, O., Volman, M. J. M. & Leseman, P. P. M. (2012). Attainment of sitting and walking predicts development of productive vocabulary between ages 16 and 28 months. *Infant behavior & development, 35*, 733–736.

Papoušek, M. (2001). *Vom ersten Schrei zum ersten Wort. Anfänge der Sprachentwicklung in der vorsprachlichen Kommunikation.* Bern: Huber.

Paul, R. & Elwood, T. J. (1991). Maternal linguistic input to toddlers with slow expressive language development. *Journal of Speech and Hearing Research, 34*, 982–988.

Paul, R., Lynn, T. F. & Lohr-Flanders, M. (1993). History of middle ear involvement and speech/language development in late talkers. *Journal of speech and hearing research, 36*, 1055–1062.

Pepper, J., Weitzman, E. & Manolson, H. A. (2004). *It takes two to talk. A practical guide for parents of children with language delays* (3rd ed.). Toronto: Hanen Centre.

Petermann, F., Stein, I. A. & Macha, T. (2008). *ET 6-6. Entwicklungstest sechs Monate bis sechs Jahre.* Frankfurt am Main: Pearson.

Piaget, J. (1979). *Sprechen und Denken des Kindes* (4. Aufl.). Düsseldorf: Pädagogischer Verlag Schwann.

Proctor-Williams, K., Fey, M. E. & Loeb, D. F. (2001). Parental recasts and production of copulas and articles by children with specific language impairment and typical language. *American Journal of Speech-Language Pathology, 10*, 155–168.

Reilly, S., Wake, M., Bavin, E. L., Prior, M., Williams, J., Bretherton, L. et al. (2007). Predicting language at 2 years of age: a prospective community study. *Pediatrics, 120*, e1441–1449.

Rendtel, U. (1990). Teilnahmebereitschaft in Panelstudien: Zwischen Beeinflussung, Vertrauen und sozialer Selektion: Über die Entwicklung der Antwortbereitschaft im sozio-ökonomischen Panel. *Kölner Zeitschrift für Soziologie und Sozialpsychologie, 42*, 280–299.

Rescorla, L., Dahlsgaard, K. & Roberts, J. (2000). Late-talking toddlers: MLU and IPSyn outcomes at 3;0 and 4;0. *Journal of Child Language, 27*, 643–664.

Rescorla, L. (1989). The language development survey: A screening tool for delayed language in toddlers. *Journal of Speech and Hearing Disorders, 54*, 587–599.

Rescorla, L. (2002). Language and reading outcomes to age 9 in late-talking toddlers. *Journal of Speech, Language, and Hearing Research, 45*, 360–371.

Rescorla, L. (2009). Age 17 language and reading outcomes in late-talking toddlers: support for a dimensional perspective on language delay. *Journal of Speech, Language, and Hearing Research, 52*, 16–30.

Rescorla, L., Roberts, J. & Dahlsgaard, K. (1997). Late talkers at 2: outcome at age 3. *Journal of Speech, Language, and Hearing Research, 40*, 556–566.

Reuner, G., Rosenkranz, J., Pietz, J. & Horn, R. (2008). *Bayley Scales of Infant Development. Bayley-II.* Frankfurt am Main: Pearson.

Rice, M. L., Smith, S. D. & Gayán, J. (2009). Convergent genetic linkage and associations to language, speech and reading measures in families of probands with Specific Language Impairment. *Journal of Neurodevelopmental Disorders, 1*, 264–282.

Ritterfeld, U. (2000). Welchen und wieviel Input braucht das Kind? In H. Grimm (Hrsg.), *Enzyklopädie der Psychologie* (Bd. 3, S. 403–432). Göttingen: Hogrefe.

Ritterfeld, U. (2007). Elternpartizipation. In H. Schöler & A. Welling (Hrsg.), *Förderschwerpunkt Sprache. Handbuch der Pädagogik und Psychologie der Behinderung* (Bd. 3, S. 922–949). Göttingen: Hogrefe.

Roberts, M. Y. & Kaiser, A. P. (2011). The effectiveness of parent-implemented language interventions: A meta-analysis. *American Journal of Speech-Language Pathology, 20*, 180–199.

Rohlfing, K. J. (2013). *Frühkindliche Semantik. Eine Einführung* (Narr Studienbücher). Tübingen: Narr.

Rosenfeld, J. & Horn, D. (2011). Genetische Faktoren bei spezifischer Sprachentwicklungsstörung. *Sprache · Stimme · Gehör, 35*, e44–51.

Rovers, M. M., Straatman, H., Ingels, K., van der Wilt, G J, van den Broek, P & Zielhuis, G. A. (2000). The effect of ventilation tubes on language development in infants with otitis media with effusion: A randomized trial. *Pediatrics, 106*, E42: 1–8.

Rowe, M. L. (2000). Pointing and talk by low-income mothers and their 14-month-old children. *First Language, 20*, 305–330.

Rowe, M. L. (2012). A longitudinal investigation of the role of quantity and quality of child-directed speech in vocabulary development. *Child Development, 83*, 1762–1774.

Rowe, M. L. & Goldin-Meadow, S. (2009a). Differences in early gesture explain SES disparities in child vocabulary size at school entry. *Science, 323*, 951–953.

Rowe, M. L. & Goldin-Meadow, S. (2009b). Early gesture selectively predicts later language learning. *Developmental Science, 12*, 182–187.

Rowe, M. L., Özçaliskan, S. & Goldin-Meadow, S. (2008). Learning words by hand: Gesture's role in predicting vocabulary development. *First Language, 28*, 182–199.

Sachse, S., Saracino, M. & Suchodoletz W. von. (2007). Prognostische Validität des ELFRA-1 bei der Früherkennung von Sprachentwicklungsstörungen. *Klinische Pädiatrie* (219), 17–22.

Sachse, S. (2007). *Neuropsychologische und neurophysiologische Untersuchungen bei Late Talkers im Quer- und Längsschnitt.* München: Dr. Hut.

Sachse, S. & Suchodoletz, W. von. (2011). Möglichkeiten der Früherkennung von Sprachentwicklungsstörungen im Säuglingsalter und zum Zeitpunkt der U6. In T. Hellbrügge & B. Schneeweiss (Hrsg.), *Frühe Störungen behandeln - Elternkompetenz stärken. Grundlagen der Früh-Rehabilitation* (S. 187–203). Stuttgart: Klett-Cotta.

Sansavini, A., Bello, A., Guarini, A., Savini, S., Stefanini, S. & Caselli, M. C. (2010). Early development of gestures, object-related-actions, word comprehension and word production, and their relationship in Italian infants. *Gesture, 10*, 52–85.

Schlesiger, C. (2009). *Sprachtherapeutische Frühintervention für late talkers. Eine randomisierte und kontrollierte Studie zur Effektivität eines direkten und kindzentrierten Konzeptes.* Idstein: Schulz-Kirchner.

Schröder, C. & Höhle, B. (2011). Prosodische Wahrnehmung im frühen Spracherwerb. *Sprache · Stimme · Gehör, 35*, e91–98.

Siegmüller, J., Schröders, C., Sandhop, U., Otto, M. & Herzog-Meinecke, C. (2010). Wie effektiv ist die Inputspezifizierung? *Forum Logopädie, 24* (1), 16–23.

Slaughter, V., Peterson, C. C. & Carpenter, M. (2009). Maternal mental state talk and infants' early gestural communication. *Journal of Child Language, 36*, 1053–1074.

Sloetjes, H. & Wittenburg, P. (2008). Annotation by category – ELAN and ISO DCR. In *Proceedings of the 6th International Conference on Language Resources and Evaluation (LREC 2008).*

Snow, C. E. (1977). Mothers's speech research: from input to interaction. In C. E. Snow & C. A. Ferguson (Hrsg.), *Talking to children. Language input and acquisition* (S. 31–49). Cambridge: University Press.

Southgate, V., van Maanen, C. & Csibra, G. (2007). Infant pointing: Communication to cooperate or communication to learn? *Child Development, 78*, 735–740.

Spix, C. & Blettner, M. (2012). Screening: Part 19 of a series on evaluation of scientific publications. *Deutsches Ärzteblatt international, 109*, 385–390.

Stanton-Chapman, T. L., Chapman, D. A., Bainbridge, N. L. & Scott, K. G. (2002). Identification of early risk factors for language impairment. *Research in Developmental Disabilities, 23*, 390–405.

Statistisches Bundesamt Deutschland. *Einkommensverteilung (Nettoäquivalenzeinkommen) in Deutschland.* Verfügbar unter https://www.destatis.de/DE/Zahlen-Fakten/Gesellschaft Staat/EinkommenKonsumLebensbedingungen/LebensbedingungenArmutsgefaehrdung/Tabellen/Einkommensverteilung_SILC.html.

Statistisches Bundesamt Deutschland (Statistisches Bundesamt Deutschland, Hrsg.). (2013). *Statistisches Jahrbuch Deutschland und Internationales.* Zugriff am 25.08.2014. Verfügbar unter https://www.destatis.de/DE/Publikationen/StatistischesJahrbuch/StatistischesJahrbuch2013.pdf?__blob=publicationFile.

Stephens, G. & Matthews, D. (2014). The communicative infant from 0–18 months. The social-cognitive foundations of pragmatic development. In D. Matthews (Hrsg.), *Pragmatic Development in First Language Acquisition* (Bd. 10, S. 13–35). Amsterdam: John Benjamins Publishing Company.

Stothard, S. E., Snowling, M. J., Bishop, D. V. M., Chipchase, B. B. & Kaplan, C. A. (1998). Language-impaired preschoolers. *Journal of Speech Language and Hearing Research, 41,* 407–418.

Suchodoletz, W. von. (2005). Chancen und Risiken von Früherkennung. In W. von Suchodoletz (Hrsg.), *Früherkennung von Entwicklungsstörungen. Frühdiagnostik bei motorischen, kognitiven, sensorischen, emotionalen und sozialen Entwicklungsauffälligkeiten* (S. 1–21). Göttingen: Hogrefe.

Suchodoletz, W. von. (2012). *Früherkennung von Sprachentwicklungsstörungen. Der SBE-2-KT und SBE-3-KT für zwei- bzw. dreijährige Kinder.* Stuttgart: Kohlhammer.

Suchodoletz, W. von & Sachse, S. (2008). *Sprachbeurteilung durch Eltern: Kurztest für die U7 (SBE-2-KT).* Verfügbar unter http://www.kjp.med.uni-muenchen.de/sprachstoerungen/SBE-2-KT.php.

Szagun, G. (2010). *Sprachentwicklung beim Kind.* Weinheim: Beltz.

Szagun, G., Stumper, B. & Schramm, S. A. (2009). *FRAKIS. Fragebogen zur frühkindlichen Sprachentwicklung.* Frankfurt am Main: Pearson.

Tamis-LeMonda, C. S., Baumwell, L. & Cristofaro, T. (2012). Parent-child conversations during play. *First Language, 32,* 413–438.

Tamis-LeMonda, C. S., Bornstein, M. H. & Baumwell, L. (2001). Maternal responsiveness and children's achievement of language milestones. *Child Development, 72,* 748–767.

Teele, D. W., Klein, J. O. & Rosner, B. A. (1984). Otitis media with effusion during the first three years of life and development of speech and language. *Pediatrics, 74,* 282–287.

Thal, D. & Bates, E. (1988). Language and gesture in late talkers. *Journal of Speech and Hearing Research, 31,* 115–123.

Thal, D. & Tobias, S. (1994). Relationships between language and gesture in normally developing and late-talking toddlers. *Journal of Speech and Hearing Research, 37,* 157–170.

Thal, D., Tobias, S. & Morrison, D. (1991). Language and gesture in late talkers: A 1-year follow-up. *Journal of Speech and Hearing Research, 34,* 604–612.

Thiessen, E. D., Hill, E. A. & Saffran, J. R. (2005). Infant-directed speech facilitates word segmentation. *Infancy, 7,* 53–71.

Tolar, T. D., Lederberg, A. R., Gokhale, S. & Tomasello, M. (2008). The development of the ability to recognize the meaning of iconic signs. *Journal of Deaf Studies und Deaf Education, 13*, 225–240.

Tomasello, M. (1995). Joint attention as social cognition. In C. Moore & P. J. Dunham (Hrsg.), *Joint attention. Its origins and role in development* (S. 103–130). Hillsdale, N.J.: Lawrence Erlbaum Associates.

Tomasello, M. (2008). *Origins of human communication.* Cambridge, Mass.: MIT Press.

Tomasello, M., Carpenter, M. & Liszkowski, U. (2007). A new look at infant pointing. *Child Development, 78*, 705–722.

Tomblin, J. B. & Buckwalter, P. R. (1998). Heritability of poor language achievement among twins. *Journal of Speech, Language, and Hearing Research, 41*, 188–199.

Tomblin, J. B., Records, N., Buckwalter, P., Zhang, X., Smith, E. & O'Brain, M. (1997). Prevalence of specific language impairment in kindergarten children. *Journal of Speech, Language, and Hearing Research, 40*, 1245–1260.

Tomblin, J. B., Smith, E. & Zhang, X. (1997). Epidemiology of specific language impairment: prenatal and perinatal risk factors. *Journal of Communication Disorders, 30*, 325–343.

Tomblin, J. B., Zhang, X., Buckwalter, P. & O'Brien, M. (2003). The stability of primary language disorder. *Journal of Speech Language and Hearing Research, 46*, 1283–1296.

Tronick, E., Als, H., Adamson, L., Wise, S. & Brazelton, T. B. (1978). The infant's response to entrapment between contradictory messages in face-to-face interaction. *Journal of the American Academy of Child Psychiatry, 17*, 1–13.

Tröster, H. (2008). *Früherkennung im Kindes- und Jugendalter. Strategien bei Entwicklungs-, Lern- und Verhaltensstörungen.* Göttingen: Hogrefe.

van Balkom, H., Verhoeven, L., van Weerdenburg, M. & Stoep, J. (2010). Effects of parent-based video home training in children with developmental language delay. *Child Language Teaching and Therapy, 26*, 221–237.

van te Kaat-den Os, D. J., Jongmans, M. J., Volman, M. J. & Lauteslager, P. E. (2014). Do gestures pave the way? A systematic review of the transitional role of gesture during the acquisition of early lexical and syntactic milestones in young children with Down syndrome. *Child Language Teaching and Therapy, Online first*, 1–14.

Vargha-Khadem, F., Gadian, D. G., Copp, A. & Mishkin, M. (2005). FOXP2 and the neuroanatomy of speech and language. *Nature reviews: Neuroscience, 6*, 131–138.

Verhaert, N., Willems, M., van Kerschaver, E. & Desloovere, C. (2008). Impact of early hearing screening and treatment on language development and education level: Evaluation of 6 years of universal newborn hearing screening (ALGO) in Flanders, Belgium. *International journal of pediatric otorhinolaryngology, 72,* 599–608.

Walle, E. A. & Campos, J. J. (2014). Infant language development is related to the acquisition of walking. *Developmental Psychology, 50,* 336–348.

Waltersbacher, A. (2014). *Heilmittelbericht 2014* (Wissenschaftliches Institut der AOK, Hrsg.). Zugriff am 19.01.2015. Verfügbar unter http://www.wido.de/fileadmin/wido/downloads/pdf_heil_hilfsmittel/wido_hei_hmb2014_1114.pdf.

Ward, S. (1992). The predictive validity and accuracy of a screening test for language delay and auditory perceptual disorder. *European journal of disorders of communication, 27,* 55–72.

Wygotski, L. S. (1972). *Denken und Sprechen.* Berlin: Akademie-Verlag.

Zammit, M. & Schafer, G. (2011). Maternal label and gesture use affects acquisition of specific object names. *Journal of Child Language, 38,* 201–221.

Zampini, L. & D'Odorico, L. (2011). Gesture production and language development: A longitudinal study of children with Down syndrome. *Gesture, 11,* 174–193.

Zollinger, B. (1997). *Die Entdeckung der Sprache* (3. Aufl.). Bern: Haupt.

Zollinger, B. (2000). *Spracherwerbsstörungen.* Bern: Haupt.

Anhang

Tabelle A1: *Ausschluss von Kindern (Fallnummern) von den Analysen pro Alterszeitpunkt und Erhebungssituation*

Experiment	Alter der Kinder in Monaten				
	12	14	16	18	21
Verständnis imperative Gesten			11[a] 51[b]	11[a]	11[a]
Verständnis informative Gesten			11[a] 26[c]	11[a]	11[a]
Produktion imperativer Gesten			11[a] 51[b]	11[a]	11[a]
Produktion expressiver Gesten			11[a] 31[a] 51[b]	11[a] 31[a] 51[b]	11[a] 25[a] 31[a] 43[a] 51[a]
Produktion informativer Gesten			11[a] 51[b]	11[a]	11[a] 36[c]
Dekoriertes Zimmer		11[a]	11[a] 13[d] 31[a]	11[a] 31[a]	01[d] 11[a] 13[d] 50[d]

Anmerkungen. Gründe für den Ausschluss der Daten: a = ängstlich, b = quengelig, c = ungeduldig, d = läuft rum und fasst alle Objekte an.

Tabelle A2: *Vergleich der Kompetenzen im Bereich der Flexionsmorphologie von Kindern, die mit 2;0 Jahren sprachlich typisch entwickelt oder sprachlich verzögert sind*

Alter in Monaten	Typisch entwickelte Kinder ($n = 35$)		Kinder mit SEV ($n = 10$)			p	
	Md	IQR	Md	IQR	U	(2-seitig)	r
18	0.0	0.0	0.0	0.0	166.5	.694	0.06
21	0.0	9.0	0.0	0.3	111.0	.052	0.29
24	10.0	20.0	0.0	0.3	39.0	.000	0.56
30	36.0	13.0	8.5	20.0	37.5	.000	0.56

Tabelle A3: Vergleich der Syntaxkomplexität von Kindern, die mit 2;0 Jahren sprachlich typisch entwickelt oder sprachlich verzögert sind

Alter in Monaten	Typisch entwickelte Kinder ($n = 35$)		Kinder mit SEV ($n = 10$)		U	p (2-seitig)	r
	Md	*IQR*	*Md*	*IQR*			
18	0.0	0.0	0.0	0.0	170.0	.593	0.08
21	1.0	7.0	0.0	0.0	96.0	.016	0.36
24	8.0	12.0	0.0	1.5	39.0	.000	0.56
30	25.0	11.0	11.0	17.8	56.5	.001	0.48

Tabelle A4: Vergleich der Ergebnisse (T-Werte) in der standardisierten Sprachtestung mit dem SETK-2 (Grimm, 2000) mit 2;0 Jahren von Kindern, die sprachlich typisch entwickelt oder sprachlich verzögert sind

Untertest SETK-2	Typisch entwickelte Kinder ($n = 35$)		Kinder mit SEV ($n = 10$)		U	p (2-seitig)	r
	Md	*IQR*	*Md*	*IQR*			
Wortverständnis	54.0	9.0	46.0	11.5	68.0	.005	0.42
Satzverständnis	48.0	11.0	35.0	23.5	57.0	.002	0.46
Wortproduktion	50.0	14.0	30.5	3.3	0.5	.000	0.71
Satzproduktion	49.0[a]	13.0	34.0[b]	4.8	2.0	.000	0.68

Anmerkungen. [a]n = 31, [b]n = 8.

Tabelle A5: Vergleich der Ergebnisse (T-Werte) in der standardisierten Sprachtestung mit dem SETK-2 (Grimm, 2000) mit 2;6 Jahren von Kindern, die mit 2;0 Jahren sprachlich typisch entwickelt oder sprachlich verzögert sind

Untertest SETK-2	Typisch entwickelte Kinder ($n = 35$)		Kinder mit SEV ($n = 10$)		U	p (2-seitig)	r
	Md	*IQR*	*Md*	*IQR*			
Wortverständnis	53.0	17.0	53.0	10.3	145.5	.398	0.13
Satzverständnis	49.0	14.0	45.0	12.3	106.5	.057	0.28
Wortproduktion	53.0	14.0	38.5	11.3	48.5	.001	0.52
Satzproduktion	46.0	15.0	35.0[a]	6.5	46.5	.001	0.49

Anmerkung. [a]n = 9.

Tabelle A6: Vergleich der Gesten-Sprachkombinationen mit 12 Monaten von Kindern, die mit 2;0 Jahren sprach typisch entwickelten und sprachlich verzögert sind

Parallelität	Typisch entwickelte Kinder (n = 35)		Kinder mit SEV (n = 10)			p
	Md	IQR	Md	IQR	U	(2-seitig)
gesamt	6.0	10.0	2.0	3.8	118.0	.118
lautlich	3.0	9.0	2.0	3.0	148.0	.458
proto	0.0	4.0	0.0	0.0	105.0	.031
pleonastisch	0.0	0.0	0.0	0.0	150.0	.211
ambiguitätsauflösend	0.0	0.0	0.0	0.0	170.0	.593
ergänzend	0.0	0.0	0.0	0.0	175.0	1.000

Tabelle A7: Vergleich der Gesten-Sprachkombinationen mit 14 Monaten von Kindern, die mit 2;0 Jahren sprach typisch entwickelten und sprachlich verzögert sind

Parallelität	Typisch entwickelte Kinder (n = 34)		Kinder mit SEV (n = 10)			p
	Md	IQR	Md	IQR	U	(2-seitig)
gesamt	18.0	22.3	7.0	21.8	103.0	.062
lautlich	9.0	15.0	3.5	17.3	134.0	.312
proto	3.5	10.8	1.5	3.3	104.5	.063
pleonastisch	0.0	2.0	0.0	1.0	164.0	.839
ambiguitätsauflösend	0.0	0.0	0.0	0.0	160.0	.593
ergänzend	0.0	0.0	0.0	0.0	169.0	.989

Tabelle A8: Vergleich der Gesten-Sprachkombinationen mit 16 Monaten von Kindern, die mit 2;0 Jahren sprach typisch entwickelten und sprachlich verzögert sind

Parallelität	Typisch entwickelte Kinder (n = 32)		Kinder mit SEV (n = 10)			p
	Md	IQR	Md	IQR	U	(2-seitig)
gesamt	20.0	18.8	12.0	46.3	152.5	.677
lautlich	7.5	11.5	8.0	22.5	156.5	.918
proto	5.0	13.3	4.5	13.8	155.0	.882
pleonastisch	1.0	5.0	0.0	0.3	108.0	.092
ambiguitätsauflösend	0.0	0.0	0.0	0.0	154.0	.691
ergänzend	0.0	2.0	0.0	0.0	85.0	.010

Tabelle A9: Vergleich der Gesten-Sprachkombinationen mit 18 Monaten von Kindern, die mit 2;0 Jahren sprach typisch entwickelten und sprachlich verzögert sind

Parallelität	Typisch entwickelte Kinder (*n* = 33)		Kinder mit SEV (*n* = 10)		U	*p* (2-seitig)
	Md	*IQR*	*Md*	*IQR*		
gesamt	20.0	18.0	26.5	27.0	150.5	.677
lautlich	7.0	5.5	11.0	13.3	126.5	.267
proto	3.0	10.0	8.0	9.8	137.0	.419
pleonastisch	2.0	4.5	0.0	1.0	65.0	.003
ambiguitätsauflösend	0.0	2.0	0.0	0.5	130.5	.260
ergänzend	1.0	2.0	0.0	0.3	112.5	.095

Tabelle A10: Vergleich der Gesten-Sprachkombinationen mit 21 Monaten von Kindern, die mit 2;0 Jahren sprach typisch entwickelten und sprachlich verzögert sind

Parallelität	Typisch entwickelte Kinder (*n* = 31)		Kinder mit SEV (*n* = 10)		U	*p* (2-seitig)
	Md	*IQR*	*Md*	*IQR*		
gesamt	26.0	19.0	32.0	41.0	95.0	.068
lautlich	4.0	6.0	12.0	8.5	66.5	.007
proto	3.0	6.0	5.0	16.5	95.0	.067
pleonastisch	5.0	6.0	2.0	2.8	84.0	.030
ambiguitätsauflösend	1.0	3.0	1.0	18.5	147.5	.814
ergänzend	4.0	4.0	1.0	1.3	44.0	.001

Tabelle A11: Korrelationen zwischen dem Verständnis für imperativ und informativ motivierte Gesten und den Gestenproduktionen in den vier Erhebungssituationen im Alter von 12 Monaten (N = 45)

		Verständnis für imperative Gesten	Verständnis für informative Gesten
Verständnis für imperative Gesten		–	–.02
Verständnis für informative Gesten		–.02	–
Produktion imperativer Gesten	Handpoints	.03	–.07
	Indexfingerpoints	.17	–.01
Produktion deklarativ expressiver Gesten	Handpoints	.09	.11
	Indexfingerpoints	.23	–.11
Produktion deklarativ informativer Gesten	Handpoints	.12	.05
	Indexfingerpoints	.08	.23
Spontane Gestenproduktion	Handpoints	–.07	.14
	Indexfingerpoints	.13	–.11

Tabelle A12: *Varianzaufklärung des produktiven Wortschatzes im Alter von 2;0 Jahren durch die Produktion mindestens eines Indexfingerpoints im Experiment zur Evozierung imperativ und deklarativ expressiv motivierter Gesten und dem produktiven Wortschatz mit 12 Monaten (n = 41)*

Variable		Model: Imperative Indexfingerpoints	Model: Expressive Indexfingerpoints
Konstante	B (SE)	156.86*** (37.77)	175.64*** (30.62)
mindestens ein Indexfingerpoint im Experiment zur Evozierung imperativer Gesten	B (SE)	133.24** (47.02)	
	β	.39**	
mindestens ein Indexfingerpoint im Experiment zur Evozierung expressiver Gesten	B (SE)		172.55*** (45.50)
	β		.49***
Wortschatz mit 12 Monaten	B (SE)	19.18* (7.35)	16.61* (6.98)
	β	.35*	.31*
R^2		.33	.41
F		9.35**	13.26***

Anmerkungen. Es werden die finalen Modelle multipler, schrittweiser Regressionsanalysen mit den unabhängigen Variablen *mindestens ein Indexfingerpoint im Experiment zur Evozierung imperativer Gesten* oder *mindestens ein Indexfingerpoint im Experiment zur Evozierung expressiver Gesten* und dem *produktiver Wortschatz mit 12 Monaten*, dem *Geschlecht*, dem *soziökonomischer Status der Familie*, der *Stellung in der Geschwisterreihe* und die *familiäre Prädisposition für SEV* berichtet. * $p < .05$, **$p < .01$, ***$p \le .001$.

Tabelle A13: *Varianzaufklärung der Kompetenzen im Bereich Flexionsmorphologie mit 2;0 Jahren durch den produktiven Wortschatz mit 12 Monaten und die Produktion mindestens eines Indexfingerpoints in der Interaktion mit der PBP mit 12 Monaten (n = 41)*

Variable		Flexionsmorphologie	
		Model 1	Model 2
Konstante	B (SE)	6.40* (2.42)	−0.63 (3.61)
Wortschatz mit 12 Monaten	B (SE)	1.82** (0.58)	1.58** (0.55)
	β	.45**	.39**
mindestens ein Indexfingerpoint	B (SE)		10.18* (4.07)
	β		.34*
R^2		.20	.31
F		9.84**	8.70***
ΔR^2			.11

Anmerkungen. Es werden die signifikanten Modelle multipler, schrittweiser Regressionsanalysen mit den unabhängigen Variablen *mindestens ein Indexfingerpoint in der Interaktion mit der PBP, produktiver Wortschatz mit 12 Monaten, Geschlecht, soziökonomischer Status der Familie, Stellung in der Geschwisterreihe* und *familiäre Prädisposition für SEV* berichtet. * $p < .05$, **$p < .01$, ***$p \le .001$.

Tabelle A14: Varianzaufklärung der Kompetenzen im Bereich der Syntaxkomplexität mit 2;0 Jahren durch die Produktion mindestens eines Indexfingerpoints in der Interaktion mit der PBP mit 12 Monaten, dem Geschlecht, dem produktiven Wortschatz mit 12 Monaten und dem sozioökonomischen Status der Familie (n = 41)

Variable		Syntaxkomplexität			
		Model 1	Model 2	Model 3	Model 4
Konstante	B (SE)	1.55 (2.64)	−0.64 (2.65)	−2.03 (2.57)	−2.18 (2.43)
mindestens ein	B (SE)	9.37** (3.03)	8.55** (2.88)	7.45** (2.76)	6.92* (2.62)
Indexfingerpoint	β	.44**	.40**	.35**	.33*
Geschlecht	B (SE)		6.00* (2.49)	5.64* (2.35)	6.13** (2.23)
	β		.35*	.31*	.34**
Wortschatz mit	B (SE)			0.88* (0.37)	1.101** (0.36)
12 Monaten	β			.31*	.35**
Sozioökonomischer	B (SE)				2.69* (1.16)
Status	β				.29*
R^2		.20	.30	.39	.47
F		9.53**	8.29***	8.03***	8.09***
ΔR^2			.11	.09	.08

Anmerkungen. Es werden die signifikanten Modelle multipler, schrittweiser Regressionsanalysen mit den unabhängigen Variablen *mindestens ein Indexfingerpoint in der Interaktion mit der PBP, produktiver Wortschatz mit 12 Monaten, Geschlecht, soziökonomischer Status der Familie, Stellung in der Geschwisterreihe* und *familiäre Prädisposition für SEV* berichtet. * $p < .05$, ** $p < .01$, *** $p \leq .001$.

Tabelle A15: Varianzaufklärung des Wort- und Satzverständnisses und der Satzproduktionsleistungen im SETK-2 (Grimm, 2000) mit 2;0 Jahren durch die Produktion mindestens eines Indexfingerpoints in der Interaktion mit der PBP mit 12 Monaten

Variable		Verständnis		Satzproduktion
		Wörter (*n* = 40)	Sätze (*n* = 39)	(*n* = 37)
Konstante	B (SE)	45.85*** (2.93)	36.69*** (3.32)	36.92*** (2.87)
mindestens ein	B (SE)	10.38** (3.37)	14.85*** (3.83)	13.04*** (3.31)
Indexfingerpoint	β	.45**	.54***	.56**
R^2		.20	.29	.31
F		9.47**	15.06***	15.57***

Anmerkungen. Es werden die signifikanten Modelle multipler, schrittweiser Regressionsanalysen mit den unabhängigen Variablen *mindestens ein Indexfingerpoint in der Interaktion mit der PBP, produktiver Wortschatz mit 12 Monaten, Geschlecht, soziökonomischer Status der Familie, Stellung in der Geschwisterreihe* und *familiäre Prädisposition für SEV* berichtet. ** $p < .01$, *** $p \leq .001$.

Tabelle A16: *Varianzaufklärung der Wortproduktionsleistungen im SETK-2 (Grimm, 2000) mit 2;0 Jahren durch die Produktion mindestens eines Indexfingerpoints in der Interaktion mit der PBP mit 12 Monaten, dem sozioökonomischen Status der Familie und dem produktiven Wortschatz mit 12 Monaten (n = 41)*

Variable		Wortproduktion		
		Model 1	Model 2	Model 3
Konstante	B (SE)	33.36*** (3.17)	33.67*** (3.05)	31.68*** (2.94)
mindestens ein Indexfingerpoint	B (SE)	17.93*** (3.65)	17.57*** (3.50)	15.96*** (3.33)
	β	.62***	.61***	.55***
Sozioökonomischer Status	B (SE)		3.28* (1.56)	3.89* (1.47)
	β		.26*	.30*
Wortschatz mit 12 Monaten	B (SE)			1.18*
	β			.30*
R^2		.38	.45	.53
F		24.11***	15.35***	13.99***
ΔR^2			.07	.09

Anmerkungen. Es werden die signifikanten Modelle multipler, schrittweiser Regressionsanalysen mit den unabhängigen Variablen *mindestens ein Indexfingerpoint in der Interaktion mit der PBP, produktiver Wortschatz mit 12 Monaten, Geschlecht, soziökonomischer Status der Familie, Stellung in der Geschwisterreihe* und *familiäre Prädisposition für SEV* berichtet. * $p < .05$, *** $p \leq .001$.

Tabelle A17: *Varianzaufklärung des produktiven Wortschatzes, der Kompetenzen in den Bereichen Flexionsmorphologie und Syntaxkomplexität und des Satzverständnisses im Alter von 2;6 Jahren durch die Produktion mindestens eines Indexfingerpoints in der Interaktion mit der PBP mit 12 Monaten (n = 41)*

Variable		Wortschatz	Flexionsmorphologie	Syntaxkomplexität	Satzverständnis
Konstante	B (SE)	284.46*** (33.05)	13.18*** (3.32)	11.73*** (2.68)	42.73*** (2.86)
mindestens ein Indexfingerpoint	B (SE)	218.96*** (38.04)	19.70*** (3.82)	12.33*** (3.09)	8.01* (3.29)
	β	.68***	.64***	.54***	.36*
R^2		.46	.41	.29	.13
F		33.14***	26.65***	15.98***	5.91*

Anmerkungen. Es werden die signifikanten Modelle multipler, schrittweiser Regressionsanalysen mit den unabhängigen Variablen *mindestens ein Indexfingerpoint in der Interaktion mit der PBP, produktiver Wortschatz mit 12 Monaten, Geschlecht, soziökonomischer Status der Familie, Stellung in der Geschwisterreihe* und *familiäre Prädisposition für SEV* berichtet. Der produktive Wortschatzumfang, die Kompetenzen in den Bereichen der Flexionsmorphologie und Syntaxkomplexität wurden mithilfe des Elternfragebogens FRAKIS (Szagun et al., 2009) erhoben, das Satzverständnis wurde mit dem SETK-2 (Grimm, 2000) erfasst. * $p < .05$, *** $p \leq .001$.

Tabelle A18: *Varianzaufklärung der Wort- und Satzproduktionsleistungen im SETK-2 (Grimm, 2000) mit 2;6 Jahren durch die Produktion mindestens eines Indexfingerpoints in der Interaktion mit der PBP mit 12 Monaten und dem sozioökonomischen Status der Familie (n = 41)*

Variable		Wortproduktion		Satzproduktion	
		Model 1	Model 2	Model 1	Model 2
Konstante	B (SE)	41.91*** (3.07)	42.25*** (2.89)	47.77*** (1.91)	37.80*** (3.50)
mindestens ein	B (SE)	12.39*** (3.53)	11.99*** (3.32)		13.19** (4.03)
Indexfinger-point	β		.49***	.47***		.41**
Sozioökonomi-	B (SE)		3.64* (1.48)	6.69** (2.00)	6.40**(1.79)
scher Status	β		.32*	.47**	.45**
R^2		.24	.35	.22	.39
F		12.33***	10.01***	11.21**	12.35***
ΔR^2			.11		.17

Anmerkungen. Es werden die signifikanten Modelle multipler, schrittweiser Regressionsanalysen mit den unabhängigen Variablen *mindestens ein Indexfingerpoint in der Interaktion mit der PBP, produktiver Wortschatz mit 12 Monaten, Geschlecht, sozioökonomischer Status der Familie, Stellung in der Geschwisterreihe* und *familiäre Prädisposition für SEV* berichtet. $*p < .05$, $**p < .01$, $***p \leq .001$.

Tabelle A19: *Vergleich der kommunikativen Funktionen der sprachlichen Äußerungen der PBP von Kindern, die im Alter von 2;0 Jahren sprachlich typisch oder verzögert sind in Interaktion mit den Kindern im Alter von 12 Monaten*

Kommunikative Funktion der sprachlichen Äußerungen der PBP	PBP typisch entwickelter Kinder (n = 35)		PBP von Kindern mit SEV (n = 10)		U	p (2-seitig)
	Md	IQR	Md	IQR		
Aufmerksamkeitseinforderung	13.0	9.0	11.0	7.3	120.5	.135
Benennung	20.0	15.0	15.0	15.0	126.5	.185
Beschreibung	23.0	15.0	34.5	24.3	133.5	.257
Bestätigung	6.0	6.0	6.0	9.5	161.5	.711
Direktive	1.0	6.0	1.5	4.0	154.0	.559
Erfahrungsbezug	1.0	3.0	1.0	3.3	159.0	.654
Expansion/Extension	0.0	0.0	0.0	0.0	175.0	1
Offene Frage	3.0	6.0	4.5	7.5	174.0	.978
Quizfrage	8.0	8.0	6.5	5.5	131.0	.228
Ja-Nein-Frage	12.0	6.0	7.5	12.3	133.5	.256
Refrainfrage	8.0	5.0	7.0	9.3	166.0	.805
Korrektur	0.0	0.0	0.0	0.0	160.0	.344
Modellkommunikation	0.0	0.0	0.0	0.3	169.0	.795
Wiederholung	0.0	2.0	0.0	1.0	148.0	.396
Wiederholung erbeten	0.0	0.0	0.0	0.0	170.0	.593
Zuwendung	1.0	2.0	0.0	2.5	144.5	.365

Tabelle A20: *Vergleich der kommunikativen Funktionen der sprachlichen Äußerungen der PBP von Kindern, die im Alter von 2;0 Jahren sprachlich typisch oder verzögert sind in Interaktion mit den Kindern im Alter von 14 Monaten*

Kommunikative Funktion der sprachlichen Äußerungen der PBP	PBP typisch entwickelter Kinder (n = 34)		PBP von Kindern mit SEV (n = 10)		U	p (2-seitig)
	Md	IQR	Md	IQR		
Aufmerksamkeitseinforderung	11.0	6.3	10.0	11.3	163.5	.855
Benennung	19.5	21.8	18.0	11.3	167.5	.944
Beschreibung	19.0	18.5	29.5	15.5	111.0	.098
Bestätigung	5.0	7.0	8.0	13.8	142.5	.439
Direktive	2.5	6.0	2.0	3.5	140.5	.402
Erfahrungsbezug	1.0	4.0	2.0	1.5	138.5	.369
Expansion/Extension	0.0	0.0	0.0	0.0	169.0	.955
Offene Frage	3.0	4.3	3.0	3.3	155.5	.682
Quizfrage	8.0	10.5	9.0	9.8	151.0	.594
Ja-Nein-Frage	11.0	8.0	10.5	14.0	160.0	.779
Refrainfrage	6.0	7.3	6.0	8.3	168.0	.955
Korrektur	0.0	0.0	0.0	0.0	155.0	.336
Modellkommunikation	0.0	0.0	0.0	0.0	145.0	.204
Wiederholung	1.0	3.0	0.0	1.5	128.5	.204
Wiederholung erbeten	0.0	0.0	0.0	0.0	160.0	.438
Zuwendung	1.0	3.0	0.0	1.3	117.5	.118

Tabelle A21: Vergleich der kommunikativen Funktionen der sprachlichen Äußerungen der PBP von Kindern, die im Alter von 2;0 Jahren sprachlich typisch oder verzögert sind in Interaktion mit den Kindern im Alter von 16 Monaten

Kommunikative Funktion der sprachlichen Äußerungen der PBP	PBP typisch entwickelter Kinder (n = 32)		PBP von Kindern mit SEV (n = 10)		U	p (2-seitig)
	Md	*IQR*	*Md*	*IQR*		
Aufmerksamkeitseinforderung	9.0	5.8	11.0	5.3	147.5	.711
Benennung	18.0	13.8	17.0	7.3	152.0	.813
Beschreibung	25.0	16.5	28.5	22.8	128.0	.344
Bestätigung	5.5	6.8	7.0	12.5	136.5	.486
Direktive	3.5	4.5	1.0	7.0	130.0	.372
Erfahrungsbezug	1.5	2.8	1.0	3.5	151.5	.796
Expansion/Extension	0.0	0.0	0.0	0.0	140.0	.246
Offene Frage	2.0	4.8	3.5	4.8	133.5	.427
Quizfrage	10.0	7.8	8.0	5.0	93.5	.049
Ja-Nein-Frage	12.0	7.0	14.0	18.0	136.5	.486
Refrainfrage	7.0	9.8	6.0	13.0	155.5	.894
Korrektur	0.0	1.0	0.0	0.3	143.0	.515
Modellkommunikation	0.0	0.0	0.0	0.3	140.0	.246
Wiederholung	1.5	4.8	1.0	6.25	155.0	.880
Wiederholung erbeten	0.0	0.0	0.0	0.0	155.0	.567
Zuwendung	1.0	2.0	0.0	1.0	115.5	.162

Tabelle A22: Vergleich der kommunikativen Funktionen der sprachlichen Äußerungen der PBP von Kindern, die im Alter von 2;0 Jahren sprachlich typisch oder verzögert sind in Interaktion mit den Kindern im Alter von 18 Monaten

Kommunikative Funktion der sprachlichen Äußerungen der PBP	PBP typisch entwickelter Kinder (n = 33)		PBP von Kindern mit SEV (n = 10)		U	p (2-seitig)
	Md	IQR	Md	IQR		
Aufmerksamkeitseinforderung	12.0	7.5	13.0	4.3	156.5	.806
Benennung	18.0	9.5	21.0	23.5	142.0	.508
Beschreibung	33.0	15.0	30.0	26.5	145.5	.575
Bestätigung	8.0	7.0	8.0	9.3	161.5	.920
Direktive	4.0	4.5	2.5	6.3	139.5	.461
Erfahrungsbezug	1.0	2.0	1.0	2.8	162.0	.929
Expansion/Extension	0.0	0.5	0.0	0.3	155.0	.697
Offene Frage	4.0	5.0	5.5	6.0	110.0	.111
Quizfrage	11.0	8.0	7.5	6.3	130.5	.320
Ja-Nein-Frage	12.0	10.0	10.5	10.3	152.0	.708
Refrainfrage	8.0	5.5	5.5	4.0	123.5	.231
Korrektur	0.0	0.0	0.0	0.0	135.0	.152
Modellkommunikation	0.0	0.0	0.0	0.0	150.0	.329
Wiederholung	3.0	7.0	1.0	2.3	106.0	.084
Wiederholung erbeten	0.0	0.0	0.0	0.0	150.0	.329
Zuwendung	0.0	2.5	0.0	0.5	138.5	.348

Tabelle A23: Vergleich der kommunikativen Funktionen der sprachlichen Äußerungen der PBP von Kindern, die im Alter von 2;0 Jahren sprachlich typisch oder verzögert sind in Interaktion mit den Kindern im Alter von 21 Monaten

Kommunikative Funktion der sprachlichen Äußerungen der PBP	PBP typisch entwickelter Kinder ($n = 31$)		PBP von Kindern mit SEV ($n = 10$)		U	p (2-seitig)
	Md	IQR	Md	IQR		
Aufmerksamkeitsein-forderung	8.0	9.0	9.0	5.5	153.5	.964
Benennung	17.0	11.0	29.5	14.5	41.5	.001
Beschreibung	31.0	19.0	25.5	25.5	132.5	.494
Bestätigung	8.0	6.0	9.0	8.0	131.5	.474
Direktive	6.0	8.0	4.0	13.0	145.5	.772
Erfahrungsbezug	1.0	1.0	1.0	4.5	135.0	.533
Expansion/Extension	0.0	1.0	0.0	0.0	85.0	.012
Offene Frage	4.0	6.0	5.5	6.5	152.5	.939
Quizfrage	14.0	13.0	12.0	9.3	129.0	.429
Ja-Nein-Frage	13.0	13.0	12.0	14.8	119.5	.280
Refrainfrage	7.0	10.0	4.0	11.0	115.0	.222
Korrektur	0.0	2.0	0.0	0.3	116.0	.169
Modellkommunikation	0.0	0.0	0.0	0.0	139.5	.472
Wiederholung	7.0	6.0	2.0	5.3	84.0	.031
Wiederholung erbeten	0.0	0.0	0.0	0.0	130.0	.182
Zuwendung	1.0	3.0	0.5	1.5	126.0	.356

Sprachentwicklung
Verlauf, Störung, Intervention

Herausgegeben von Christiane Kiese-Himmel
Begründet von Werner Deutsch

www.peterlang.com